GUT ESSEN BEI LAKTOSEINTOLERANZ

GUT ESSEN

bei Laktoseintoleranz

Astrid Büscher
Bettina Weniger

Stiftung
Warentest

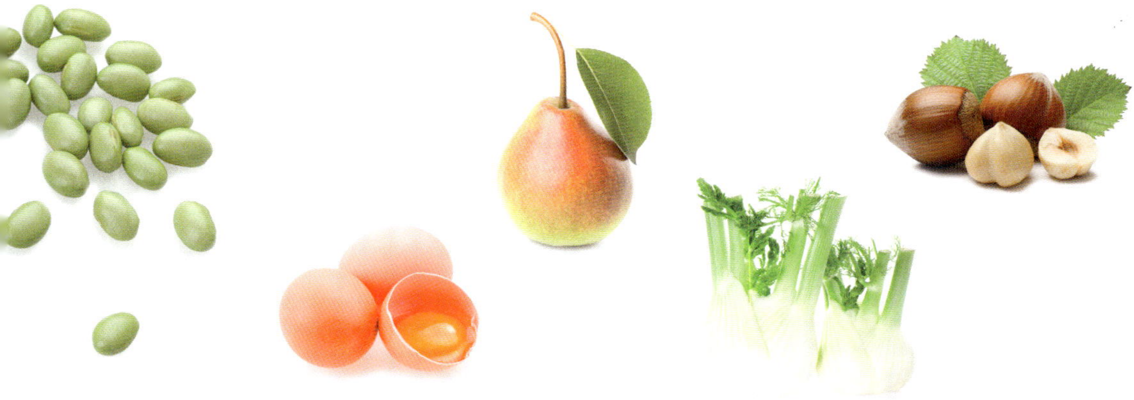

INHALT

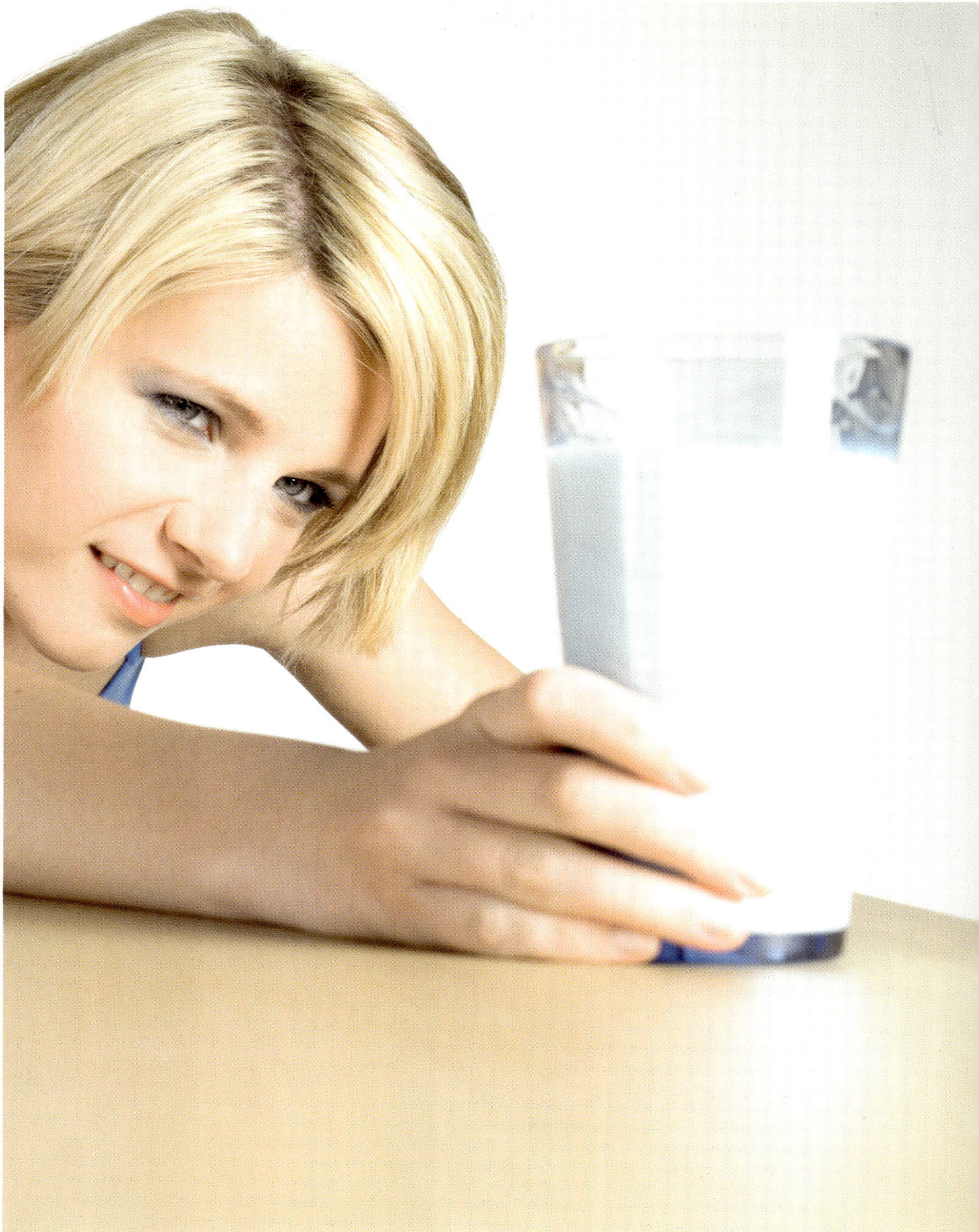

KANN MILCH KRANK MACHEN?

Blähungen, Kopfschmerzen, unreine Haut – häufig heißt es dann beim Arzt: „Vielleicht vertragen Sie keine Milch. Verzichten Sie am besten mal auf Käse, Joghurt und Co.“. Doch bevor Sie Ihre Ernährung grundlegend ändern, ist es wichtig, die Gründe des Unwohlseins genau abzuklären und andere Erkrankungen auszuschließen. Dies gilt besonders für Kinder und Jugendliche, aber auch für Erwachsene mit erhöhtem Kalziumbedarf.

TRENDIGE KRANKHEIT?

Die Zahl der Patienten, denen eine Laktoseintoleranz bescheinigt wird, ist in den vergangenen Jahren beständig angestiegen. Ist das ein Modetrend? Oder ist die Aufmerksamkeit gegenüber Magen-Darm-Beschwerden gestiegen? Laktoseintoleranz gibt es seit jeher. Selbst das Erbgut der Eiszeit-Mumie Ötzi deutet darauf hin, dass er keine Milch vertrug. Gleichwohl hat es bis weit über die Mitte des letzten Jahrhunderts gedauert, bis Kenntnisse darüber Einzug in die Arztpraxen gefunden haben. Mittlerweile sind sowohl die Betroffenen selbst als auch Ärzte und Ernährungsberater für dieses Thema sensibilisiert. Das ist sicherlich auch die Folge einer verbesserten Aufklärung und Information und der vermehrten Berichterstattung in den Medien.

Fest steht: Ein Großteil der Weltbevölkerung kann nach dem Säuglingsalter Laktose nicht mehr oder nur in geringen Mengen verwerten. Hierzulande haben immerhin rund 15 von 100 Erwachsenen Probleme mit der Verdauung von Milch.

Unseren Energiebedarf können wir nach dem Säuglingsalter problemlos mit anderen Nahrungsmitteln decken, sodass wir keine bestimmte Menge an Milchzucker mit der Nahrung aufnehmen müssen. Nicht zu vergessen als Milchbestandteil ist jedoch das Kalzium, das wir für den Knochenaufbau benötigen.

Laktoseintoleranz ist keine Krankheit und in den meisten Fällen ein natürliches Geschehen, das mit dem Lebensalter einhergeht. Nichtsdestotrotz können die Beschwerden den Alltag stark beeinträch-

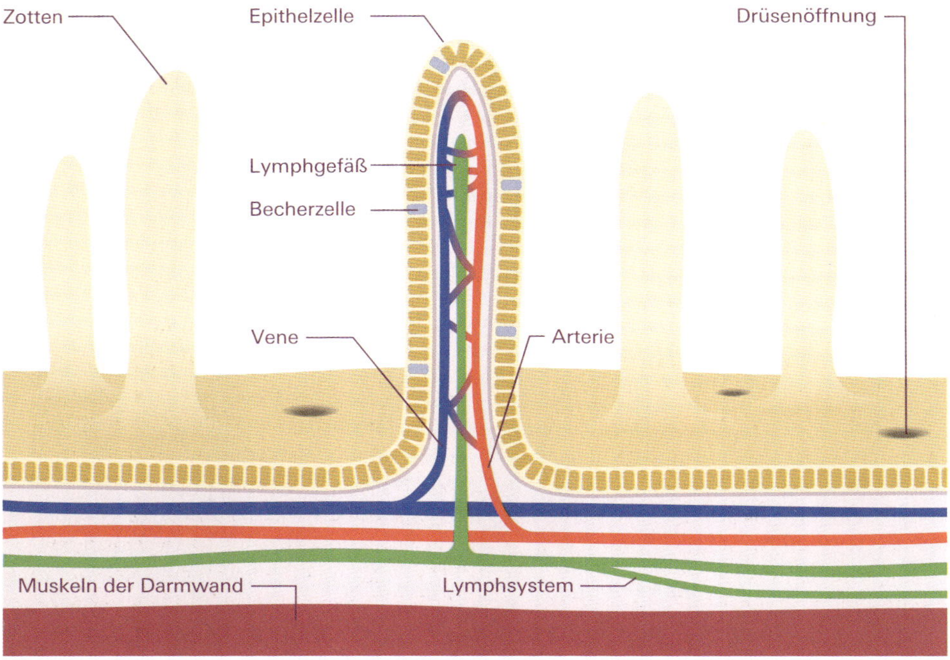

tigen und eine Menge Unannehmlichkeiten mit sich bringen.

Was ist Laktose?

Laktose ist der wissenschaftliche Begriff für Milchzucker. Der Name Laktose setzt sich zusammen aus der Vorsilbe „lac" (lateinisch für Milch) und der Endung „ose" (chemische Nachsilbe für Zucker). Milchzucker ist ein Zweifachzucker, das bedeutet, er besteht aus zwei Zuckerbausteinen, Glukose (Traubenzucker) und Galaktose.

Milchzucker kommt in Kuhmilch und der Milch nahezu aller Säugetiere vor – und natürlich auch in der Muttermilch von Menschen. Die besitzt mit ungefähr 7 Prozent etwa ein Drittel mehr Laktose als die Milch anderer Säugetiere. Der Laktosegehalt von Kuhmilch und auch vielen daraus hergestellten Milcherzeugnissen beträgt rund 4,7 Prozent. Der Wert schwankt etwas, da je nach Verarbeitung mehr oder weniger Laktose enthalten ist.

Als laktosearm werden Produkte mit einem Milchzuckeranteil von weniger als 1 Prozent bezeichnet. Dazu gehören neben Butter verschiedene Weich- und Hartkäsesorten.

Einen mittleren Laktosegehalt von 1 bis 4 Prozent haben Lebensmittel wie Quark und Frischkäse.

Laktosereich sind mit über 4 Prozent Kuhmilch oder Molkepulver.

Damit der Körper Laktose aufnehmen kann, muss sie im Dünndarm in ihre beiden Bestandteile aufgespalten werden. Zuständig ist dafür ein Enzym, die Laktase. Sie wird in den Zotten der Dünndarmschleimhaut gebildet. Ist der Milchzucker durch das Enzym zerlegt, werden Glukose und Galaktose über den Darm ins Blut aufgenommen. Glukose kann unmittelbar von Muskel-, Leber- oder Fettzellen als Energiequelle genutzt werden. Galaktose wird größtenteils in die Leber transportiert, wo sie ebenfalls in Glukose umgewandelt wird.

Was ist Laktoseintoleranz?

Laktoseintoleranz wird auch als Milchzuckerunverträglichkeit bezeichnet.
Das heißt, wer Milchprodukte nicht oder nur in geringen Mengen verdauen kann, bekommt Probleme, wenn er zu viel Laktosehaltiges gegessen hat. Meist tritt die Intoleranz auf, wenn der Körper zu wenig oder keine Laktase, das für die Verdauung notwendige Enzym, produziert. Ein solcher Laktasemangel (Hypolaktasie) ist in der Regel genetisch bedingt. Folge des Enzymmangels ist, dass der Milchzucker nicht in seine Bestandteile zerlegt werden und damit nicht ins Blut aufgenommen kann. In diesem Zusammenhang wird häufig der Begriff Laktosemalabsorption verwendet. Das bedeutet, dass die Laktose nur unzureichend aus dem Dünndarm aufgenommen wird. Sie landet unverändert im Dickdarm. Die Bakterien dort übernehmen dann die Aufgabe des Enzyms und verstoffwechseln den Zucker. Sie spalten den Milchzucker jedoch nicht wie Laktase in die beiden Zuckerbausteine Glukose und Galaktose auf (siehe im Folgenden), sondern bauen sie zu Kohlendioxid, kurzkettigen Fettsäuren und weitere Gasen ab. Die Folge sind unter anderem Unwohlsein, Bauchschmerzen und Durchfall (Seite 13).

INFO Milchallergie

Manche sprechen von einer Milchallergie, wenn sie Milchzucker nur schlecht vertragen, aber eine Milchzuckerunverträglichkeit ist keine Allergie. Bei einer Allergie reagiert das Immunsystem auf ein körperfremdes Eiweiß. Im Blut können dann bestimmte Antikörper nachgewiesen werden. Im Fall einer Milchallergie handelt es sich um eine Reaktion auf verschiedene in Milch enthaltene Eiweiße (zum Beispiel Casein, Molkenproteine). Menschen mit einer echten Milchallergie reagieren selbst auf geringste Mengen Milch mit einer überschießenden Immunantwort der Haut und Atemwege. Die Symptome sind allergische Hautreaktionen, Juckreiz, allergischer Schnupfen oder Asthma.
Eine Nahrungsmittelunverträglichkeit dagegen ist abhängig von der aufgenommenen Menge. Das heißt, Personen mit Laktoseintoleranz können oftmals relativ viel Milch oder Milchprodukte konsumieren, ohne dass danach Beschwerden auftreten.

WIE ENTSTEHT LAKTOSEINTOLERANZ?

Eine Laktoseintoleranz ist Folge eines Laktasemangels oder einer Laktosemalabsorption. Dann wird Laktose in geringeren Mengen gespalten und folglich auch schlechter in den Körper aufgenommen. Wie kommt es nun dazu?

- Ein Laktasemangel entwickelt sich am häufigsten genetisch bedingt im Erwachsenenalter. Das ist ein natürlicher Vorgang und wird als physiologische oder primäre Laktoseintoleranz bezeichnet.
- Hat der Laktasemangel andere Ursachen und ist zum Beispiel die Folge einer Darmerkrankung oder einer anderen Unverträglichkeit, spricht man von sekundärer Laktoseintoleranz.
- Eine angeborene beziehungsweise kongenitale Laktoseunverträglichkeit tritt dagegen sehr selten auf.

Laktasemangel oder Laktosemalabsorption müssen nicht unbedingt Beschwerden hervorrufen. Ob Krankheitszeichen auftreten, hängt davon ab, wie viel Laktase der Körper noch produziert und wie viel Laktose mit der Nahrung aufgenommen wird. Erst wenn durch die Laktose Beschwerden auftreten, spricht man von einer Laktoseintoleranz.

Primäre Laktoseintoleranz

Im Säuglingsalter sind fast alle Menschen in der Lage, große Mengen des Enzyms Laktase zu produzieren. Der Körper ist in dieser Phase darauf programmiert, ausschließlich von Milch zu leben und die beträchtlichen Laktosemengen in Energie umzuwandeln. Im Laufe der Zeit verarbeitet das Verdauungssystem mehr und mehr andere Nahrungsmittel. Von der Milch entwöhnt, passt es auch die Enzymproduktion entsprechend an. Nach und nach wird weniger Laktase gebildet und der Körper kann damit immer weniger Laktose aufspalten. Medizinisch sagt man: die Laktaseaktivität sinkt. Wie stark die Produktion gedrosselt wird, ist meist genetisch bedingt und somit von Mensch zu Mensch verschieden. Bei einigen fällt die gebildete Laktasemenge schon recht früh stärker ab als bei anderen. So gibt es Kinder und Jugendliche, die Milch schlechter vertragen als andere. Meist tritt diese Form der Laktoseintoleranz in Mittel- und Nordeuropa aber erst im Erwachsenenalter auf.

Ist diese Intoleranz weit verbreitet?
Weltweit gehören Menschen mit Laktoseintoleranz zur Mehrheit. Es ist eigentlich der physiologische „Normalzustand". Mindestens zwei Drittel der Weltbevölkerung, vor allem Asiaten und Afrikaner, können Laktose als Erwachsene nicht verdauen. In Asien und Afrika spielen Milch und Milchprodukte in der landestypischen Ernährung daher kaum eine Rolle.

Wenn auch von den meisten Laktosetoleranten als selbstverständlich angesehen, ist es eher eine Ausnahme, dass Menschen lebenslang Laktose spalten

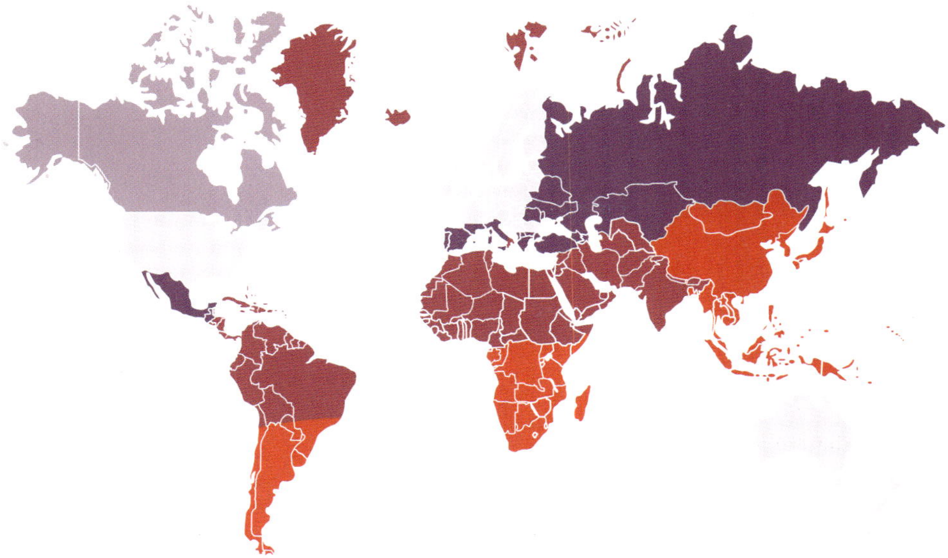

Prozentuales Auftreten von Laktoseintoleranz bei der Gesamtbevölkerung

0–20 %   20–40 %   40–60 %   60–80 %   80–100 %

können. In Deutschland beträgt der Anteil der Laktoseintoleranten etwa 15 von 100 Menschen. Unter Europäern, aber auch auf anderen Kontinenten, gibt es ein Nord-Süd-Gefälle: Während in Sizilien 70 Prozent der Bewohner Milchzucker nicht vertragen, sind es in Skandinavien nur 3 bis 8 Prozent. Auch in Ländern, in denen große Bevölkerungsgruppen europäischen Ursprungs leben, vertragen die meisten Menschen Milchzucker.
Zum Beispiel in Nordamerika oder Australien. In diesen Ländern zählen Milch und Milchprodukte auch im Erwachsenenalter zu den Grundnahrungsmitteln.

Ein gängiger Erklärungsversuch dieser regionalen Unterschiede: Milch steckt voll wichtiger Nährstoffe. Speziell im Norden, wo im raueren Klima weniger Nahrungspflanzen gedeihen, musste man sich stets von tierischen Produkten ernähren. Wer Milch vertrug, war gesünder, hatte bessere Überlebenschancen. Vor allem die bessere Kalziumversorgung für gesunde Knochen war im Norden von Vorteil. Die Menschen dort produzieren weniger Vitamin D_3 aufgrund geringerer Sonneneinstrahlung als im Süden. Dieses Vitamin ist ebenfalls wichtig für den Knochenstoffwechsel und wird durch den UVB-Anteil im Tageslicht in der Haut gebildet. Steht wenig Vitamin D_3 zur Verfügung, ist das Risiko für Knochenerkrankungen erhöht.

Laktose spalten zu können, war in bestimmten Regionen also im Laufe der Evolution sinnvoll und setzte sich somit durch. Fest steht, dass sich mit dem Beginn der Milchviehhaltung auch die genetische Veranlagung, Laktose abzubauen, verbreitete.

Sekundäre Laktoseintoleranz

Laktoseunverträglichkeit kann auch als Folge von Krankheiten oder Infektionen auftreten.

Meist liegt das daran, dass die Dünndarmschleimhaut krankheitsbedingt verändert oder chronisch entzündet ist. Das führt dazu, dass in den Dünndarmzotten keine oder nicht genug Laktase gebildet wird, dadurch ein Laktasemangel entsteht und die Laktose in der Folge nur unzureichend aus dem Speisebrei über den Darm ins Blut aufgenommen wird.

Welche Krankheiten können eine Laktoseintoleranz auslösen?

- Glutenunverträglichkeit (Seite 35) kann beispielsweise einen Laktasemangel verursachen.
- Eine Chemotherapie oder Bestrahlung im Rahmen einer Krebsbehandlung kann die Darmschleimhaut ebenfalls so schädigen, dass sich ein Laktasemangel entwickelt.
- Weitere Auslöser können chronischer Alkoholmissbrauch oder Mangelernährung sein.
- Milchzuckerunverträglichkeit kann zudem die Folge chronisch entzündlicher Darmerkrankungen wie Morbus Crohn sein.
- Eine gestörte Transportfunktion in der Darmschleimhaut kann ebenfalls für eine verminderte Laktoseaufnahme verantwortlich sein oder ein Schleimhautödem, durch das der Transport behindert wird.
- Manche Menschen sind aufgrund eines Tumors (intestinales Lymphom) zeitweise laktoseintolerant oder durch Operationen im Magen-Darm-Bereich, insbesondere wenn ein Teil des Dünndarms entfernt wurde. Ein solches Kurzdarmsyndrom führt dazu, dass die Nahrung nicht lange genug im Dünndarm verweilt. Die Laktose kann nicht vollständig aufgespalten werden.
- Bakterielle oder virale Magen-Darm-Erkrankungen können ebenfalls eine Laktoseunverträglichkeit hervorrufen. Dazu gehören unterschiedliche Erkrankungen, wie z. B.: Lambliasis – eine Durchfallerkrankung, ausgelöst durch den Erreger Giardia lamblia – kann die Dünndarmschleimhaut so schädigen, dass Milchprodukte schlecht vertragen werden und sich der Durchfall noch verschlimmert. Infektionen mit E.-coli-Bakterien oder Rotaviren sind oft die Ursache für eine sekundäre Laktoseintoleranz, aber auch durch Infektionserkrankungen wie Aids kann eine Milchzuckerunverträglichkeit entstehen.

Bei all diesen Formen bessert sich in der Regel die Verträglichkeit von Laktose, wenn die jeweilige Krankheit behandelt wird. Es kann jedoch viele Wochen dauern, bis die Dünndarmschleimhaut sich wieder regeneriert hat.

Kongenitale Laktoseintoleranz

Selten gibt es einen angeborenen Laktasemangel, auch Alaktasie oder kongenitaler Laktasemangel genannt. Dabei fehlt das Enzym Laktase von Geburt an. Die betroffenen Säuglinge bekommen von der laktosehaltigen Muttermilch schwere Durchfälle, trocknen aus und verlieren stark an Gewicht. Diese Kinder können nicht von der Mutter gestillt, sondern müssen konsequent laktosefrei mit einer Spezialnahrung gefüttert werden.

Weitere Ursachen

Häufig wird Milchzucker dann schlechter vertragen, wenn bereits eine Darmerkrankung wie zum Beispiel das Reizdarmsyndrom vorliegt. Auch andere Lebensmittelunverträglichkeiten wie beispielsweise eine Fruktoseintoleranz können an einer schlechten Verträglichkeit ihren Anteil haben.

Galaktosämie ist eine seltene Erbkrankheit, bei der Galaktose, das Abbauprodukt von Laktose, nicht vom Körper umgesetzt werden kann. Wenn sich Galaktose anreichert, kann es zu schweren Leberfunktionsstörungen kommen. Es handelt sich hierbei zwar nicht um eine Laktoseintoleranz, die Betroffenen müssen sich aber trotzdem laktosefrei ernähren.

TYPISCHE BESCHWERDEN

Meist setzen die typischen Symptome einer Laktoseintoleranz etwa 30 Minuten bis zwei Stunden nachdem Milchprodukte oder Milch konsumiert wurden ein. Sie müssen aber nicht immer direkt zeitlich mit einer Laktoseaufnahme zusammenhängen.

Vorwiegend ist der Magen-Darm-Bereich betroffen. Manche Menschen klagen aber zusätzlich über Müdigkeit, Kreislaufprobleme, Kopfschmerzen und Schwindel. Auch von Konzentrations- und Schlafstörungen wird berichtet. Bauchprobleme können zwar über Reflexmechanismen solche Begleitsymptome hervorrufen, aber ob diese unspezifischen Beschwerden tatsächlich vom Milchzucker herrühren, ist nicht geklärt.

Wichtig ist, sich klarzumachen: Die eine Person verträgt etwas Milchzucker gut, während eine andere Person schon bei sehr kleinen Mengen Probleme bekommt. Das Beschwerdebild kann wechselhaft sein und von Tag zu Tag anders aussehen.

TYPISCHE SYMPTOME EINER LAKTOSEINTOLERANZ

Beschwerden im Verdauungsbereich:

- Völlegefühl
- Bauchgrummeln und -rumoren
- Übelkeit
- z. T. Erbrechen
- Bauchschmerzen
- Krämpfe im Unterbauch
- Blähungen
- Schmierige/breiige Stühle
- wässriger Durchfall
- z. T. Verstopfung.

Unspezifische Beschwerden:

- Müdigkeit
- Kopfschmerzen
- Schwindel
- Kreislaufprobleme
- Konzentrationsstörungen
- Schlafstörungen
- Nervosität und Unruhe
- depressive Verstimmung.

Im Dünndarm wird Laktose durch Enzyme gespalten, im Dickdarm kommt es zu einer bakterielle Zersetzung.

Individuell gibt es verschiedene Umstände, auch psychische Faktoren, die sich auf die Schwere und die Häufigkeit der Beschwerden auswirken können.

So entstehen die Beschwerden

Gelangt der Milchzucker unverdaut vom Dünndarm in den Dickdarm, dient er als Nahrungsquelle für Dickdarmbakterien. Sie zerlegen die Laktose in kurzkettige Fettsäuren (Buttersäure und Essigsäure) und in die Gase Kohlendioxid, Wasserstoff und Methan. Dieser Prozess wird bakterielle Gärung genannt. Eine laktosehaltige Mahlzeit kann so bei einem Menschen mit Laktoseintoleranz dazu führen, dass sich im Darm mehrere Liter Kohlendioxid bilden. Dadurch bläht sich der Bauch stark auf und grummelt, schmerzt oder verkrampft sich, außerdem können Blähungen entstehen.

Das Abbauprodukt Wasserstoff verursacht selbst keine Beschwerden. Das Gas wird über die Darmschleimhaut mit dem Blut zur Lunge transportiert und dann abgeatmet. Genutzt wird dieser Fakt beim Wasserstoffatemtest (Seite 21), um eine Laktoseintoleranz nachzuweisen.

Die Fettsäuren wiederum stören das osmotische Gleichgewicht – also die ausgewogene Verteilung von Flüssigkeit und gelösten Stoffen – im Dickdarm. Deshalb wird, um das Gleichgewicht wieder herzustellen, vermehrt Flüssigkeit aus der Darmwand in den Dickdarm abgegeben. Das erhöhte Darmvolumen verändert die Darmflora und beschleunigt darüber hinaus noch die Darmpassage des Speisebreis. Es kann bisweilen zu massiven osmotischen Durchfällen kommen.

Methan wird wie Wasserstoff zum Teil über die Darmschleimhaut mit dem Blut zur Lunge transportiert und abgeatmet und zum Teil geht es als Gas über den Darm ab.

Beeinflussende Faktoren

Wie stark die Beschwerden letztlich sind, wird von verschiedenen Faktoren mitbestimmt. Zum einen hängt es davon ab, wie ausgeprägt der Laktasemangel bei der betroffenen Person ist. Zum anderen wirkt sich die Menge der konsumierten Laktose aus.

Die Passage durch den Dünndarm spielt ebenfalls eine Rolle. Während eine Suppe in relativ kurzer Zeit den Dünndarm passiert und die Laktase wenig Zeit hat, die Laktose zu zersetzen, verweilt feste Nahrung länger im Verdauungstrakt und ist dadurch meist besser bekömmlich. Und wer sich nach dem Essen hinlegt, verzögert die Magenentleerung und steigert damit die Rate aufgespaltener Laktose. Die Verweildauer hängt zudem von den zeitgleich aufgenommenen Nahrungsbestandteilen ab. Dadurch ist es mitunter schwierig, die Symptome zuzuordnen. Bis zu acht Stunden kann es dauern, bis fettreiche Nahrung verdaut ist. Entsprechend spät treten die Beschwerden auf.

Auch die von Person zu Person unterschiedliche Passagezeit im Dickdarm ist

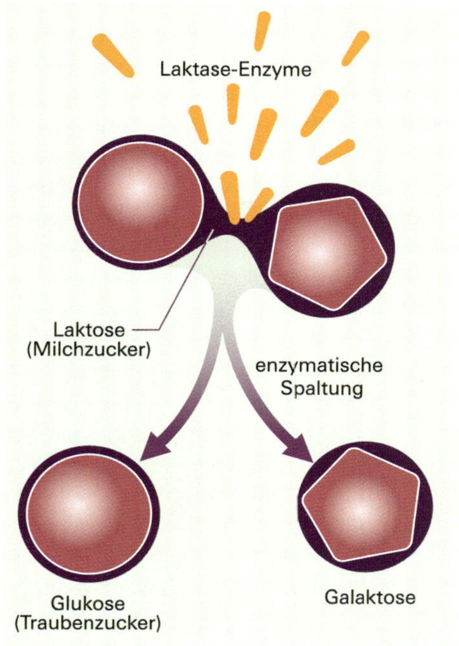

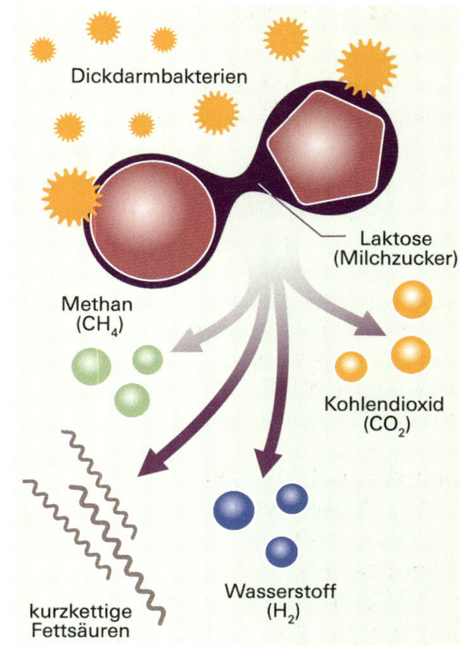

von Bedeutung. Je länger Laktose im Dickdarm bleibt, desto mehr wird bakteriell zersetzt und desto mehr Beschwerden können verursacht werden. Bei manchen Menschen arbeitet der Dickdarm sehr schnell und schleust die Laktose zügig aus dem Körper, ohne große Probleme zu verursachen.

Hier muss jeder selbst herausfinden, wie sein Darm auf unterschiedliche Nahrungsmittel, Ballaststoffmengen etc. reagiert. Ausreichende wissenschaftliche Daten liegen hierzu bisher nicht vor.

Aber die Zusammensetzung der Darmflora spielt möglicherweise bei der Zeit, die die Nahrung im Darm verbleibt, ebenfalls eine Rolle. Das ist allerdings noch nicht abschließend geklärt.
Fest steht allerdings, dass Angst und Aufregung sowie erhöhter Zigarettenkonsum die Passage der Nahrung beschleunigen können.

Plötzlich gesund im Urlaub

Verbringen Sie Ihre Ferien im Süden Europas, in Asien oder Afrika, werden Sie feststellen, dass die laktosebedingten Beschwerden häufig zurückgehen.
Das liegt nicht daran, wie oft vermutet, dass Sie im Urlaub so entspannt und gut erholt sind, sondern, soweit sie sich auf die landestypische Küche einlassen, an der regional veränderten Ernährung.
In Ländern, in denen mehr Menschen mit Laktoseintoleranz leben, ist die regionale Ernährung entsprechend und somit für Sie besser verträglich. Nach der Rückkehr in heimische Gefilde kehren die Beschwerden nach laktosehaltigen Mahlzeiten wieder zurück.

GIBT ES LANGZEITFOLGEN?

Kann die Laktoseintoleranz auf Dauer schlecht für die Gesundheit sein? Oder kann sie bleibende Auswirkungen auf den Magen-Darm-Bereich haben? Verschlechtert sie sich im Lauf der Jahre? Das sind sicher Fragen, die Sie nach der Diagnose beschäftigen.

Fest steht: Für die primäre Laktoseintoleranz können alle Fragen mit Nein beantwortet werden. Auch wenn Sie trotz Laktoseintoleranz regelmäßig Laktosehaltiges verzehren, müssen Sie, außer mit den üblichen Beschwerden, nicht mit weiteren Konsequenzen oder Folgeschäden rechnen.

Bekommen Menschen mit Laktoseintoleranz eher eine Osteoporose?
Das Risiko, im fortgeschrittenen Alter an Osteoporose zu erkranken, ist nur dann erhöht, wenn – etwa durch den Verzicht auf Milchprodukte – zu wenig Kalzium aufgenommen wird. Daher ist es wichtig, dass Sie darauf achten, Ihren Tagesbedarf an Kalzium mit anderen Nahrungsmitteln zu decken (Seite 59).

Kann sich eine Laktoseunverträglichkeit im Lauf der Zeit eventuell sogar bessern oder vollständig zurückgehen?
Eine angeborene Laktoseintoleranz ist nicht heilbar. Sie bleibt ein Leben lang. Bei einer primären Laktoseunverträglichkeit lassen Forschungsarbeiten allerdings vermuten, dass sich bei manchen Menschen die Verträglichkeit zumindest verbessern könnte, wenn sie, nachdem sie Milchzucker gemieden haben, die mit der Nahrung aufgenommene Laktosemenge langsam und vorsichtig erhöhen. Das sollte durch weitere Untersuchungen noch geprüft werden.

INFO **Risiko Osteoporose**

Osteoporose ist eine Erkrankung des Skeletts, bei der die Knochenmasse verringert ist und sich der innere Aufbau des Knochens verändert hat. Dadurch können schon bei harmlosen Stürzen Knochen brechen. Im höheren Alter sind vor allem Oberschenkelhalsbrüche gefürchtet, denn die Verletzung und ihre Folgen ziehen meist den Verlust der Selbstständigkeit nach sich und können dann teilweise auch die Lebenszeit verkürzen.
Eine abnehmende Knochendichte macht sich nicht durch Beschwerden bemerkbar. Erst wenn die Knochen an Stabilität verlieren und Wirbelknochen zusammengesunken sind, fällt es unter Umständen auf, dass die Körpergröße des Betreffenden abgenommen hat.

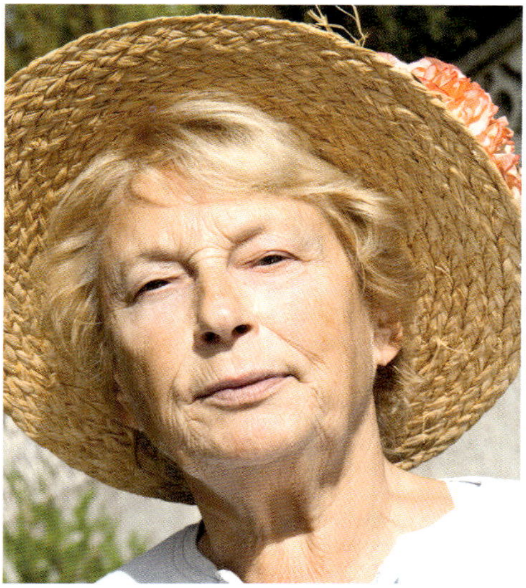

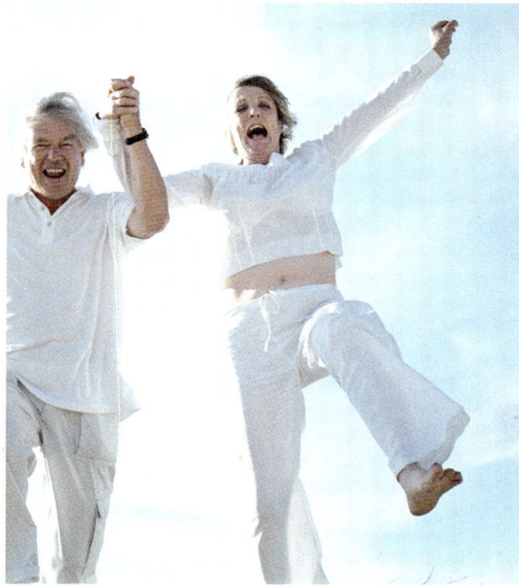

Zwischen dem zweiten und dritten Lebensjahrzehnt ist die Knochenmasse am größten, die Knochen sind am stabilsten. Schon zwischen dem 35. und 40. Lebensjahr beginnt bei Männern und Frauen der altersbedingte Knochenabbau, den -aufbau zu überwiegen. In der Folge nimmt die Knochendichte langsam und kontinuierlich ab. Fehlt es dem Körper an Kalzium und Vitamin D_3, beschleunigt sich der Knochendichteverlust.

Ob eine Osteoporose entsteht, ist zunächst einmal genetisch bedingt. Möglicherweise spielt auch die Versorgung des Ungeborenen während der Schwangerschaft mit Kalzium und Vitamin D_3 eine Rolle. Eine knochengesunde Ernährung und Bewegung tragen dann vor allem in den Jahren, in denen die Knochenmasse aufgebaut wird, viel zu einem stabilen Knochengerüst bei. Frauen sind häufiger von Osteoporose betroffen als Männer. Das liegt vor allem daran, dass der Knochenstoffwechsel von den Sexualhormonen mitgesteuert wird und bei Frauen nach den Wechseljahren der Östrogenspiegel sinkt.

Vorbeugung zahlt sich aus!
Die wichtigsten Punkte dabei sind:

- Nehmen Sie mindestens 1 000 Milligramm Kalzium am Tag zu sich.
- Setzen Sie die Haut von Gesicht und Armen jeden Tag eine halbe Stunde lang dem Licht der Sonne aus. Durch den UVB-Anteil im Tageslicht bildet sich in der Haut Vitamin D_3.
- Regelmäßige körperliche Aktivität schützt vor Osteoporose. Laufen und Springen sind besonders effektiv, aber auch Gehen, Radfahren, Skilanglauf, Tanzen und Gymnastik sind geeignet.

Zudem können Sie das Risiko verringern, indem Sie:

- Nicht rauchen.
- Nicht mehr als 30 Gramm Alkohol am Tag trinken.
- Den Kaffeekonsum einschränken, da bei mehr als vier Tassen am Tag verstärkt Kalzium aus dem Körper ausgeschwemmt wird.

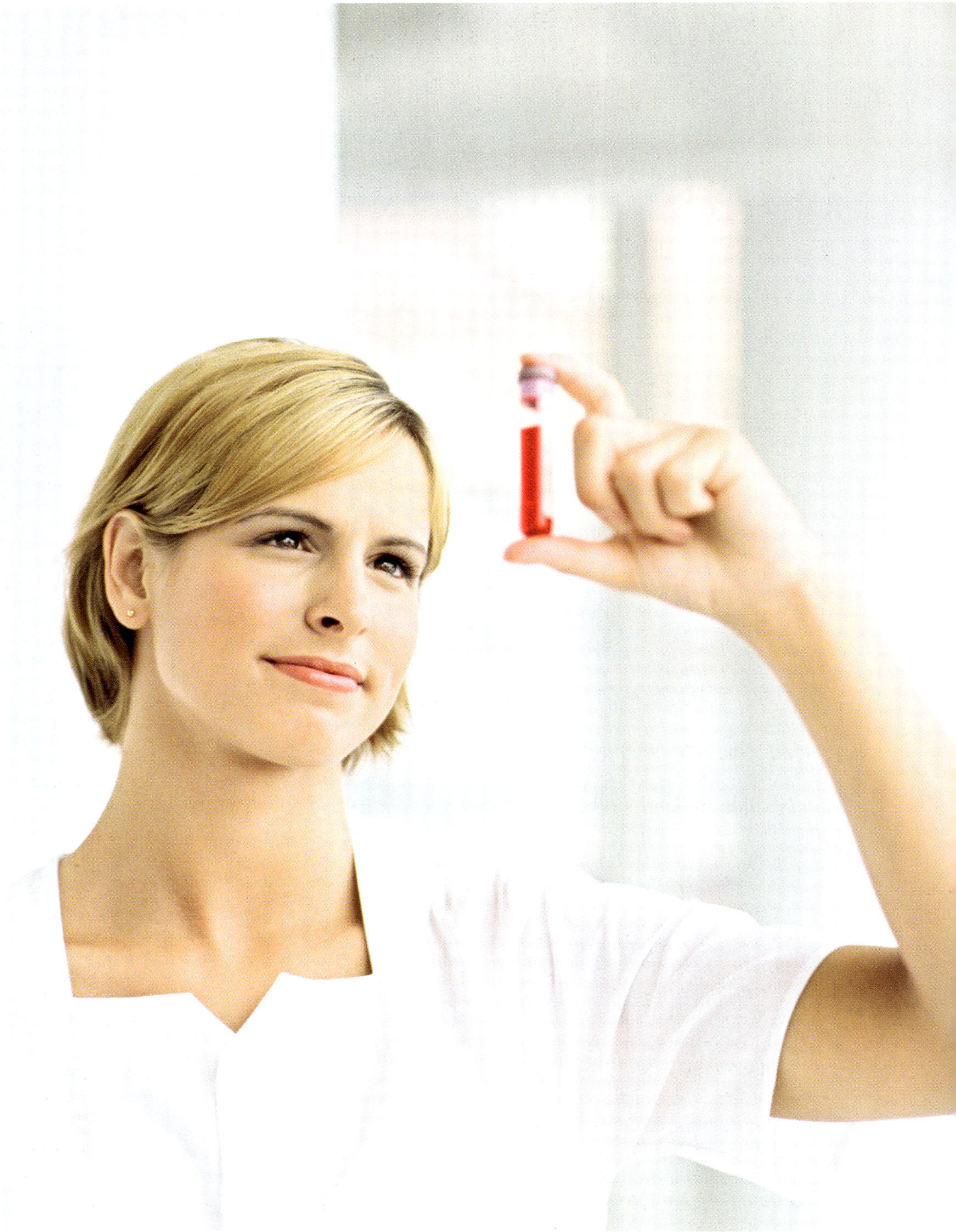

DIAGNOSE UND THERAPIE

Ist es tatsächlich Laktoseintoleranz? Unser Fragebogen und ein Selbsttest können ein wenig Licht ins Dunkel bringen. Aber nur ein Test in der Arztpraxis gibt Gewissheit. Haben Sie einen berechtigten Verdacht, gehen Sie sicher und lassen Sie sich die Diagnose von Arzt oder Ärztin bestätigen. In der Regel zahlt das auch die Krankenkasse. Ziel der Behandlung ist es, Ausmaß und Schwere der Beschwerden zu reduzieren.

FRAGEBOGEN UND SELBSTTEST

Wie finden Sie nun heraus, ob es Milchzucker ist, der Ihnen Probleme macht oder ob etwas anderes dahintersteckt?

Sie haben die Möglichkeit, mithilfe des Fragebogens (siehe Seite 20) einzuschätzen, ob Sie eine Laktoseintoleranz haben.

Zusätzlich können Sie den Verdacht darauf erhärten, indem Sie einen einfachen Selbsttest durchführen.

Dazu trinken Sie morgens auf nüchternen Magen einen viertel Liter Milch, das ist etwa ein großes Glas voll. In dieser Menge Milch sind etwa 12 Gramm Laktose enthalten, die auf einem Schlag dem Körper zugeführt werden. Wenn Sie den Test machen, sollten Sie zeitgleich nichts anderes zu sich nehmen und noch eine Stunde lang auf weitere Lebensmittel verzichten. Treten innerhalb der folgenden drei Stunden typische Symptome einer Laktoseintoleranz wie Bauchgrummeln, Bauchschmerzen, Durchfall oder Blähungen auf, ist es wahrscheinlich, dass Sie Laktose schlecht vertragen.

Treten keine oder kaum Beschwerden auf, können Sie den Test an einem anderen Tag mit einem halben Liter Milch wiederholen. Wenn Sie auch danach noch beschwerdefrei sind, ist es wahrscheinlich, dass Sie keine Laktoseintoleranz haben.

Beachten Sie aber bitte, dass diese Selbsteinschätzung nicht den Besuch bei Arzt oder Ärztin ersetzt. Nur eine ärztliche Untersuchung und Diagnose kann mögliche Darmerkrankungen oder -infektionen als Ursache einer sekundären Laktoseintoleranz ausschließen.

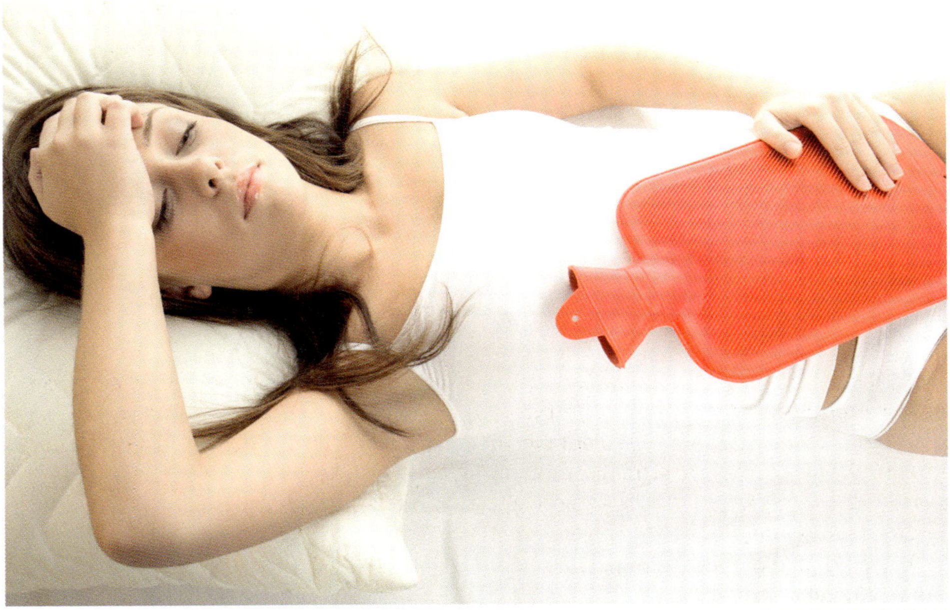

LAKTOSEINTOLERANZ – HAB ICH DAS WIRKLICH?

Bitte beantworten Sie die folgenden Fragen. Haben Sie die Fragen mehrheitlich mit „Ja" beantwortet, kann das ein erster Hinweis darauf sein, dass Sie eine Laktoseunverträglichkeit haben.

Haben Sie häufig Bauchschmerzen nach dem Essen?	☐ ja	☐ nein
Haben Sie oft Blähungen?	☐ ja	☐ nein
Leiden Sie häufig unter Durchfall?	☐ ja	☐ nein
Treten diese Symptome meist etwa 30 Minuten bis zwei Stunden nach dem Essen auf?	☐ ja	☐ nein
Nehmen die Beschwerden zu, wenn Sie Milch trinken oder Milchprodukte essen?	☐ ja	☐ nein
Essen Sie regelmäßig Milchprodukte oder trinken Sie regelmäßig Milch (auch in Kaffee oder Tee)?	☐ ja	☐ nein
Gibt es in Ihrer Familie Angehörige, die eine Laktoseintoleranz haben?	☐ ja	☐ nein
Ist Ihre ethnische Herkunft asiatisch, afrikanisch oder südeuropäisch?	☐ ja	☐ nein
Bessern sich Ihre Beschwerden, wenn Sie in Asien, Afrika oder Südeuropa Urlaub machen?	☐ ja	☐ nein

ÄRZTLICHE DIAGNOSE

Sie selbst können Ihrem Arzt anhand der detaillierten Beschreibung Ihrer Symptome bereits relativ gute Hinweise auf eine mögliche Milchzuckerunverträglichkeit geben. Berichten Sie also vollständig von Ihren Beschwerden.

Zur Diagnose gibt es mehrere Tests, um einen Laktasemangel, eine schlechte Laktoseaufnahme und eine Laktoseintoleranz festzustellen. Die beste Methode ist ein sorgfältig durchgeführter Belastungstest. Dabei werden nach dem Trinken einer Laktoselösung Atem oder Blut untersucht.

Da der Wasserstoffatemtest zuverlässigere Ergebnisse liefert als der Blutzuckertest, wird er meist zur Diagnose genutzt. Ist das Ergebnis positiv, wurde damit eine Laktoseintoleranz bestätigt. Im Anschluss kann dann ein Gentest durchgeführt werden, um eine sekundäre Laktoseintoleranz auszuschließen.

Fällt der Gentest positiv aus, handelt es sich um eine primäre Laktoseintoleranz. Ein negativer Gentest lässt auf eine sekundäre Laktoseintoleranz schließen. In diesem Fall muss die zugrundeliegende Erkrankung diagnostiziert werden. Dafür können weitere Untersuchungen nötig sein.

Ein negativer Wasserstoffatemtest kann bei bestehenden Beschwerden darauf hindeuten, dass der Patient oder die Patientin nicht auf den Test ansprechen („Non-H_2-Producer" siehe im Folgenden). Dann sollte das mit einem Gentest abgesichert werden, der in dem Fall positiv ausfallen müsste. Ist auch der Gentest negativ, kann eine Laktoseintoleranz ausgeschlossen werden.

Wasserstoffatemtest

Der Wasserstoffatemtest ist heutzutage der Standard für den Nachweis einer Laktoseunverträglichkeit. Er macht sich die Tatsache zunutze, dass laktoseintolerante Personen nach Milchzuckeraufnahme Wasserstoff über die Lunge abatmen. Wasserstoff entsteht, wenn die Dickdarmbakterien Laktose vergären (Seite 9 f.). Wird die Laktose herkömmlich verstoffwechselt, findet die bakterielle Vergärung nicht in diesem Ausmaß statt. Die Atemluft enthält keinen oder kaum Wasserstoff.

Mit einem speziellen Verfahren wird die Menge des Gases in der Atemluft gemessen. Der Test ist einfach durchführbar, preiswert und bringt zuverlässige Ergebnisse. Für die Patienten ist er, abgesehen von den eventuellen Unannehmlichkeiten durch die Laktoseunverträglichkeit, nicht mit Beschwerden verbunden.

Tipps zur Vorbereitung

Sie sollten mindestens 14 Stunden lang vor dem Test nichts gegessen haben, also nüchtern sein. Morgens gelingt Ihnen das am besten. Trinken können Sie in dieser Zeit, aber ausschließlich Wasser ohne Kohlensäure, sonst kann das Testergebnis verfälscht werden. Essen Sie am Abend zuvor möglichst nichts schwer Verdauliches oder Blähendes (Zwiebeln, Kohl oder Hülsenfrüchte), damit sämtliche Verdauungsprozesse bis zum Test abgeschlossen sind.

Achten Sie gut auf Ihre Mundhygiene, da wasserstoffproduzierende Bakterien in der Mundhöhle das Testergebnis verfälschen können. Putzen Sie Ihre Zähne gründlich mit Zahncreme und spülen Sie den Mund danach ausgiebig mit Wasser. Verwenden Sie vor dem Test kein Mundwasser und keine Kaugummis.

Eine Antibiotikatherapie und andere die Darmflora beeinflussende Behandlungen sollten möglichst vier Wochen vor dem Atemtest abgeschlossen sein. Sonst kann es sein, dass durch eine veränderte Zusammensetzung der Darmbakterien zu wenig Wasserstoff produziert wird. Verzichten Sie vor dem Test auf Abführmittel. Und bleiben Sie vor dem Test und währenddessen rauchfrei, da Kohlenmonoxid das Testergebnis ebenfalls verfälschen kann.

So verläuft der Test

Der Atemtest erfolgt mit einem Handmessgerät. Sie sollten während der Untersuchung relativ ruhig sitzen. Durch körperliche Aktivität, auch wenn Sie aufstehen oder sich hinlegen, können die Messwerte verändert werden. Die Wasserstoffkonzentration der Atemluft wird einmal im nüchternen Zustand gemessen. Dazu wird tief eingeatmet, die Luft 15 Sekunden angehalten und dann der gesamte Lungeninhalt langsam und gleichmäßig in das Gerät gepustet. Damit wird ein Basalwert ermittelt. Anschließend trinken Sie eine Lösung mit 50 Gramm Laktose. Kinder bekommen 1 Gramm Laktose pro Kilogramm Körpergewicht, aber maximal 25 Gramm insgesamt.

Es folgen nun zwei Stunden lang weitere Messungen in jeweils 15- oder 30-minütigen Abständen. Wenn nur ein geringer Anstieg der Wasserstoffkonzentration gemessen wird, kann noch bis vier Stunden nach Laktosegabe weitergemessen werden. Oft bekommen die Patienten auch nur eine Lösung mit 25 Gramm Laktose. Die Ergebnisse sind meist genau genug, die Beschwerden nach dem Test aber deutlich geringer als bei Gabe einer 50-Gramm-Lösung.

Ist der Test abgeschlossen, wird der Basalwert mit den Werten nach Trinken der Lösung verglichen:

- Liegt der Anstieg der Wasserstoffmenge in der Atemluft mindestens 20 ppm (parts per million) über dem Basalwert, heißt das, dass die Laktose unzureichend vom Körper aufgenommen wird. Der Test ist positiv, eine Laktoseintoleranz damit bestätigt.
- Liegen die Werte zwischen 10 und 20 ppm, sollte die Testdauer verlängert werden, weil noch keine sichere Aussage gemacht werden kann.
- Werte unter 10 ppm sind normal. Es liegt sehr wahrscheinlich keine Laktoseintoleranz vor. Der Test ist negativ.

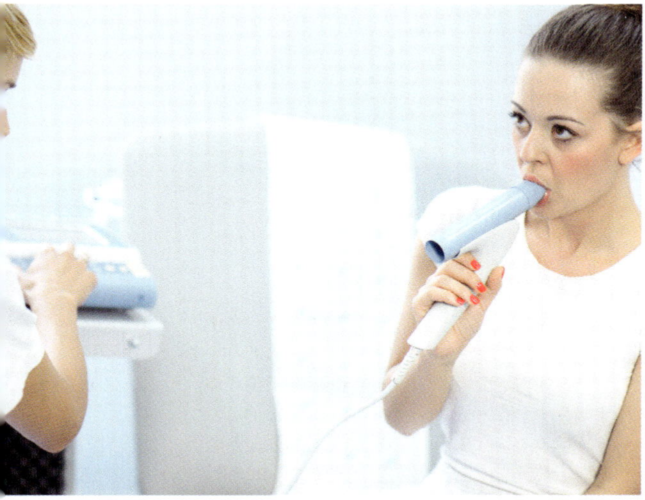

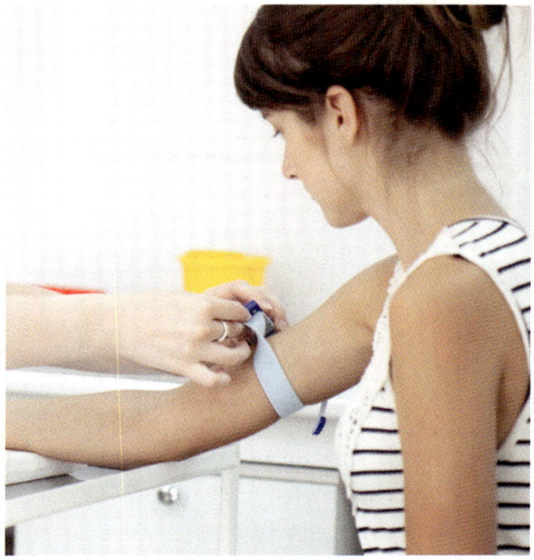

Beobachten und dokumentieren Sie auch die Symptome genau, die während der Messung und noch ein bis zwei Tage danach auftreten. Das ist ebenfalls wichtig für die Interpretation des Tests. So kann der Arzt oder die Ärztin Schlüsse daraus ziehen, wie ausgeprägt die Laktoseintoleranz ist. Teilen Sie es in der Praxis auch mit, wenn Sie erst nach dem Test Beschwerden haben. Es kann vorkommen, dass der Atemtest falsche Ergebnisse bringt.

Mögliche Fehlinterpretationen beim Atemtest

Es kommt vor, dass Patienten zwar Beschwerden durch die Laktose bekommen, aber keinen Wasserstoff abatmen. Das kann daran liegen, dass ihr Dickdarm von Bakterien besiedelt ist, die keinen Wasserstoff produzieren, sondern Kohlendioxid und Methan. Dann ist der Test negativ, obwohl sie keine Laktose vertragen. Für diese sogenannten „Non-Responder" oder „Non-H_2-Producer" ist der Atemtest nicht geeignet. Das betrifft etwa 10 bis 20 von 100 Getesteten. Für diese Gruppe von Patienten wurde ein Atemtest entwickelt, der parallel zum Wasserstoff auch die ausgeatmete Menge an Methan bestimmt.

Eine andere Möglichkeit die Non-H_2-Producer zu erfassen, ist der Blutzuckertest.

Bei manchen Patienten ist wiederum der Dünndarm von speziellen Bakterien fehlbesiedelt. Diese produzieren Wasserstoff, ohne dass sie Laktose zerlegen. Der Atemtest ist dann positiv, obwohl Laktose vertragen wird. Allerdings steigt in dem Fall die Wasserstoffkonzentration wesentlich früher an als bei Laktoseintoleranten innerhalb der ersten halben Stunde nach Laktosegabe.

Blutzuckertest

Beim Blutzuckertest, auch Laktosetoleranztest genannt, wird der Glukosewert im Blut (Blutzucker) bestimmt. Dieser Test beruht darauf, dass Laktase Laktose in ihre Bestandteile im Darm aufspaltet. Die entstandene Glukose wird in den Blutkreislauf aufgenommen und kann als Blutzucker gemessen werden. Bei Laktasemangel steigt der Wert kaum oder gar nicht an.

Dieser Test wird in der Praxis kaum noch angewendet. Er ist verhältnismäßig aufwendig und für die Patienten unangenehm, da wiederholt Blut entnommen werden muss. Zudem liefert er relativ häufig falsche Ergebnisse, beispielsweise wenn ein Diabetes mellitus (Zuckerkrankheit) vorliegt.

Tipps zur Vorbereitung

Vor dem Laktosetoleranztest sollten Sie etwa zwölf Stunden nichts gegessen und nur stilles Wasser zu sich genommen haben.

So verläuft der Test

Zunächst wird der Nüchternblutzucker bestimmt, indem aus Fingerkuppe oder Ohrläppchen etwas Blut entnommen wird. Dazu wird mit einer Stechhilfe oder Lanzette beispielsweise seitlich in die Fingerkuppe von Mittel-, Ring- oder kleinem Finger gestochen und ein austretendes Bluttröpfchen auf einen Teststreifen gegeben. Dieser Messwert dient als Vergleich für die spätere Auswertung. Anschließend bekommen Sie eine Laktoselösung mit 50 Gramm Laktose zu trinken. Nach 30, 60, 90 und 120 Minuten wird jeweils erneut Blut abgenommen und der Blutzuckerwert gemessen.

Ist der Test abgeschlossen, wird der Nüchternblutzucker mit den Werten nach Trinken der Lösung verglichen:

- Ist der Blutzuckerwert um mindestens 20 mg/dL (Milligramm pro Deziliter) angestiegen im Vergleich zum Nüchternblutzucker, wurde die Laktose vollständig gespalten. Es liegt keine Laktoseintoleranz vor.
- Ist der Blutzuckerwert um weniger als 20 mg/dL im Vergleich zum Nüchternblutzucker angestiegen, liegt wahrscheinlich eine Laktoseintoleranz vor.

Auch bei diesem Test sollte das Befinden währenddessen und danach dokumentiert und mit Arzt oder Ärztin besprochen werden.

Gentest

Der Gentest ist ein relativ neues und aber auch teures Verfahren. Mit ihm kann bestimmt werden, ob eine genetische Veranlagung zur primären Laktoseintoleranz vorliegt.

Weltweit gehören Menschen mit dieser primären Form zur Mehrheit. Die nachlassende Laktaseaktivität ist genetisch festgelegt und der Normalzustand. Bei Menschen, die auch im erwachsenen Alter noch Laktose abbauen können, ist das Laktasegen mutiert, also genetisch verändert. Ein DNA-Baustein ist ausgetauscht. Diese Veränderung ist dafür verantwortlich, dass die Laktaseaktivität nicht nachlässt.

Mittels Gentest wird untersucht, welche Form des Laktasegens vorliegt. Zeigt der Gentest, dass das Gen verändert ist, also keine primäre Laktoseintoleranz vorliegt, dann muss bei Beschwerden weiter nachgeforscht werden. Ein Nachteil dieses Tests ist aber, dass nur die primäre, nicht aber die sekundäre Laktoseintoleranz nachgewiesen werden kann. Ebenso wenig kann mithilfe des Tests festgestellt werden, ob tatsächlich eine Intoleranz besteht. Lediglich die Veranlagung dafür wird bestimmt.

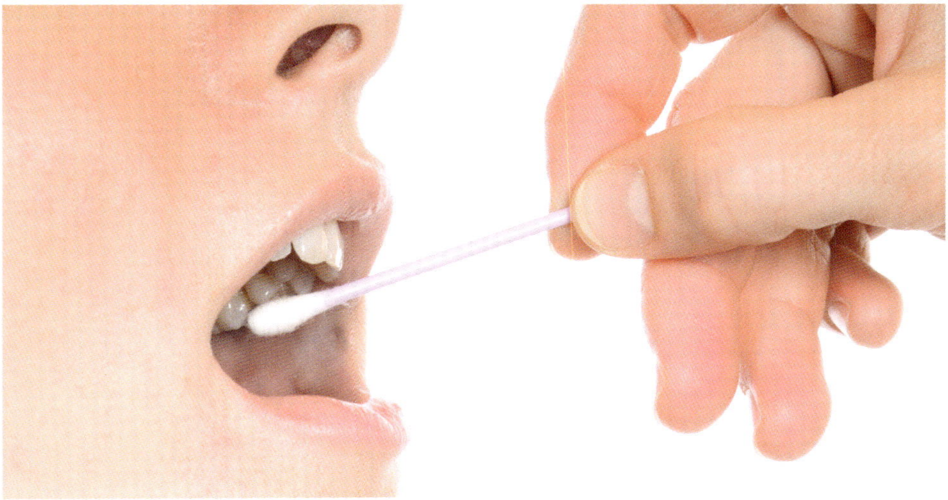

Der Gentest kann eine Ergänzung zum Wasserstoffatemtest sein, bei dem bereits eine Laktoseintoleranz diagnostiziert wurde. So könnte zwischen einer primären und einer sekundären Unverträglichkeit unterschieden werden.

Tipps zur Vorbereitung

Störfaktoren gibt es bei diesem Test keine. Sie müssen also keine speziellen Vorbereitungen treffen.

So verläuft der Test

In der Arztpraxis wird einen Abstrich von der Wangenschleimhaut oder etwas Blut abgenommen und diese Probe in ein spezielles Labor geschickt. Dort kann anhand einer Polymerase-Kettenreaktion festgestellt werden, welche Genvariante beim Patienten vorliegt.

Dünndarmbiopsie

Die Dünndarmbiopsie ist in der ärztlichen Praxis kaum relevant, da sie sehr aufwendig ist. Die Patienten müssen zudem vor der Untersuchung ein Beruhigungsmittel bekommen, da aus dem Dünndarm eine Gewebeprobe entnommen werden muss. Das erfolgt in der Regel im Rahmen einer Magen-Dünndarm-Spiegelung (Gastroduodenoskopie).

Tipps zur Vorbereitung

Sie sollten einige Zeit vor der Untersuchung auf Essen verzichten – eine kleine, fettarme Mahlzeit kann bei einer normalen Magenentleerung bis vier Stunden vor der Untersuchung eingenommen werden, mitunter werden sechs Stunden empfohlen, und zwei Stunden davor nicht mehr trinken.

Etwas zu sich nehmen sollten Sie erst wieder, nachdem die örtliche Betäubung im Rachen abgeklungen ist.

So verläuft der Test

Der Rachen wird lokal betäubt und ein flexibles Endoskop wird über Mund und Speiseröhre in den Magen bis zum Dünndarm befördert. Dort entnimmt man eine winzige Gewebeprobe (Biopsie), was völlig schmerzlos vonstatten geht. Diese Untersuchung dauert im Normalfall nur wenige Minuten.

Anhand der Schleimhautprobe wird die Laktaseaktivität direkt bestimmt. Je geringer die Aktivität, desto ausgeprägter ist die Laktoseintoleranz.

THERAPIE UND SELBSTHILFE

Nach der Diagnostik haben Sie Gewissheit: Laktose ist schuld an Ihren Beschwerden. Aber was können Sie dagegen tun? Eine primäre Laktoseintoleranz ist nicht ursächlich zu behandeln. Sie ist nicht heilbar. Ziel der Therapie ist es also, die Symptome zu verringern oder möglichst sogar ganz zu vermeiden.

In Ländern, in denen Milchprodukte vom Großteil der Bevölkerung ohnehin schlecht vertragen und damit kaum konsumiert werden, wird diese Unverträglichkeit nicht unmittelbar als Problem wahrgenommen. Es besteht kein Behandlungsbedarf. Als beeinträchtigend wird Laktoseintoleranz eher dort empfunden, wo Milchprodukte häufig verzehrt und auch von den meisten Menschen vertragen werden. Das ist hierzulande der Fall.

Betroffene können durch eine Umstellung der Ernährung beschwerdefrei werden und erheblich an Lebensqualität gewinnen. Meist genügt es schon, die tägliche Laktosemenge auf ein verträgliches Maß zu reduzieren. Die Ernährung wird vorzugsweise in drei Phasen umgestellt und beginnt mit einer kurzen, laktosefreien Diät. Nach dieser wird Laktose wieder in den Ernährungsplan aufgenommen und schrittweise auf ein bekömmliches Maß gesteigert. Am Ende steht dann die langfristig gut verträgliche Ernährung.

Bei einer sekundären Laktoseintoleranz ist die laktosereduzierte Diät nur eine gewisse Zeit lang einzuhalten. Wurde die zugrunde liegende Erkrankung erfolgreich behandelt, wird auch Laktose wieder vertragen und kann zurück auf den Speiseplan. Etwas Geduld sollten Sie allerdings haben: Es kann viele Wochen dauern, bis die Dünndarmschleimhaut sich wieder regeneriert hat.

Ein angeborener Laktasemangel (Alaktasie) erfordert lebenslang eine konsequent laktosefreie Ernährung.

Alles was Sie wissen müssen über Laktosemengen in Milchprodukten, versteckte Laktose, laktosefreie Lebensmittel, Kalziumbedarf, richtiges Einkaufen und gesundes Essen, wie Sie Ihre Verdauung unterstützen können und vieles mehr, finden Sie im Kapitel „Einfach gut essen" (Seite 41).

Enzymersatztherapie

Kautabletten, Kapseln oder Pulver mit künstlicher Laktase werden von vielen Betroffenen angewendet und häufig beworben. Auch Ärzte und Ernährungsberater empfehlen teilweise die Einnahme, speziell wenn bei Essen außer Haus, Restaurantbesuchen oder Einladungen Milchzucker nicht gemieden werden kann.

Die Präparate enthalten üblicherweise das Enzym Tilactase, das mikrobiologisch gewonnen wird durch den Schimmelpilz Aspergillus oryzae. Tilactase kann ebenso wie Laktase Milchzucker in seine beiden Zuckerbestandteile spalten. Es soll, zusätzlich zu einer laktosehaltigen Mahlzeit

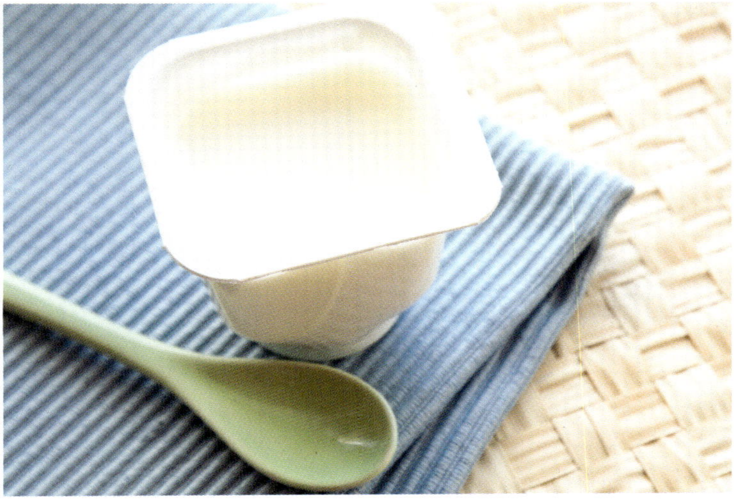

eingenommen, die Beschwerden verringern. Allerdings fehlen bisher überzeugende Nachweise aus Studien, dass der Laktasemangel bei laktoseintoleranten Personen durch Gabe dieses Enzyms ausgeglichen werden kann.

Die Mittel gibt es rezeptfrei in Apotheken, Drogerien und Reformhäusern. Sie können entweder etwa eine halbe Stunde vor einer laktosehaltigen Mahlzeit eingenommen oder als Pulver in das milchzuckerhaltige Nahrungsmittel eingerührt werden. Die Dosierung soll sich nach dem Laktosegehalt im Essen und nach der individuellen Laktoseverträglichkeit richten.

Die Enzymaktivität wird in FCC-Einheiten angegeben. FCC ist die Abkürzung für Food Chemical Codex. Der folgende Richtwert wird zur Berechnung der Dosierung genannt: 1 000 FCC-Einheiten sollen etwa 5 Gramm Laktose, also die in 100 Millilitern Milch enthaltene Laktose, abbauen. Die künstliche Laktasezufuhr ist gut verträglich, Nebenwirkungen sind keine zu erwarten.

Probiotika

Probiotika sind Zubereitungen, die vermehrungsfähige Mikroorganismen enthalten. Diese sollen die Darmflora beeinflussen und dadurch positive Auswirkungen auf die Verdauung haben, auch bei Laktoseintoleranz. Meist werden probiotische Milchprodukte, wie Joghurt oder Joghurtdrinks mit lebenden Bakterien, verkauft. Aber auch probiotische Arzneimittel mit Hefepilzen oder bestimmten Bakterienstämmen, wie zum Beispiel Milchsäure- oder Bifidobakterien, werden angeboten. Und dann gibt noch es Nahrungsergänzungsmittel, die auf Darmbakterien basieren.

Diskutiert wird zudem, ob bestimmte Probiotika das Immunsystem anregen können. Arzneimittel mit Bakterienstämmen werden häufig bei oder nach einer Behandlung mit Antibiotika verordnet, um zu verhindern, dass die Darmflora geschädigt wird, oder um sie wieder aufzubauen. Die Wirksamkeit dafür ist jedoch nicht ausreichend nachgewiesen.

Aussagen zur Wirksamkeit von Probiotika sind generell schwierig, da jeder Anbieter auf eigene Bakterienstämme setzt. Es bedarf weiterer Forschung, um zu klären, ob Joghurt oder Ergänzungsmittel laktoseintoleranten Personen helfen können, mehr Laktose aufzuspalten.

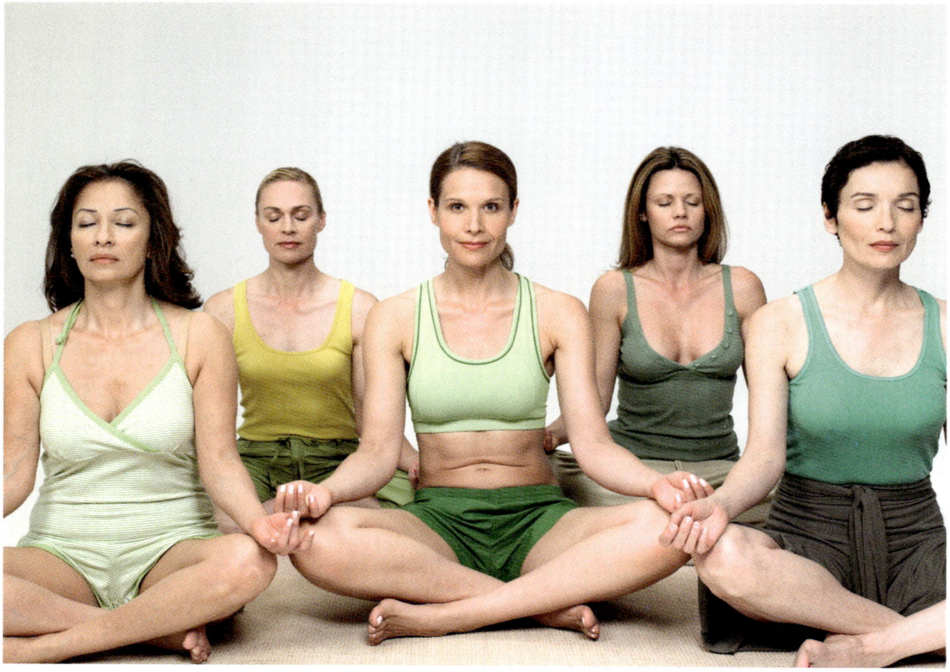

INFO

Entspannungsmethoden auf einen Blick

Stress kann auf den Magen schlagen – und auf den Darm. Bei manchen Menschen reichen schon kleine Änderungen im Tagesrhythmus und die Verdauung gerät aus dem Takt. Das Erlernen einer Entspannungstechnik kann hilfreich sein, den Stresspegel herunterzufahren und damit die Beschwerden zu lindern.
Die meisten Methoden beruhen auf zwei grundlegenden Annahmen: durch langsame, tiefe Atmung und durch lockere, entspannte Muskeln entsteht Entspannung. Gleichzeitig soll der Strom von Alltagsgedanken unterbrochen werden. Die Aufmerksamkeit wird auf die Abfolge der Übungen und auf den eigenen Körper gelenkt.
Nach einiger Übung führen die Techniken zu völliger körperlicher und geistiger Ruhe. Alle Verfahren lassen sich am besten in einem Kurs erlernen.
Zur Orientierung hier eine kurze Beschreibung:

Progressive Muskelentspannung nach Jacobson
Bei der progressiven Muskelentspannung lernt man den Unterschied zwischen Anspannung und Entspannung deutlich wahrzunehmen. Geübt wird im Sitzen oder Liegen mit geschlossenen Augen. Nacheinander – also progressiv – werden die verschiedenen Muskelgruppen im Körper erst etwa 10 Sekunden angespannt, danach etwa 30 Sekunden entspannt.
Zunächst wird eine Hand zur Faust geballt und wieder locker gelassen. Stück für Stück folgen Unter- und Oberarme, Gesicht, Nacken, Hals, Brust, Schultern, Bauch, Rücken und Beine. Der muskuläre Entspannungseffekt überträgt sich auf den gesamten Organis-

mus. Als Folge kann sich ein Gefühl von Ausgeglichenheit, Ruhe und Konzentration einstellen. Ein lang anhaltender Effekt ist jedoch nur bei regelmäßiger Anwendung zu erwarten.

Autogenes Training

„Ich bin ganz ruhig", „Mein rechter Arm ist ganz schwer", „Mein Körper ist ganz warm" – das autogene Training basiert auf diesen und ähnlichen Übungsformeln. Allein durch Vorstellungskraft und Suggestion – eine Art Selbstbeeinflussung – und das Ausblenden äußerer Reize soll der Körper entspannt werden. Im Sitzen oder Liegen und mit geschlossenen Augen begibt man sich von einer Körperregion ausgehend auf eine Beruhigungsreise durch den ganzen Körper, indem man sich in Gedanken die Übungsformeln vorspricht. Regelmäßiges, am besten tägliches Üben ist wichtig. Die Methode erfordert etwas Geduld bis zu ersten spürbaren Wirkungen.

Yoga

Yoga setzt gleich auf drei Ebenen an. Körperübungen sorgen für Dehnung, Beweglichkeit und entspannen die Muskulatur. Bewusste Atemübungen beruhigen und vertiefen die Atmung. Und meditative Anteile beruhigen und erhöhen die Sensibilität für das eigene Befinden.
Viele der heute gängigen Übungen wurden im 19. und frühen 20. Jahrhundert in Indien entwickelt. Die im Westen praktizierten Techniken bestehen in erster Linie aus verschiedenen Körperhaltungen und Atemübungen, wie etwa beim Hatha Yoga mit Dehn-, Streck- und Lockerungsübungen. Zum Abschluss einer Yoga-Stunde wird meist meditiert.
Die Übungen haben spürbare, teilweise auch messbare Auswirkungen. Yoga verbessert unter anderem die Beweglichkeit, schult das Gleichgewicht, fördert die Durchblutung. Der Gehalt an Stresshormonen im Körper verringert sich.

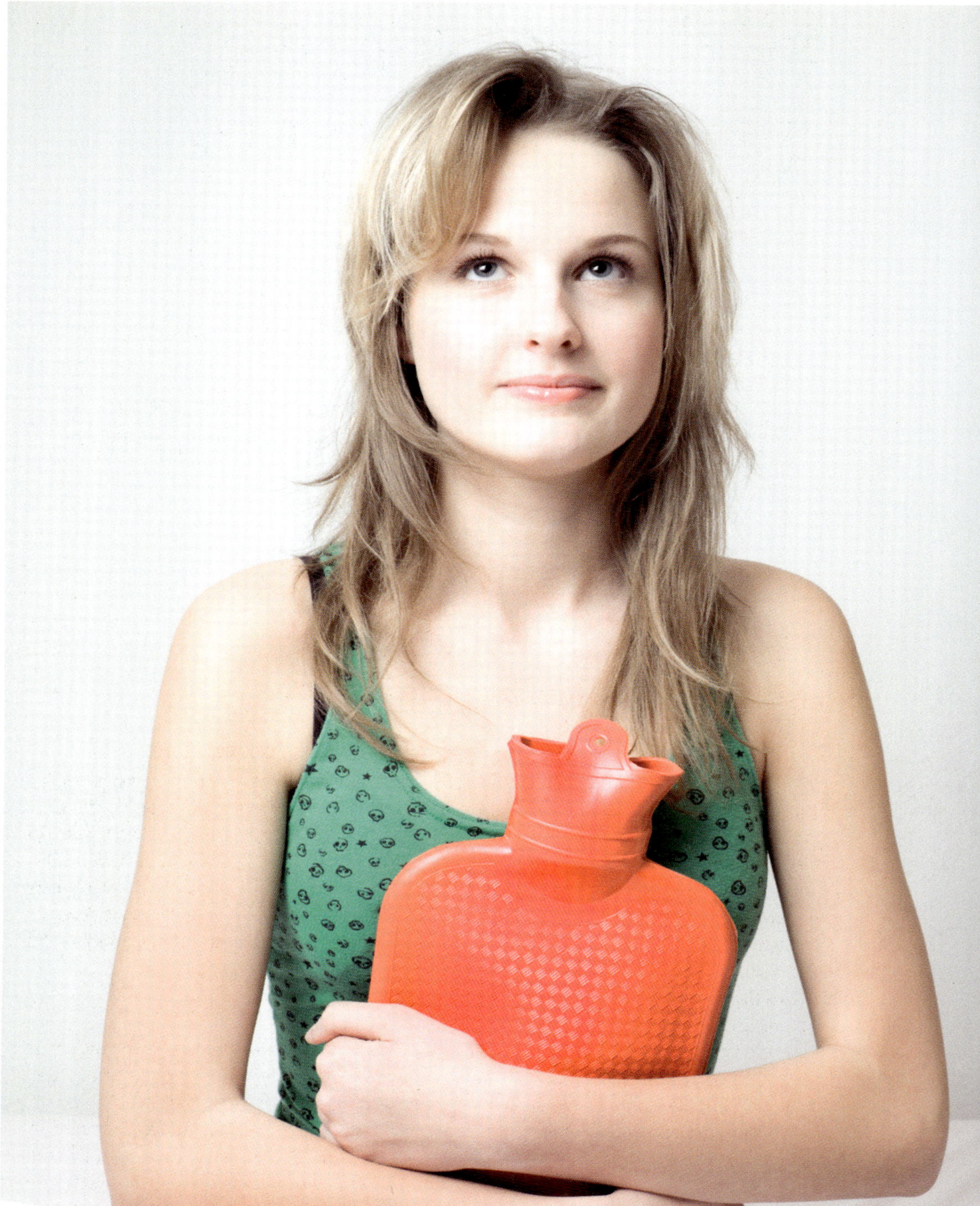

WAS KÖNNTE ES SONST SEIN?

Laktose muss nicht der Auslöser sein. Auch gegen andere Nahrungsmittel entwickeln manche Menschen eine Unverträglichkeit. Stress ist als Grund für die Beschwerden möglich. Und nicht zu vergessen – das Reizdarmsyndrom. Es ist nicht immer leicht, die Ursache zu ermitteln. Manchmal liegt es auch an mehreren Faktoren.

AUF DER SUCHE NACH DEM ÜBELTÄTER

Viele Menschen leiden bisweilen jahrelang unter Blähungen, Völlegefühlen und Durchfällen nach dem Essen. Und können nicht ausmachen, woher die Beschwerden stammen. Häufig ist Milchzucker die Ursache, aber auch andere Nahrungsmittel können diese Symptome auslösen. Wichtig ist es, die verschiedenen Krankheitsbilder voneinander abzugrenzen.

Um dem Grund für die Beschwerden auf die Spur zu kommen, müssen jedoch nicht gleich alle Labortests durchgeführt werden. Ein Ernährungstagebuch, in dem sämtliche Speisen und Beschwerden dokumentiert werden, kann bestimmte Ursachen schon ausschließen. Die übrigen Verdächtigen können dann durch gezielte Tests vom Arzt noch weiter eingegrenzt werden.

Ein Reihe Verdächtiger

Neben Laktose kann beispielsweise Gluten, ein Eiweiß, das in Getreide und damit in Brot enthalten ist, ebenfalls Unverträglichkeitsreaktionen hervorrufen. Eine Zöliakie macht sich häufig schon im Kindesalter bemerkbar, aber auch Erwachsene können unerwartet daran erkranken – früher als Sprue bezeichnet.

Fruktose

Eine weitere Ursache für das Unwohlsein kommt aus vermeintlich ganz gesunder Quelle: Obst und Gemüse werden gemeinhin nicht verdächtigt, schuld an Magen-Darm-Beschwerden zu sein. Der enthaltene Fruchtzucker (Fruktose) kann aber wie Milchzucker durch unzureichende Verstoffwechselung Probleme bereiten.

Sorbit ist ein Fruchtzucker-Abkömmling und auch in verschiedenen Obstsorten enthalten. Eine Empfindlichkeit gegen Sorbit tritt meist gemeinsam mit Fruktoseintoleranz auf. Es können durchaus auch Intoleranzen gegen mehrere Inhaltsstoffe vorliegen.

Fakten zur Fruktoseintoleranz

Mehr als zwei Drittel der Menschen mit Laktoseintoleranz sind zugleich von einer Fruktoseunverträglichkeit betroffen. Dabei verstärken sich die Beschwerden der beiden Unverträglichkeiten meist noch. Bei einer Fruktoseintoleranz nimmt der Dünndarm Fruchtzucker aus der Nahrung nicht richtig auf. Man spricht bei solch einer unzureichenden Aufnahme von einer Malabsorption.

Fruktose ist ein Einfachzucker, das heißt, er besteht aus nur einem Zuckermolekül und muss im Darm nicht gespalten werden. Das Problem liegt in der Aufnahme: Fruktose wird aus dem Speisebrei mithilfe eines Transportproteins, des Enzyms GLUT5, durch die Dünndarmwand ins Blut transportiert. Ist nicht ausreichend von diesem Transporter vorhanden, wird der Fruchtzucker weiter in den Dickdarm geleitet. Dort verstoffwechseln ihn die Dickdarmbakterien zu Wasserstoff, Methan und kurzkettigen Fettsäuren. Wie bei der bakteriellen Verstoffwechselung von Laktose entstehen hierbei Beschwerden: Blähungen, Völlegefühl und Durchfall.

Früher machte Menschen mit Fruktoseunverträglichkeit vorwiegend der natürliche Fruchtzucker zu schaffen, etwa in getrockneten Feigen, Rosinen und Apfelsaft. Heute ist das Problem meist Fruktosesirup.

ACHTUNG

Neben Obst und verschiedenen Gemüsesorten ist auch Honig eine natürliche Fruktosequelle. Er enthält pro 100 Gramm fast 40 Gramm Fruchtzucker.

Zirka 45 Gramm Fruktose am Tag werden heute pro Person durchschnittlich konsumiert. Davon sind nur etwa 15 Gramm aus natürlichen Fruchtzuckerquellen. Fruktosesirup – ein Süßungsmittel aus Getreidestärke – ist süßer und billiger als Haushaltszucker und steckt zunehmend in Milchprodukten, Getränken, Süßigkeiten und Fertiggebäck. Als „natürliche Süße aus Früchten“ verpassen Hersteller dem Sirup ein gutes Image. Eine Dosis von 35 Gramm, die zum Beispiel in 0,6 Liter Limonade steckt, bereitet oft schon gesunden Menschen Bauchschmerzen.

Die Zahl der Personen mit Fruktoseintoleranz ist in den letzten Jahren stark angestiegen. Das weist darauf hin, dass bei vielen Menschen eine Fruktosemalabsorption angeboren ist. Sie produzieren eine geringere Menge von dem oben genannten Transportprotein. Solange sie nicht übermäßig viel Fruchtzucker zu sich nehmen, haben sie keine Beschwerden. Verzehren sie hingegen viel Fruchtzucker, auch unwissentlich durch Fertigspeisen, treten die Symptome verstärkt auf. Da die

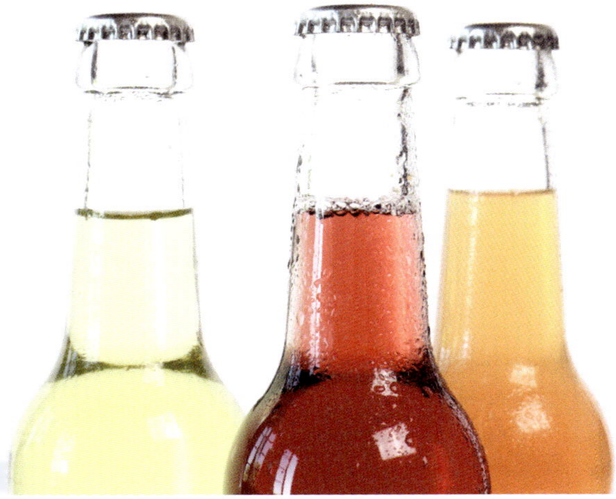

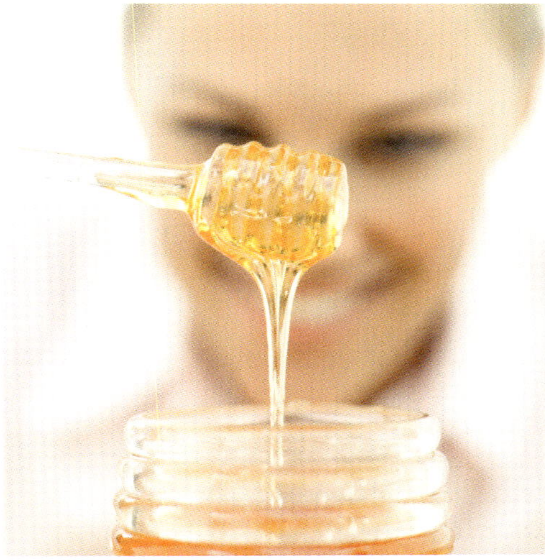

Lebensmittelindustrie zunehmend Fruchtzucker verwendet, werden immer mehr bisher unentdeckte Fälle diagnostiziert.

Fruktoseintoleranz kann aber auch aufgrund anderer Erkrankungen entstehen. Eine Zöliakie oder die chronisch entzündliche Darmerkrankung Morbus Crohn können beispielsweise die Dünndarmschleimhaut schädigen. Als Folge werden nicht genügend Transportproteine gebildet, die den Fruchtzucker aufnehmen.

Oft tritt die Fruktosemalabsorption zusammen mit einer Sorbitunverträglichkeit auf. Letztere kann jedoch auch unabhängig davon auftreten.

■ Diagnose: Zunächst können Sie durch einen Selbsttest herausfinden, ob Ihre Beschwerden von einer Fruktoseintoleranz herrühren. Dieser beginnt mit einer Auslassphase. Sie verzichten in dieser Phase auf sämtliche Lebensmittel, die Fruchtzucker enthalten. Sorbit sollte ebenfalls auf ihrer „Verbotsliste" stehen. Erst wenn Sie mehrere Tage beschwerdefrei waren, gehen Sie in die 2. Phase über. Dabei provozieren Sie mit fruktosehaltigem Obst die Beschwerden. Geeignet sind dafür Äpfel oder auch Apfelsaft. Sie sollten nichts zusätzlich essen, damit eindeutig die Fruktose als Auslöser ausgemacht werden kann. Sind Sie auch einige Stunden nach der fruktosehaltigen Mahlzeit symptomfrei, können Sie davon ausgehen, dass Sie Fruchtzucker vertragen. Dann können Sie einen zusätzlichen Versuch mit Sorbit unternehmen. Gut geeignet sind dafür vor allem Trockenfrüchte. Setzen nun die Beschwerden ein, vertragen Sie kein Sorbit (Seite 34).

Mit einem Wasserstoffatemtest sollte der Arzt oder die Ärztin jedoch das Ergebnis absichern. Dieser Test wurde bereits bei der Laktoseintoleranz beschrieben (Seite 21) und wird auch zur Diagnose von Fruktoseintoleranz standardmäßig eingesetzt. In diesem Fall bekommen Sie eine Lösung mit 50 oder 25 Gramm Fruktose zu trinken.

■ Therapie: Die Behandlung besteht darin, den Fruchtzuckergehalt der täglichen Nahrung zu reduzieren. Ein vollständiger Verzicht ist nicht vonnöten. Dabei sollten Sie möglichst fruktosehaltige Fertigspeisen meiden und nicht gesundes Obst oder Gemüse aus dem Speiseplan streichen. Es ist sogar wichtig, dass Sie weiterhin Fruktose zu sich nehmen. Bei komplettem Verzicht wird mit der Zeit immer weniger vom GLUT5-Transportprotein produziert. Woraufhin Fruchtzucker noch schlechter vertragen wird.

Bei der Auswahl von Obst und Gemüse sollten Sie auf ein günstiges Verhältnis von Fruktose und Glukose achten. Die gleichzeitige Zufuhr von Glukose verbessert die Fruktoseaufnahme aus dem Darm.

DAS RICHTIGE OBST UND GEMÜSE

Wenn Sie an einer Fruktoseunverträglichkeit leiden, sollten Sie dennoch nicht auf Obst und Gemüse verzichten. Aber legen Sie Wert auf die Auswahl, denn einige Sorten sind verträglicher als andere. Wie es um das Verhältnis von Glukose und Fruktose in den Früchten bestellt ist, können Sie beispielsweise auf den Internetseiten des aid nachsehen: www.was-wir-essen.de/download/fruktose_glukose_ saccharose_sorbit_gehalt.pdf

Hilfreiche Tipps kann Ihnen darüber hinaus eine Ernährungsberatung geben. Und zur Selbsthilfe: Führen Sie ein Ernährungstagebuch und protokollieren Sie alle Symptome. So finden Sie mit der Zeit heraus, welche Lebensmittel und Fruchtzuckermengen in welchen Kombinationen für Sie verträglich sind.

WAS SCHLÄGT NOCH AUF DEN MAGEN?

Nicht nur Milch- und Fruchtzucker können die Verdauung schwer belasten. Weitere Bestandteile der vermeintlich gesunden Lebensmittel wie Obst und Getreide können Betroffene stark belasten.

Sorbitintoleranz

Sorbit ist ein Zuckeralkohol und von Natur aus in Birnen, Pfirsichen und Pflaumen, vor allem in Trockenobst enthalten. Häufig findet er Verwendung als Zuckerersatzstoff in zuckerfreien Kaugummis oder Bonbons. Sorbit bindet Wasser und wird deshalb verschiedenen Lebensmitteln und Kosmetika zugesetzt, um diese vor dem Austrocknen zu schützen. Man findet ihn in Mayonnaisen, Biskuit und in Zahnpasta. Durch seine Wasserbindungsfähigkeit kann Sorbit auch bei Gesunden eine abführende Wirkung haben, wenn sie zu viel davon essen. Bei Menschen mit Sorbitintoleranz reichen meist schon kleine Mengen aus, um die typischen Beschwerden wie Blähungen und Durchfall auszulösen.

Die Ursachen der Sorbitunverträglichkeit sind noch ungeklärt. Sie tritt aber meist kombiniert mit einer Fruktoseintoleranz auf. Deshalb wird vermutet, dass sie auf ähnlichen Mechanismen beruht.

Nachgewiesen wird sie ebenfalls mithilfe des Wasserstoffatemtests (Seite 21).

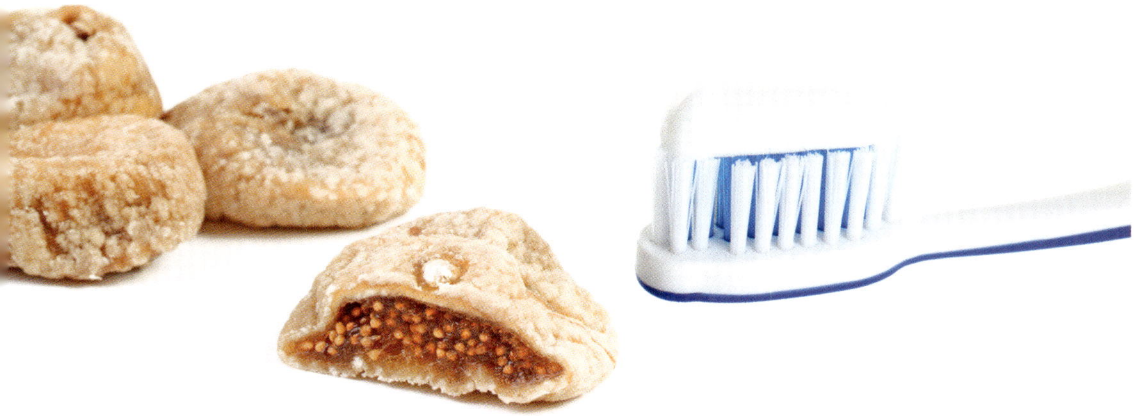

Zöliakie

Zöliakie (früher bei Erwachsenen Sprue) ist eine Unverträglichkeit gegenüber Gluten (Klebereiweiß), das in vielen Getreidearten vorkommt. Menschen, die eine genetische Veranlagung zur Zöliakie haben, entwickeln durch Gluten eine Art Autoimmunreaktion. Das Immunsystem richtet sich gegen körpereigenes Gewebe, in diesem Fall gegen die Dünndarmschleimhaut. Sie entzündet sich dauerhaft (chronisch), was zur Folge hat, dass die Darmzotten stark geschädigt werden. Dadurch kann der Dünndarm seine Aufgaben nicht mehr richtig erfüllen und die Nährstoffe aus den Speisen werden nur noch unzureichend in den Körper aufgenommen. Mangelerscheinungen treten auf, die dann weitere Beschwerden auslösen.

Es gibt noch andere Faktoren, die die Entstehung einer Zöliakie beeinflussen. Die Dauer der Stillzeit, ab wann ein Baby glutenhaltige Nahrung bekommt oder Darminfektionen können ebenfalls daran beteiligt sein. Zöliakie kann die Ursache einer Laktoseintoleranz oder Fruktoseunverträglichkeit sein.

Glutenunverträglichkeit kann bereits wenige Monate nach der Geburt auftreten, aber auch Jugendliche oder Erwachsene können daran erkranken. Das betrifft etwa einen von 500 Menschen.

Die Symptome sind vielfältig. Um sie eindeutig zuzuordnen, müssen gezielte ärztliche Untersuchungen durchgeführt werden. Häufig treten Bauchschmerzen, Durchfall und Gewichtsverlust auf. Hin und wieder macht sich die Zöliakie durch Verstopfung oder eine Leberentzündung bemerkbar. Es kann auch völlig symptomfreie Phasen geben. Typische Hinweise auf eine Zöliakie im Kindesalter sind neben den oben genannten Bauchschmerzen und Durchfall Eisenmangel oder Wachstumsstörungen.

- Diagnose: Eine ärztliche Diagnose wird dringend empfohlen, da durch Zöliakie ein Nährstoffmangel entstehen kann. Zudem erfordert die Umstellung auf eine glutenfreie Kost erhebliche persönliche Einschränkungen. Vor einer solchen Umstellung sollte die Diagnose gut abgesichert sein.

Meist werden die Patienten zu Beginn hinsichtlich der Beschwerden und Symptome befragt. In der Regel folgt eine Blutuntersuchung. Bei Patienten mit Gluten-

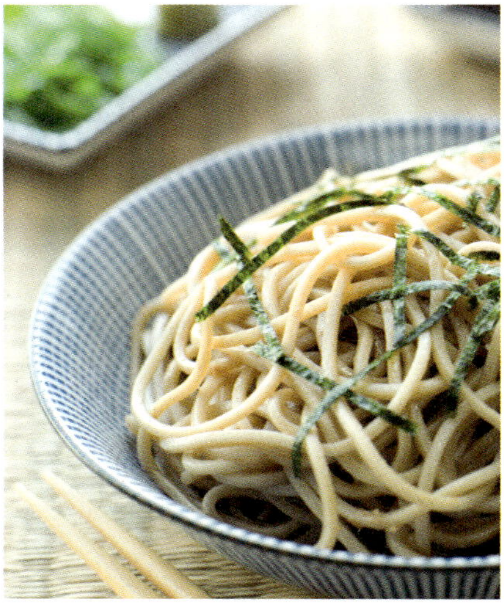

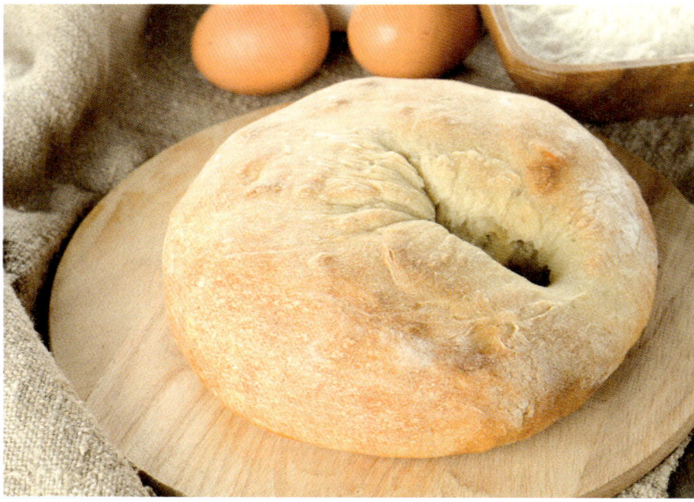

unverträglichkeit lassen sich im Blut bestimmte Antikörper nachweisen. Klarheit bringt dann eine Dünndarmbiopsie. Im Rahmen einer Magen-Dünndarm-Spiegelung betäubt der Arzt den Rachen lokal und führt einen Schlauch mit einer Sonde über Mund und Speiseröhre in den Magen bis zum Dünndarm. Dort werden Gewebeproben entnommen. Eine mikroskopische Untersuchung zeigt, ob das Darmzottengewebe, wie für eine Zöliakie typisch, verändert ist.

- Therapie: Wer das Klebereiweiß Gluten nicht verträgt, muss auf viele Speisen verzichten. Die Therapie besteht aus einer lebenslangen strengen Diät. Sämtliche Produkte, die glutenhaltige Getreidearten enthalten – dazu gehören neben Brot, Brötchen und Kuchen auch Müsli, Nudeln, panierte Fleisch- und Fischgerichte, Pizza –, sind tabu.

KLEBEREIWEISS

Der Name Klebereiweiß rührt daher, dass es Teig seine typisch klebrige Konsistenz verleiht. Je glutenhaltiger das Mehl (z. B. Weizenmehl) ist, desto besser sind seine Backeigenschaften.

Aber nicht nur an die offensichtlich glutenhaltigen Teigwaren und Getreideprodukte muss gedacht werden, sondern auch an Lebensmittel wie Bier und Malzkaffee. In Fertigprodukten ist oft Mehl oder Stärke aus lebensmitteltechnologischen Gründen enthalten. Für Zöliakie-Betroffene ist es somit unumgänglich, auf die Zutatenliste von Fertigprodukten zu achten. Auch empfiehlt sich eine Ernährungsberatung.

Inzwischen gibt es in Reformhäusern und Biomärkten auch zahlreiche glutenfreie Lebensmittel. Zu erkennen sind sie am Symbol – einer durchgestrichenen Ähre.

Histaminintoleranz

Unverträglichkeiten gegenüber Histamin fallen unter den Nahrungsmittelunverträglichkeiten etwas aus dem Rahmen. Das Beschwerdebild ist sehr umfangreich und nicht nur auf den Verdauungstrakt beschränkt. Nach dem Verzehr von bestimmten Nahrungsmitteln kommt es zu Schwellungen im Mund- oder Rachenraum, zu Quaddelbildung oder Fließschnupfen. Der auftretender Hautaus-

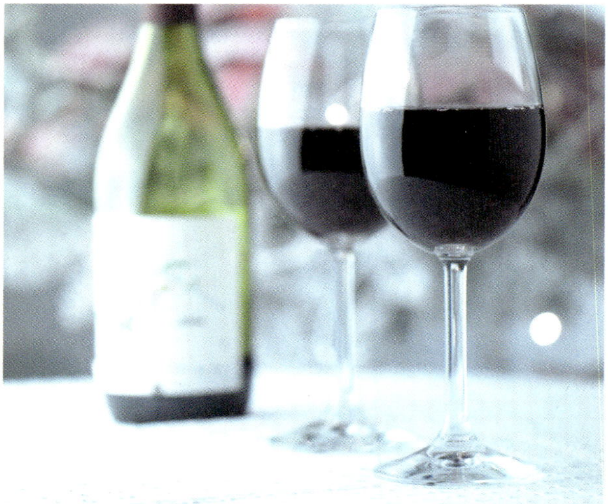

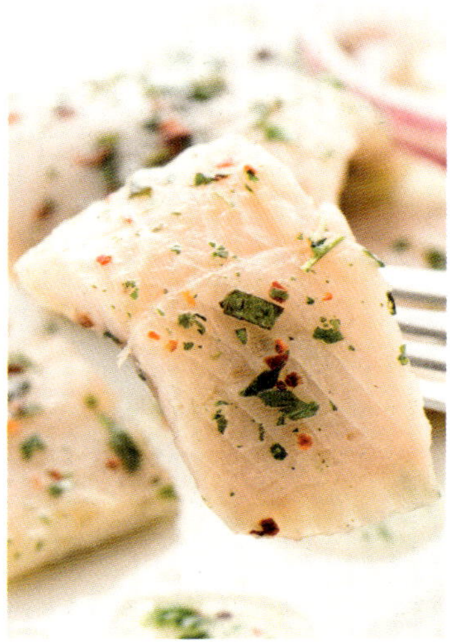

schlag, Fließschnupfen, Juckreiz oder asthmatische Beschwerden erinnern an eine allergische Reaktion. Dennoch handelt es sich nicht um eine Allergie, sondern um eine Pseudoallergie.

PSEUDOALLERGIE

Eine Pseudoallergie zeigt zwar allergieähnliche Symptome, jedoch handelt es sich nicht um eine Allergie. Eine klassische Allergie beruht auf einer immunologischen Reaktion, bei der sich Antikörper im Blut nachweisen lassen. Das ist bei einer Pseudoallergie nicht der Fall. Sie kann also mit üblichen Allergietests nicht diagnostiziert werden.
Weitere Unterschiede zur Allergie sind, dass bei einer Pseudoallergie schon bei Erstkontakt mit einer Substanz Symptome auftreten können. Und sie ist dosisabhängig. Es ist möglich, dass geringe Mengen vertragen werden und erst ab einem bestimmten Grenzwert Probleme auftreten. Um eine allergische Reaktion auszulösen, reichen schon kleinste Mengen aus. Eine Allergie ist dosisunabhängig.

Ursache für die Beschwerden ist unzureichend abgebautes Histamin. Histamin und weitere biogene Amine kommen sowohl in menschlichem als auch in tierischem und pflanzlichem Gewebe vor.
Es ist in nahezu allen Nahrungsmitteln enthalten. Hohe Histamingehalte finden sich vor allem in gereiften Lebensmitteln wie älterem Käse. Gepökelte oder geräucherte Fleischerzeugnisse und verarbeitete Fischprodukte (z. B. getrockneter, gesalzener oder eingelegter Fisch) weisen ebenfalls vermehrt Histamin auf. Auch alkoholische Getränke, insbesondere Rotwein, werden aufgrund des Histamingehalts häufig schlecht vertragen. Bestimmte Lebensmittel können außerdem körpereigenes Histamin freisetzen und lösen auf diesem Weg Beschwerden aus. Dazu gehören unter anderem Erdbeeren, Kiwis, Ananas, Tomaten, auch Nüsse und Schokolade.

- Ursachen: Wird Histamin nur unzureichend abgebaut, liegt ein Mangel an dem Enzym Diaminooxidase (DAO) im Dünndarm vor. Dieses Enzym soll durch den Abbau von Histamin den Körper vor zu großen Mengen „schützen“. Große Mengen Histamin, die mit der Nahrung aufgenommen wurden, können auch bei Gesunden Beschwerden hervorrufen. Die Enzymmenge im Körper reicht dann nicht aus, um das Histamin vollständig abzubauen. Bei Menschen mit Histaminintoleranz lösen schon relativ kleine Mengen Beschwerden aus. Es wird angenommen, dass der DAO-Mangel bei manchen Betroffenen genetisch bedingt ist und bei manchen durch andere Erkrankungen (z. B. Morbus Crohn) zustande kommt.

■ Diagnose: Der Arzt oder die Ärztin wird Sie zunächst nach typischen Symptomen wie Kopfschmerzen, Verdauungsbeschwerden und Fließschnupfen befragen. Wenn sich damit der Verdacht auf Histaminintoleranz erhärtet, wird eine Auslassdiät mit Provokationstest durchgeführt. Zwei bis vier Wochen lang muss der Patient histaminfrei essen. Auch andere biogene Amine, die sich in der täglichen Nahrung befinden, sollten vermieden werden. Sind die Symptome abgeklungen, kann mit einer Histamindihydrochloridlösung eine Reaktion provoziert werden. Auftretende Beschwerden bestätigen den Verdacht auf eine Histaminunverträglichkeit. Auch Blut- oder Urintest können als Nachweis dienen.

■ Therapie: Die Ernährung muss komplett umgestellt werden. Eine konsequente histaminarme Diät verringert die Beschwerden.

REIZDARMSYNDROM

Speziell das Reizdarmsyndrom kann schwer von einer Laktoseintoleranz unterschieden werden. Insbesondere weil bei Patienten mit Reizdarm die Symptome durch Milchgenuss oft verstärkt werden.

Von einem Reizdarmsyndrom (Colon irritabile) ist die Rede, wenn schmerzhafte Verdauungsbeschwerden, die den Darm betreffen, in unregelmäßigem Wechsel und ohne erkennbare Ursache auftreten. Frauen leiden fast doppelt so häufig daran wie Männer. Nicht selten wird die Krankheit chronisch. Die meisten Menschen haben eine milde Form, mit der es sich leben lässt. Es kommt aber vor, dass die Beschwerden so stark sind, dass sie den Alltag sehr belasten. Ein Reizdarmsyndrom lässt sich zwar nicht heilen, kann aber auf verschiedenen Wegen gelindert werden.

Symptome

Zu den typischen Beschwerden gehören Völlegefühl, Blähungen, Bauchschmerzen sowie Durchfall oder Verstopfung, manchmal auch beides im Wechsel. Häufig kommen mehrere Symptome gleichzeitig vor und bessern sich nach dem Stuhlgang. Oft entsteht aber auch das Gefühl, den Darm nicht vollständig entleert zu haben. Die Beschwerden zeigen sich oft tagsüber, seltener nachts, und schubweise, vorzugsweise in stressbelasteten Situationen. Von einem Reizdarm gehen Ärzte immer dann aus, wenn solche Beschwerden im zurückliegenden Jahr mindestens drei Monate lang spürbar gewesen sind oder immer wieder auftreten.

Ursachen

Die Ursachen für ein Reizdarmsyndrom sind meist ungeklärt. Vielfach spielt neben Stress eine anhaltende seelische Belastung oder auch ein sehr unregelmäßiger Lebensstil eine Rolle. Es wird auch vermutet, dass Entzündungen der Darmwand oder überempfindliche Darmnerven von Bedeutung sind.

Ob die Ernährung die Beschwerden beeinflusst, ist noch nicht geklärt. Es spricht allerdings nichts dagegen, die Ernährung etwas zu verändern und Verschiedenes auszuprobieren, solange dies nicht zusätzlichen Stress verursacht. Häufig wird empfohlen, mehr Ballaststoffe aufzunehmen. Es konnte nachgewiesen werden, dass Flohsamen nützlich sein können.

Ergänzend können Entspannungsübungen wie autogenes Training, Yoga, Meditation oder Muskelentspannungstraining nach Jacobson hilfreich sein, aber auch sportliche Betätigung wie Schwimmen, Wandern, Skilanglauf können für eine gelassenere Lebenseinstellung sorgen und dazu beitragen, Stresssituationen besser zu bewältigen. Bessern sich die Beschwerden damit nicht innerhalb von drei bis sechs Monaten, sollten Sie darüber nachdenken, ob Ihnen eine Psychotherapie helfen kann.

Leiden Sie an krampfartigen Beschwerden bei einem Reizdarm, verbessern mitunter feucht-warme Umschläge Ihr Befinden. Mehr Tipps dazu, wie Sie Ihre Verdauung unterstützen können, finden Sie auf Seite 44.

Arztbesuch und Diagnose

Einen Arzt sollten Sie aufsuchen, wenn die Beschwerden periodisch immer wiederkehren oder sich über einen längeren Zeitraum hinweg immer weiter verstärken. Bei heftigem Durchfall sollten Sie schon nach zwei Tagen zum Arzt gehen, vor allem wenn dieser mit Fieber einhergeht. Auch wenn Blutauflagen auf dem Stuhl erkennbar sind, wenn Sie plötzlich und grundlos stark abnehmen, blass und blutarm sind oder in ihrer Familie bereits schwere Darmerkrankungen aufgetreten sind, sollten Sie die Beschwerden möglichst bald von einem Arzt abklären lassen.

Es kann etwas dauern, bis eine eindeutige Diagnose gestellt werden kann. Auch ist es möglich, dass neben dem Reizdarmsyndrom weitere Erkrankungen vorkommen. Einige Menschen haben zusätzlich eine Laktoseunverträglichkeit.

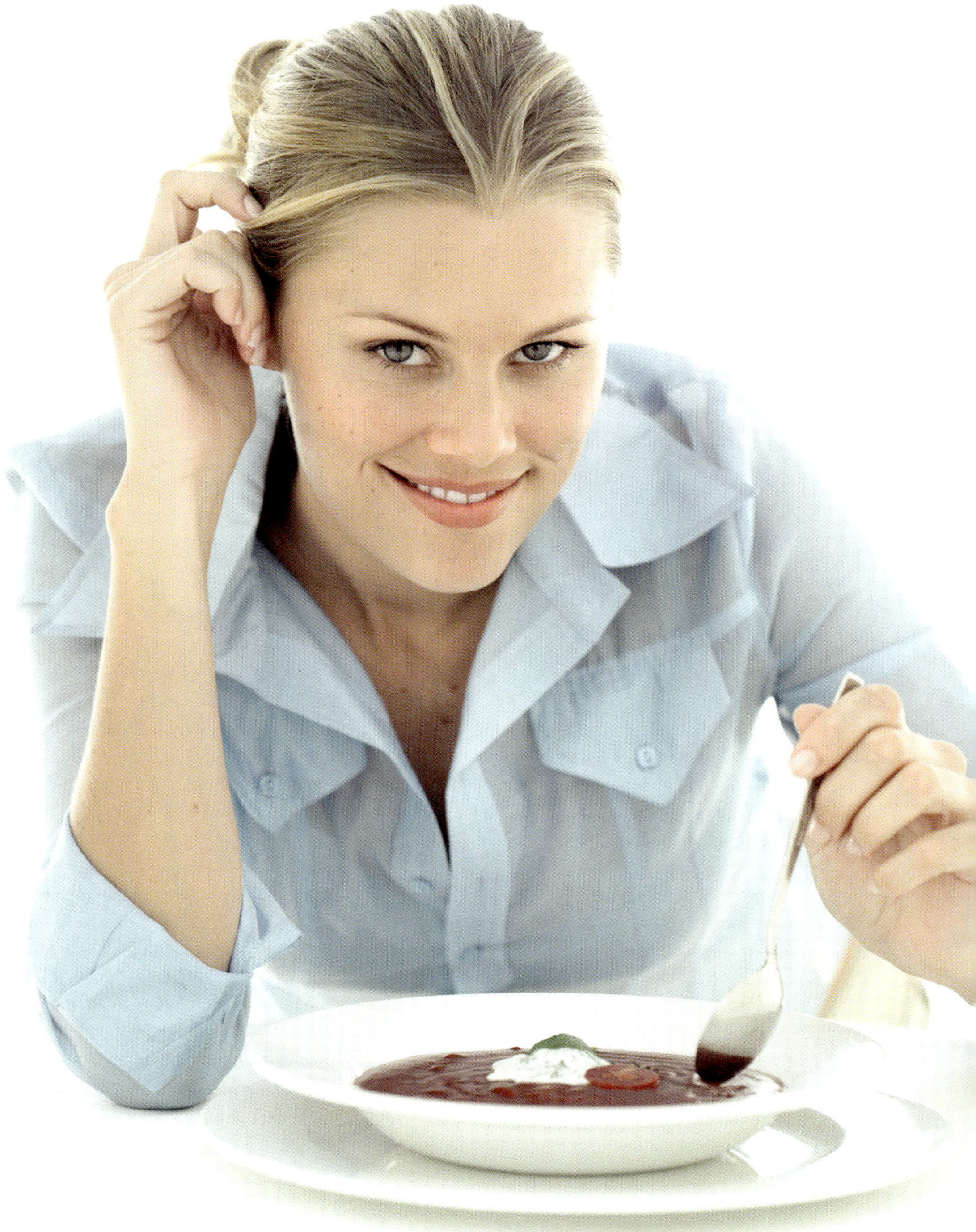

EINFACH GUT ESSEN

Sie selbst haben es in der Hand, die unangenehmen Beschwerden deutlich zu verringern oder gar loszuwerden. Dafür müssen Sie die Laktosequellen in Ihrem täglichen Speiseplan aufspüren und weitgehend ersetzen. Wichtig ist, dass Sie trotzdem optimal mit allen Nährstoffen versorgt werden.

WAS GUTTUT UND SCHMECKT

„Oje – nie wieder Milch", werden Sie vielleicht denken, „sich ständig einschränken, aufpassen, auch noch auf Lieblingsspeisen verzichten." Der Umgang mit einer Nahrungsmittelunverträglichkeit ist oft ein lebenslanger Prozess, der besonders zu Beginn ermüdend sein kann. Mit der Zeit gewöhnen Sie sich aber daran. Und da viele Menschen Laktoseintoleranz haben, gibt es zusehends auch mehr Angebote in den Restaurants und Supermärkten.

Schritt für Schritt

Am Anfang verschaffen Sie sich Klarheit:

- Mit welchen Speisen und Getränken nehmen Sie Laktose zu sich?
- Wo ist überhaupt Laktose drin?
- An was müssen Sie denken, damit es Ihnen an nichts fehlt?

Viele Übersichten und Tipps sollen Ihnen auf dem Weg zum „Genuss ohne Reue" helfen.

Ermitteln Sie außerdem Ihre persönlich noch verträgliche Laktosemenge.

Es ist zudem ein guter Zeitpunkt, um sich einmal bewusst mit der eigenen Ernährung zu beschäftigen. Und dabei die ein oder andere Gewohnheit auf den Prüfstand zu stellen und Neues auszuprobieren. Essen Sie gesund und abwechslungsreich, werden Sie sich auch insgesamt besser fühlen.

Im Anschluss, wenn Sie sich rundum informiert haben, kann es losgehen: Führen Sie die Umstellung Schritt für Schritt durch, um eine dauerhafte Veränderung ihrer Essgewohnheiten im Alltag zu etablieren.

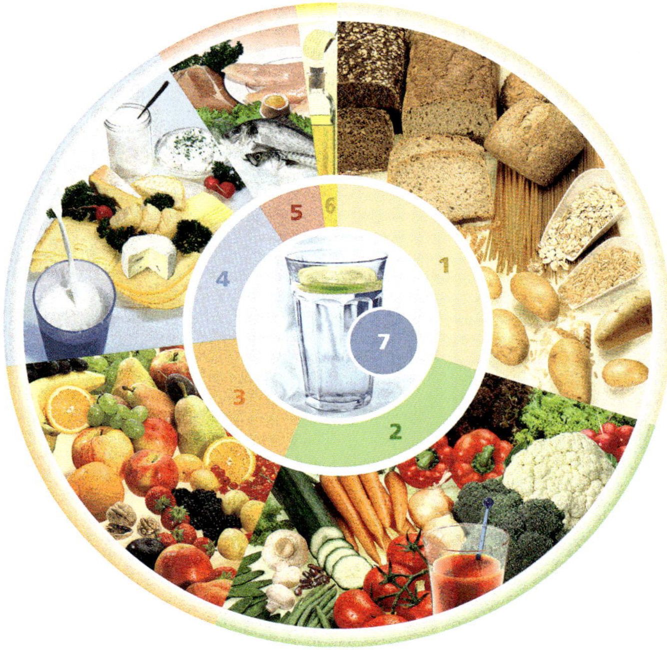

Bei der Umsetzung und beim Genuss im Alltag helfen die Rezepte (ab Seite 68), die Ihnen den Weg zeigen, ohne oder mit sehr wenig Laktose Leckereien aller Art zu kochen.

Die Basics auf einen Blick

Hunger stellt sich beim Menschen etwa alle fünf Stunden ein. Da sind die drei Mahlzeiten Frühstück, Mittagessen, Abendessen am Tag ausreichend. Der Ernährungskreis der Deutschen Gesellschaft für Ernährung unterstützt Sie dabei, vollwertig und gesund zu essen. Von allen sieben Lebensmittelgruppen sollte etwas auf dem täglichen Speiseplan stehen.

Als Durstlöscher bilden Wasser (7) oder ungesüßte Tees die Basis, mit mindestens 1,5 Liter am Tag.

Fünf Portionen Obst und Gemüse (2+3) am Tag sind ideal, davon sollten zwei Obst (250 g und mehr) und drei Gemüse (ca. 400 g) sein. Als Portion zählt eine Handvoll. Das ist gar nicht so schwer wie es sich anhört: Zwei Stück Obst schmecken als Zwischenmahlzeit oder auch als Nachspeise. Ein Glas Frucht- oder Gemüsesaft zählt ebenfalls als Portion. Die zwei bis drei Gemüseportionen lassen sich als Salat und als Gemüsebeilage genießen. Mit einem reinen Gemüsegericht wie Auflauf, Suppe oder Salat kommen Sie noch einfacher auf Ihre Obst-Gemüse-Bilanz. Dadurch erhalten Sie einen Großteil der Vitamine und Mineralstoffe und sekundären Pflanzenstoffe, die der Körper am Tag braucht. Obst und Gemüse haben eine hohe Nährwertdichte. Das heißt pro Kalorie sind viele Nährstoffe enthalten.

Lösliche Ballaststoffe finden sich besonders in der Schale von pektinreichen Obstsorten wie Äpfeln, Birnen und Beerenfrüchten. Diese Ballaststoffe sind unter anderem wichtig für den Zuckerstoffwechsel und für die Blutfettwerte. Auch in Kartoffeln sind sie enthalten. Zusammen mit den unlöslichen Ballaststoffen, die hauptsächlich in Vollkorngetreide

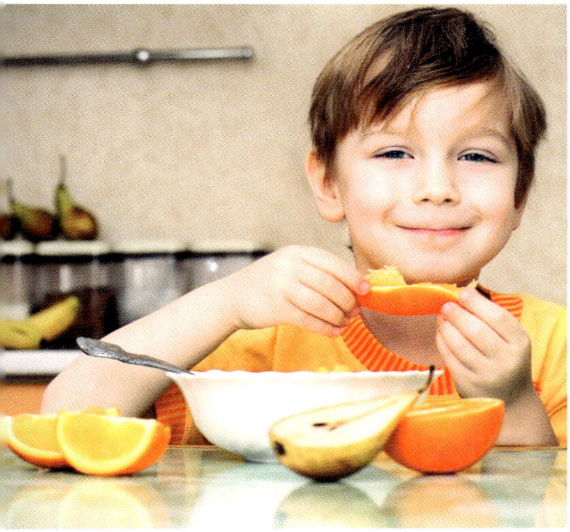

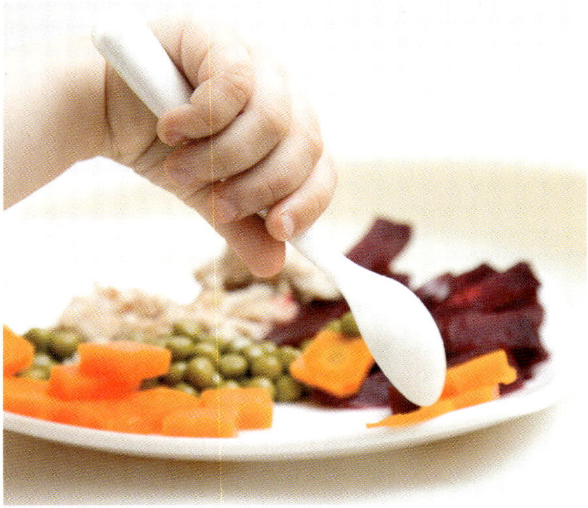

zu finden sind, sollten etwa 30 Gramm Ballaststoffe am Tag aufgenommen werden. Unlösliche Ballaststoffe sind für die Sättigung und eine gute Verdauung ein unverzichtbarer Bestandteil.

Getreide, Getreideerzeugnisse und Kartoffeln (1) sollten neben Obst und Gemüse ebenfalls reichlich konsumiert werden. Lassen Sie der Ballaststoffe wegen Weißmehlprodukte lieber häufiger links liegen und greifen Sie zu Vollkornbrot und Hafermüsli.

Milch und Milchprodukte (4) liefern vor allem Eiweiß, Kalzium und Vitamine. Milchprodukte sind aber für eine gesunde Ernährung nicht unbedingt nötig oder können durch laktosefreie Produkte ersetzt werden. Wichtig ist vor allem, dass Sie genügend Kalzium zum Beispiel durch kalziumreiches Gemüse zu sich nehmen (siehe Seite 59).

Fleisch ist der Eiweißlieferant Nummer eins. Eisen und Zink, aber auch der Gehalt an B-Vitaminen macht Fleisch attraktiv. Denken Sie bei der Auswahl an den Fettgehalt. Besonders fettarm sind Hühnchen und Pute ohne Haut. Fetter wird es bei Ente und Gans. Beim Schwein sind zum Beispiel die Filets mager. In der Woche reichen 300–600 g Fleisch und Wurst aus. Fisch darf es zwei Mal die Woche sein und davon ruhig die fettreichen Sorten wie Hering, Lachs oder Makrele. Die enthaltenen Omega-3-Fettsäuren verbessern den Blutfettspiegel. Auch Jod steckt im fetten Seefisch, im Jodmangelgebiet Deutschland ein wichtiger Aspekt.

Eier punkten mit ungesättigten Fett- und essenziellen Aminosäuren. Nicht mehr als drei die Woche können Sie sich als grobe Orientierung merken. Es bietet sich also an, täglich von den tierischen Lebensmitteln (5) eine Portion Fisch, Fleisch, Wurst oder Ei zu verzehren.

Natürlich brauchen Sie auch Fette und Öle (6). Gehen Sie damit aber zurückhaltend um und geizen Sie am besten mit den tierischen Fetten wie Butter, Sahne und Schmalz. Bei Pflanzenölen (Oliven-, Rapsöl) darf es ruhig etwas mehr sein, aber möglichst nicht mehr als drei Esslöffel sichtbares Fett täglich. Denn vergessen Sie nicht die versteckten Fette in Eis, Keksen, Chips oder Schokolade.

Aber: Nutzen Sie den DGE-Ernährungskreis als Orientierung, nicht als Dogma. Jeder Zwang vereitelt die Bemühungen um eine gesunde Ernährung.

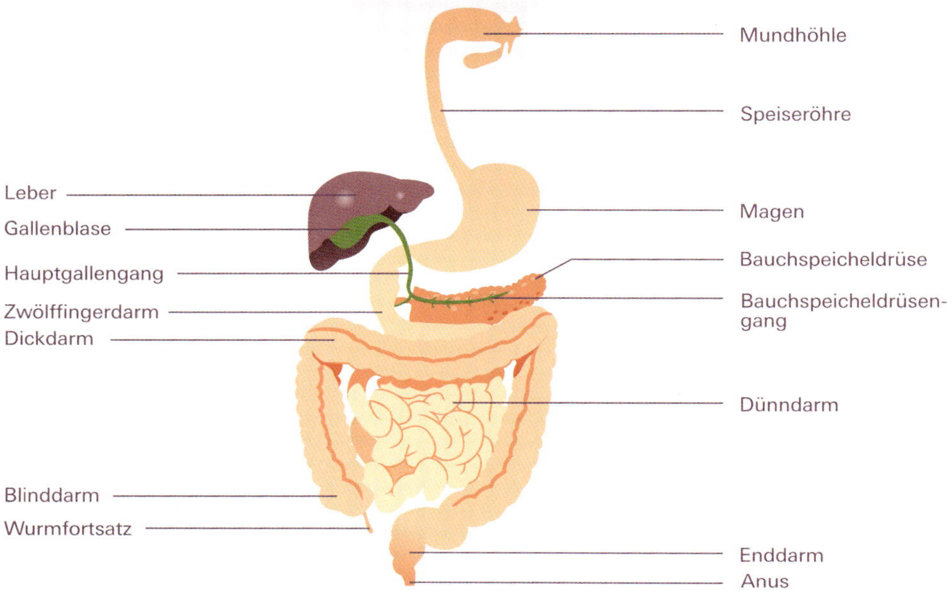

Verdauung leicht gemacht

Die Verdauung können Sie auch unabhängig von Ihrer Intoleranz unterstützen. Ihre Lebensumstände spielen dabei eine entscheidende Rolle. Denn andauernder Stress kann „auf den Magen schlagen", eine längere seelische Belastung und auch ein unregelmäßiger Lebensstil können Auswirkungen auf Magen und Darm haben.

Das können Sie tun:

- Sorgen Sie für ausreichend Bewegung. Schon ein kleiner Spaziergang jeden Tag kann die Darmtätigkeit anregen und möglicherweise die Verdauungsbeschwerden beseitigen.
- Ernähren Sie sich ausgewogen: Viel Gemüse, Obst, Vollkornprodukte, wenig Fleisch und tierische Fette, dafür Fisch und Geflügel.
- Gönnen Sie sich Ruhe und nehmen Sie sich Zeit für das Essen. Kauen Sie die Speisen sorgfältig.
- Versuchen Sie jeden Tag etwa zur gleichen Zeit Ihre Mahlzeiten zu sich zu nehmen. Ein geregelter Rhythmus unterstützt die Magen- und Darmfunktion.
- Regelmäßige Entspannungsübungen (Seite 28) wie autogenes Training, Yoga, Meditation oder Muskelentspannungstraining nach Jacobson können dazu beitragen, Stresssituationen besser zu überstehen.
- Blähende Lebensmittel wie Zwiebeln oder Kohl sollten Sie eher meiden.
- Essen Sie nicht mehr spät am Abend. Die letzte Mahlzeit sollte am besten mehrere Stunden vor dem Zubettgehen sein.
- Manchmal hilft es, über den Tag verteilt mehrere kleine Mahlzeiten zu essen anstelle der üblichen drei großen.

INFO Kurzüberblick Verdauung

Sobald wir essen, beginnt die Verdauung der Nahrungsmittel, denn die Verdauung beginnt bereits im Mund. Hier wird die Nahrung zerkleinert und zum Teil vorverdaut. Über die Speiseröhre erreicht der Nahrungsbrei den Magen, einen kräftigen Muskelschlauch von etwa 1,5 Liter Fassungsvermögen.
Der Magen ist ständig in Bewegung und durchmischt so den Speisebrei.
Die Nahrungsbestandteile werden dabei weiter zerkleinert und mit Magensaft durchsetzt. Dieser enthält vorwiegend Salzsäure, die auch desinfizierend wirkt. Das ist für unsere Gesundheit wichtig, denn in dem stark sauren Milieu können viele mit der Nahrung aufgenommene Krankheitserreger nicht überleben. Vom Magen aus gelangt der vorverdaute Speisebrei in den etwa 30 Zentimeter langen Zwölffingerdarm. Diese 30 Zentimeter Darm sind in etwa so lang, wie zwölf Finger breit sind.
Daran schließt sich der vier bis fünf Meter lange Dünndarm (Jejunum, Ileum) an, der das zentrale Organ für die Verdauung darstellt. Enzyme und Verdauungssäfte aus Bauchspeicheldrüse, Gallenblase und aus Drüsen im Darm spalten die verwertbaren Anteile der Nahrung auf. Auch Laktose wird hier durch das Enzym Laktase in seine zwei Zuckerbausteine zerlegt.
Über die Schleimhaut des Dünndarms werden dann die Nährstoffe ebenso wie Arzneistoffe in das Blut geschleust.
Der restliche Nahrungsbrei wird in den Dickdarm (Colon) befördert und dort weiter eingedickt, indem ihm Wasser entzogen wird. Die Schleimhaut im Dickdarm ist von zahlreichen Bakterien besiedelt, der Darmflora. Sie spaltet die Speisereste auf und vergärt sie.
Dadurch können weitere Nährstoffe in den Kreislauf aufgenommen werden.
Der unverdauliche Rest wird über den Enddarm (Rektum) und den After ausgeschieden.
Es dauert rund 48 Stunden, bis die Nahrung den gesamten Verdauungstrakt durchlaufen hat. Bei schwer verdaulicher oder ballaststoffarmer Kost kann es auch länger dauern.

UMSTELLEN IN 3 PHASEN

Wenn Sie Ihre Ernährung an die Erfordernisse Ihrer Intoleranz anpassen, können Sie trotz Laktoseunverträglichkeit ein Leben lang beschwerdefrei bleiben. Dazu ermitteln Sie in drei Phasen Ihre persönliche Toleranzgrenze, also die Menge an Milchzucker, die Sie verzehren können ohne belastende Auswirkungen.

Nur bei einem vollständigen Laktasemangel (Alaktasie) ist es notwendig, konsequent auf Laktose zu verzichten. In diesem Fall müssen Sie Ihre Ernährung nicht in drei Schritten anpassen. Sie müssen von nun an laktosefreie Kost, wie in Phase 1 beschrieben, essen.

Meist wird aber noch Laktase vom Körper produziert und es besteht eine mehr oder weniger große Laktase-Restaktivität. Dann werden kleine Laktosemengen vertragen und es genügt, Milch, Sahne, Soßen, Crème fraîche und Ähnliches zu reduzieren.

Die noch verträgliche Menge bestimmen Sie individuell in der 2. Phase der Umstellung. In Phase 3 geht es um eine langfristige bekömmliche Ernährung, die keine Beschwerden verursacht und den persönlichen Essgewohnheiten entgegenkommt.

Ist die Laktoseintoleranz durch eine andere Erkrankung bedingt, so wird in erster Linie diese Krankheit behandelt. Bei einem sekundären Laktasemangel muss nur eine Zeit lang die aufgenommene Milchzuckermenge reduziert werden.

ERNÄHRUNGSBERATUNG

Wenn Sie sich unsicher fühlen, kann eine spezielle Ernährungsberatung bei der Umstellung helfen. Adressen von qualifizierten Ernährungsfachkräften erhalten Sie bei Ihrer Krankenkasse.
Auch bei den folgenden Organisationen können Sie sich informieren:

- Deutsche Gesellschaft für Ernährung e. V. (DGE) www.dge.de
- Verband der Diätassistenten (VDD) www.vdd.de
- Deutsche Gesellschaft der qualifizierten Ernährungstherapeuten und Ernährungsberater www.quetheb.de

1. Phase: Alles außer Laktose

Ein Erwachsener in Deutschland nimmt mit der regulären Ernährung täglich etwa 20 bis 30 Gramm Laktose zu sich. Damit sich die Beschwerden verringern oder ganz verschwinden, wird erst einmal für zwei Wochen komplett auf Laktose verzichtet. Wenn die Symptome in dieser Zeit nicht nachlassen, können auch vier Wochen Verzicht sinnvoll sein. In der Karenzphase sollten Sie täglich nicht mehr als ein Gramm Laktose zu sich nehmen.

Bevor die individuell verträgliche Laktosemenge bestimmt werden kann, müssen die Beschwerden abgeklungen sein.

Ist das nicht der Fall, kann das einerseits daran liegen, dass Sie weiterhin unwissentlich Laktose zu sich nehmen. Oder Sie sind empfindlich gegenüber anderen

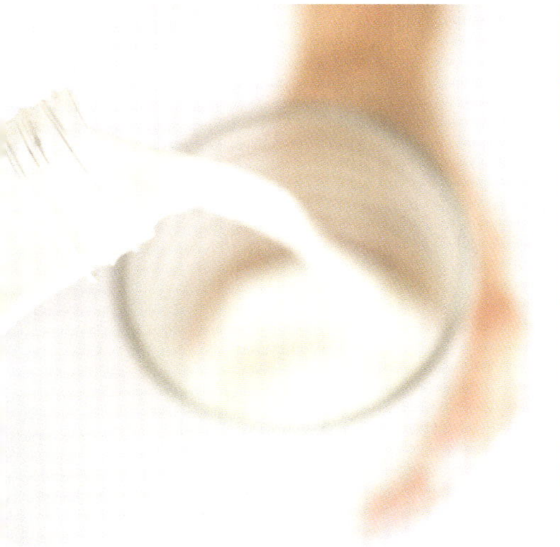

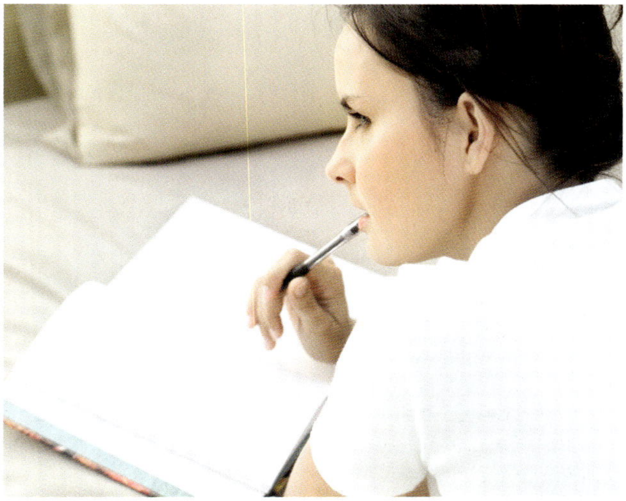

Nahrungsmitteln, nicht nur gegenüber Milchprodukten. Zum Beispiel Fruktose oder das in Weizen enthaltene Gluten können verantwortlich dafür sein, dass keine Besserung eintritt. Das sollte von Arzt oder Ärztin abgeklärt werden.

ERNÄHRUNGSTAGEBUCH
Während der 1. und 2. Phase ist es sinnvoll ein Ernährungstagebuch zu führen. Halten Sie jeden Tag dort fest, was Sie gegessen haben und in welchen Mengen. Schreiben Sie auch dazu, ob nach der Mahlzeit Beschwerden aufgetreten sind und wie stark sie waren. Aus Ihren Notizen können Sie nach einiger Zeit relativ leicht ersehen, wie viel Milchzucker Sie vertragen und welche Lebensmittel Ihnen nicht gut bekommen.

2. Phase: Ermitteln der persönlichen Laktosemenge

Nach der kurzen Karenzzeit (Phase 1) wird die Laktosemenge schrittweise wieder erhöht. So finden Sie heraus, welche Menge an Milchzucker Sie ohne Beschwerden vertragen.

Menschen mit Laktoseintoleranz tolerieren in der Regel folgende Mengen:

- Bis zu 12 g Laktose als Einmaldosis (etwa 1 Tasse Milch)
- Bis zu 24 g Laktose über den Tag verteilt (etwa 2 Tassen Milch).

Also können selbst laktoseintolerante Menschen häufig nahezu die empfohlene Tagesmenge an Milchprodukten konsumieren und damit ihren Kalziumbedarf decken. Nur sollten Sie nicht alles auf einmal verzehren, sondern in kleinen Portionen verteilt über den Tag.

Nehmen Sie grundsätzlich öfter kleine Mahlzeiten zu sich und legen Sie sich nach dem Essen einen Moment hin.

Hilfreich ist auch, Milch oder Milchprodukte nicht pur, sondern zusammen mit anderen Lebensmitteln zu sich zu nehmen. Dadurch wird die Verdauung im Magen verlangsamt und die Laktose gelangt nur nach und nach in den Dünndarm. So kann sie dort besser in die Bestandteile zerlegt werden.

Trinken Sie beispielsweise ein großes Glas Milch ohne zusätzliche Nahrung, gelangt auf einen Schlag eine große Portion Laktose in den Dünndarm. Dort steht dann für so viel Milchzucker nicht genügend Laktase zur Verfügung. Dadurch erreicht wiederum ein großer Teil Laktose ungespalten in den Dickdarm, wo sie die Beschwerden verursacht.

BESSER LANGSAM
Ganz grundsätzlich sollten Sie daran denken: Flüssige Speisen passieren den Magen-Darm-Trakt schneller und sind somit bei Laktoseintoleranz schlechter verträglich als feste Nahrung.

Wie können Sie nun genau Ihre verträgliche Laktosemenge ermitteln?

Dafür beginnen Sie am besten mit kleinen Mengen an laktosehaltigen Lebensmitteln anfangs nur zu einer Mahlzeit. Beachten Sie bei der Auswahl die Unterschiede, wie viel Laktose in verschiedenen Lebensmitteln enthalten sind.

Beobachten Sie genau Ihre körperlichen Reaktionen und führen Sie Buch.

Nach und nach steigern Sie dann die Menge und nehmen zu mehreren Mahlzeiten Laktosehaltiges zu sich. Günstig ist es, nur ein bestimmtes Produkt mit Laktose pro Mahlzeit zu essen. Also beispielsweise zum Frühstück Rührei mit Milch, und zum Mittag Joghurt als Dessert. Dann können Sie zuordnen, bei welchem Produkt sie beschwerdefrei bleiben. Wenn die Beschwerden stärker werden, können Sie wieder reduzieren und nur noch ein milchzuckerhaltiges Lebensmittel am Tag konsumieren.

3. Phase: Langfristige Ernährung

Am Ende des 3-Phasen-Programms steht eine vollwertige gesunde Ernährung, bei der Sie alle wichtigen Nährstoffe und Vitamine bekommen und dabei möglichst beschwerdefrei sind. Im Allgemeinen muss die angepasste Ernährung ein Leben lang beibehalten werden. Es wird immer wieder vorkommen, dass Sie Laktose nicht vermeiden können, zum Beispiel wenn Sie auswärts essen oder eingeladen sind. Dazu finden Sie Tipps auf Seite 62.

WO IST LAKTOSE DRIN?

Einfach auf Milch verzichten – so einfach ist es leider nicht, denn nicht nur dort ist Milchzucker drin. Die Laktosequellen in der täglichen Ernährung sind häufig nicht allgemein bekannt. Milchzucker kann sich in vielen Produkten verstecken, in denen man ihn nicht unbedingt erwarten würde, zum Beispiel in Fertigprodukten, Backwaren und Zahnpasta.

Es kommt für die Beschwerdefreiheit darauf an, wie viel Laktose die jeweiligen Produkte enthalten und wie viel Sie persönlich vertragen. Vielleicht müssen Sie sich in dieser Hinsicht auch nur wenig einschränken, weil Sie ohnehin keine Milchprodukte mögen.

Und mit der Zeit werden Sie lernen, konsequent die Etiketten auf den Lebens-

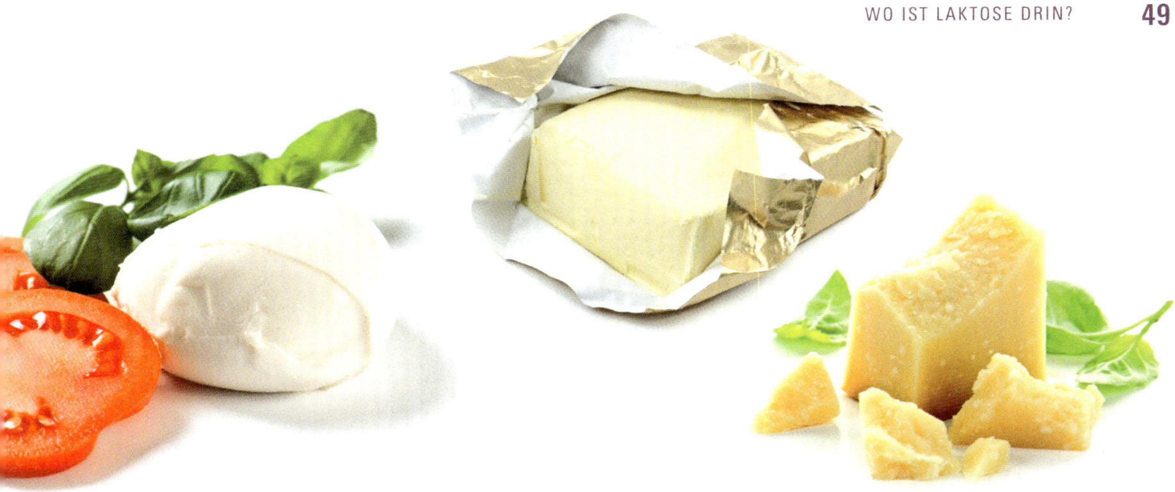

mitteln zu lesen und dabei Laktosefallen zu entdecken.

Milch und Molkereiprodukte

Kuhmilch und daraus hergestellte Produkte wie Quark, Joghurt, Sahne, Butter, Käse enthalten Laktose in unterschiedlichen Mengen. Auch Ziegen- oder Schafsmilch hat einen ähnlich hohen Laktosegehalt wie die von Kühen.

Von Speisen mit viel Laktose – über 4 Gramm Milchzucker pro 100 Gramm – sollten Sie die Finger lassen. Dazu gehören Voll- und fettarme Milch, Molke sowie Gerichte mit größeren Mengen Milch wie Milchreis, und Milchschokolade. Besonders viel steckt in Milchpulver. Kaffeeweißer und Kaffeesahne liefern eine beträchtliche Laktosemenge, wenn mehrere Tassen Kaffee am Tag getrunken werden.

IN WELCHER MILCH WIE VIEL?

Säugetier	Anteil Kohlenhydrate (hauptsächlich Laktose)
Schaf	4,8 %
Kuh	4,6 %
Ziege	4,3 %

Einen mittleren Laktosegehalt von etwa 1 bis 4 Gramm pro 100 Gramm haben Sahne, Frischkäse, auch Buttermilch und gesäuerte Milchprodukte wie Joghurt und Quark, Kefir oder Sauermilch. Letztere werden meist gut vertragen. Denn die darin enthaltenen Milchsäurebakterien (zum Beispiel Lactobacillus acidophilus/bulgaricus, Streptococcus thermophilus) bauen bereits selbst einen Teil der Laktose ab. Bei Joghurt verlängert sich außerdem im Vergleich zur Milch die Passage durch den Magen-Darm-Trakt aufgrund der zähflüssigen Konsistenz. Und je langsamer die Speisen den Verdauungstrakt passieren, desto besser verträglich sind sie.

Bei Brotbelag ist die Auswahl entscheidend: Butter und Mozzarella sind laktosearm und enthalten weniger als 1 Gramm pro 100 Gramm. Hart- und Schnittkäse, wie Emmentaler, Bergkäse oder Gouda, enthalten nur Spuren von Milchzucker. Der Laktosegehalt hängt vom Reifegrad ab. Je länger der Käse gereift beziehungsweise je älter er ist, desto weniger Laktose ist drin. Weich- und Frischkäsesorten hin-

LAKTOSE IN MOLKEREIPRODUKTEN

Angaben in Gramm pro 100 Gramm

Milchprodukt	Laktosegehalt
Vollmilch, mindestens 3,5 % Fett	4,8
Fettarme Milch, 1,5 bis 1,8 % Fett	4,8
Magermilch, bis 0,5 % Fett	4,8
Laktosefreie Milch	< 0,1
Milchpulver	38 – 51,5
Kaffeesahne, > 10 % Fett	3,8 – 4
Kondensmilch, mind. 7,5 % Fett	9,3
Dickmilch	3,7 – 5,3
Buttermilch	3,5 – 4
Kefir	3,5 – 6
Molke	2 – 5,2
Schlagsahne, mind. 30 % Fett	2,8 – 3,6
Crème fraîche	2 – 3,6
Crème double	2,6 – 4,5
Schmand	3,1
Joghurt, mindestens 3,5 % Fett	3,7 – 5,6
Fruchtjoghurt	3,5 – 6
Speisequark, 40 % Fett i. Tr.	2,6
Magerquark, unter 10 % Fett i. Tr.	3,2

LAKTOSE IN MOLKEREIPRODUKTEN	
Milchprodukt	**Laktosegehalt**
Speiseeis (Milch-, Frucht-, Joghurteis)	5,1–6,9
Milchschokolade	9,5
Bitterschokolade	< 1
Milchreis, Pudding, Grießbrei	3,3–6,3
Doppelrahmfrischkäse, mind. 60 % Fett	3,4–4
Hüttenkäse, 20 % Fett i. Tr.	2,6
Schmelzkäse	2,8–6,3
Mozzarella	1
Schnittkäse, 30 bis 50 % Fett i. Tr. (Edamer, Gouda)	< 1
Hartkäse, 30 bis 50 % Fett i. Tr. (Parmesan, Bergkäse)	< 1
Weichkäse (Camembert, Brie)	< 1
Schafskäse (Feta)	< 1
Ziegenkäse (Ziegengouda, Ziegenrolle)	< 1
Butter	< 1

gegen haben einen höheren Laktosegehalt. Käse aus Schafs- oder Ziegenmilch weist weniger Milchzucker auf als der aus Kuhmilch hergestellte.

„Versteckte" Laktose

In der Industrie ist Milchzucker beliebt und findet aufgrund seiner technologischen Eigenschaften häufig Verwendung. Es ist nicht immer offensichtlich und für Laien nachvollziehbar, in welchen Lebensmitteln Laktose enthalten sein könnte.

Milchzucker kann als Trägerstoff von Aromen und Zusatzstoffen in Fertigprodukten wie industriell gebackenem Kuchen oder Suppen, ja selbst in scheinbar Unverdächtigem wie Wurst stecken. Das gute Wasserbindungsvermögen von Milchzucker dient dazu, Gewicht oder Volumen von Lebensmitteln zu erhöhen. Außerdem kann Milchzucker dazu beitragen, dass Lebensmittel nicht so schnell gären, da er im Gegensatz zu Haushaltszucker von Hefebakterien nicht so gut umgesetzt wird. Deshalb sollten Sie die Auflistung der Inhaltsstoffe auf den Nahrungsmittelverpackungen sehr genau lesen. Bei Fertignahrung können Sie das Internet zur Recherche heranziehen. Bisweilen finden sich auf den Webseiten der Anbieter Listen mit Laktosegehalten ihrer Produkte. Einige verschicken sie auch auf Anfrage.

Was Sie über Lebensmittelkennzeichnung wissen sollten!

In Deutschland sind die Inhaltsstoffe nach ihrem Gewichtsanteil pro Portion aufgelistet. Das heißt, an erster Stelle steht die Hauptzutat, zuletzt die Zutat mit der geringsten Menge.

Seit November 2005 muss laut einer EU-Richtlinie Laktose im Zutatenverzeichnis von Lebensmitteln ausgewiesen werden, auch wenn der Anteil im Produkt nur sehr gering ist. Allerdings sind Mengenangaben nicht gefordert.

Zusatzstoffe wie Farb- und Konservierungsstoffe und Emulgatoren müssen ebenfalls im Zutatenverzeichnis aufgeführt sein. Streng geregelt ist vor allem die Kennzeichnung von Stoffen, gegen die Menschen allergisch sein können. Das sind unter anderem Eier, Milch, Nüsse, Soja oder Weizen.

Laktose ist auch ...

In der Lebensmittelindustrie werden verschiedene Bezeichnungen verwendet, die auf Laktose hinweisen. Auf die folgenden Begriffe in der Zutatenliste sollten Sie achten:

- Milchzucker
- Laktose/Lactose
- Laktosemonohydrat/Lactosemonohydrat
- Milch von allen Säugetieren wie Kuh, Schaf oder Ziege/Vollmilch/entrahmte Milch
- Sahne/Rahm/Sahnepulver/saure Sahne
- Joghurt/Quark
- Milchpulver/Vollmilchpulver/Magermilchpulver
- Trockenmilch
- Feste Milchbestandteile
- Käse/Käsezubereitung
- Molke/Molkepulver/Molkenerzeugnisse/Süßmolke/Süßmolkenpulver
- Butter
- Schokolade/Schokoladenzubereitung

Soweit Mengenangaben vorhanden sind, achten Sie darauf, ob sich die Laktosemenge auf eine Portion, die dann definiert ist, oder den Gesamtinhalt der Packung bezieht.

Da sich die Rezepturen ändern können, ist es empfehlenswert, auch bei Lebensmitteln, die Sie bereits kennen, hin und wieder einen Blick zur Kontrolle auf die Zutatenliste zu werfen.

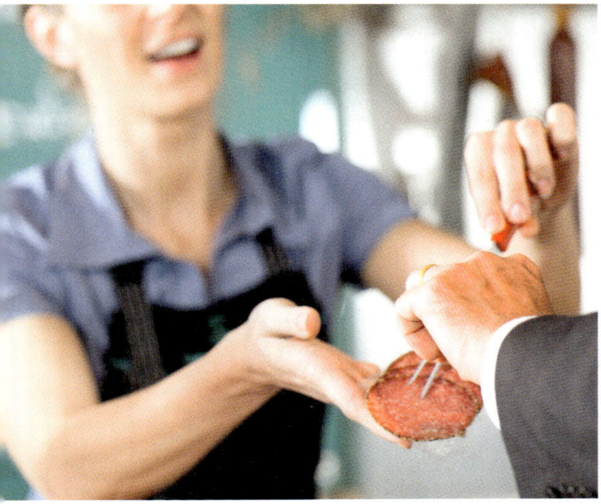

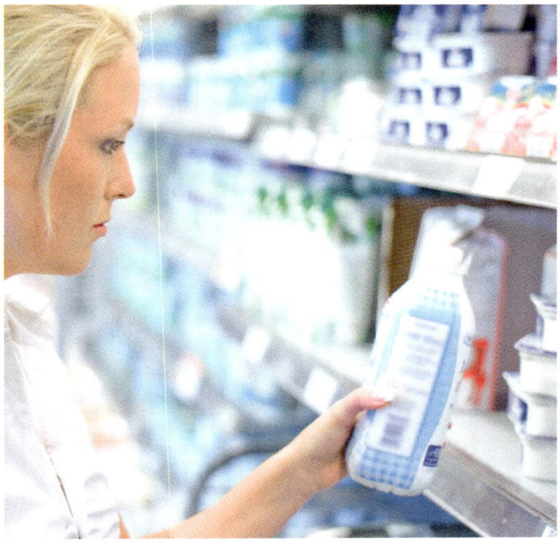

Laktose ist nicht ...

Die folgenden Zusätze enthalten dagegen keine Laktose, auch wenn es auf den ersten Blick so aussieht:

- Laktat/Lactat
- Milchsäure
- Milcheiweiß
- Milchsäurebakterien/milchsauer vergoren (wie bei Sauerkraut)
- Backmittel/Bindemittel/Stärke/Verdickungsmittel
- Galaktose

Unverpackte Lebensmittel vom Bäcker oder von der Wursttheke müssen bisher nicht gekennzeichnet werden. Wenn Sie sich auf dem Wochenmarkt unsicher sind: Fragen Sie nach!

Und noch mehr Laktose ...

Nicht nur Milchbrötchen, sondern auch Brot, Knäckebrot, Gebäck und viele Kuchen sind häufig aus Teig gemacht, dem Milch zugesetzt wurde. Zudem dient Milchzucker oft als Bräunungsmittel in der Herstellung von Backwaren.

Menschen, die zusätzlich auch an Zöliakie (Glutenunverträglichkeit) leiden, sollten beachten, dass glutenfreien Mehlsorten häufig Laktose zugesetzt wird, um die Backtriebfähigkeit zu verbessern.

Auch hier ist Milchzucker enthalten:

- Fertigprodukte wie Kartoffelpüree, Aufläufe, Tiefkühlgerichte
- Fertigsuppen und -soßen, Salatdressing
- Brotaufstriche
- Wurstwaren
- Konserven (auch Gemüsekonserven, Eintöpfe)
- Fastfood-Produkte wie Hamburger, Cheeseburger, Hot-Dogs
- Pfannkuchen, Omelette
- Müsli
- Süßspeisen wie Pudding, Grießbrei, Milchreis
- Schokolade, Schokoriegel
- Nuss-Nougat-Creme
- Süßigkeiten wie Pralinen, Karamell, Nougat, Sahnebonbons, Fruchtgummi
- Backwaren wie Brot, Brötchen, Knäckebrot, Kuchen, Torten, Kekse
- Backmischungen
- Ketchup, Senf, Mayonnaise
- Gewürze
- Süßstofftabletten
- Medikamente
- Zahnpasta

LAKTOSE IN ARZNEIMITTELN MEIST UNPROBLEMATISCH

Bei vielen Medikamenten, besonders Tabletten, dient Laktose als Träger- oder Hilfsstoff. Das sind meist Mengen im Milligrammbereich, sodass sie nur für Menschen mit massiven Beschwerden ein Problem darstellen. Ersatzweise können laktosefreie Präparate oder andere Zubereitungsformen wie Säfte oder Lösungen eingenommen werden. Informieren Sie den Arzt über die Intoleranz oder fragen Sie in der Apotheke nach Alternativen.

Laktosefreie Lebensmittel

Vielleicht kommt es Ihnen jetzt so vor, als wäre überall Milchzucker drin und Sie haben Bedenken, dass Sie sich das gar nicht alles merken können. Aber es gibt eine Reihe von Lebensmitteln, die Sie sorglos genießen können. Wenn Sie auf Fertig- oder Halbfertigprodukte verzichten und Naturprodukte für die Zubereitung Ihrer Mahlzeiten verwenden, sind Sie auf der sicheren Seite.

Diese Lebensmittel sind völlig laktosefrei:

GRENZWERTE FÜR EINIGE EU-MITGLIEDSSTAATEN BEZÜGLICH DER BEGRIFFE „LAKTOSEFREI" UND „WENIG LAKTOSE"

Land	„laktosefrei"	„laktosearm"
Dänemark	10 mg/100 g*	1 g/100 g*
Estland	10 mg/100 g*	1 g/100 g*
Finnland	10 mg/100 g*	1 g/100 g*
Norwegen	10 mg/100 g*	1 g/100 g*
Schweden	10 mg/100 g*	1 g/100 g*
Deutschland	100 mg/100 g*	k. A.
Slowenien	100 mg/100 g*	k. A.
Ungarn	100 mg/100 g oder mL*	k. A.
Irland	keine Laktose, keine Galaktose	1 g/100 g*

* im Endprodukt

Quelle: efsa journal 2010; 8(9)

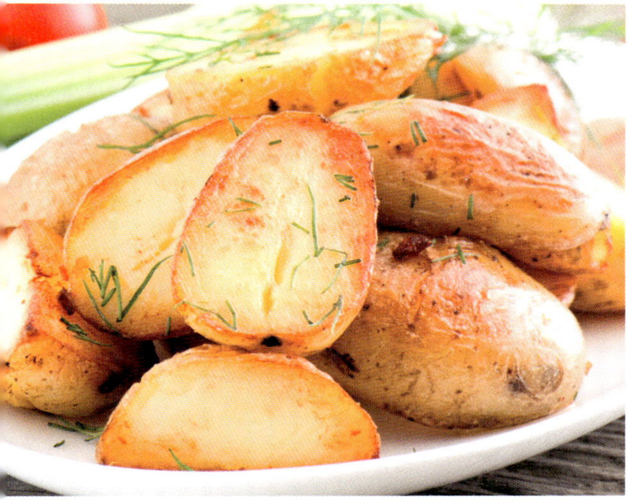

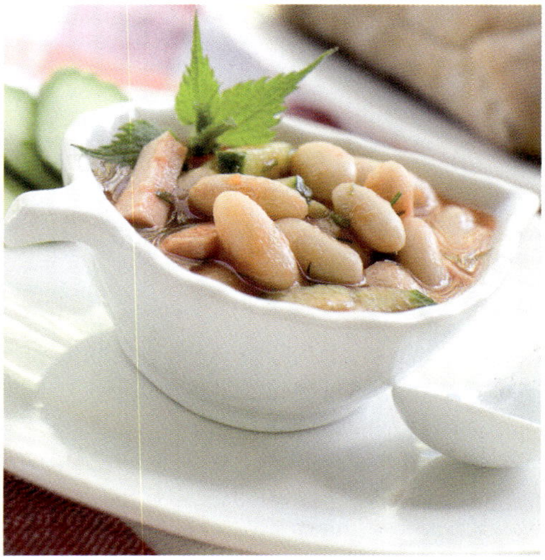

- Fleisch, Geflügel, Wild, Fisch (ungewürzt)
- Frisches Obst und Gemüse (auch tiefgekühlt)
- Getreide und Getreideflocken (alle Arten, Reis, Mais, Hirse)
- Honig
- Eier
- Hülsenfrüchte (Erbsen, Bohnen, Linsen)
- Kartoffeln
- Marmelade
- Nudeln
- Nüsse
- Sojaprodukte
- Öle und Pflanzenfette
- Reine Kräuter und Gewürze (Achtung, keine Gewürzmischungen)
- Kaffee
- Tee
- Frucht- und Gemüsesäfte
- Mineralwasser

Unbeschwerter Milch(produkte)-genuss

Für Milchliebhaber mit Intoleranz gilt: Im Cappuccino oder Bananenmilchshake kann neben dem Sojadrink auch laktosefreie Milch eine Hilfe sein. Von sehr vielen Milchprodukten gibt es bereits Alternativen, zum Beispiel Butter, Joghurt, Quark, Sahne, Schmand, Frischkäse, Camembert, Mozzarella, Kaffeesahne. Die Palette ist mittlerweile so groß, dass auch Schokolade, Eiscreme, Vanilledrinks oder Pudding nicht fehlen.

In vielen Supermärkten stehen laktosefreie Milch und Milchprodukte im Kühlregal neben den Standardprodukten. Auch Discounter haben sich inzwischen auf diesen Trend eingestellt und solche Produkte ins Sortiment aufgenommen.

Anders als der Name vermuten lässt, enthalten laktosefreie Lebensmittel zwar Laktose (s. a. Tabelle) – allerdings mit unter 0,1 Prozent nur äußerst wenig. Pro 100 Gramm sind das 0,1 Gramm Laktose. Schauen Sie also, wenn Sie sichergehen wollen, auch bei diesen Produkten auf die Zutatenliste.

Laktosefreie Milch besteht – wie andere laktosefreie Produkte auch – aus Kuhmilch mit allen ihren Nährstoffen, inklusive Kalzium. Mit einem wichtigen Unterschied: Die Laktose ist entweder größtenteils aus der Milch entfernt oder bereits aufgespalten, was sonst der Körper leisten müsste.

Für die Absenkung der Laktosemenge dienen zwei Methoden: Bei der einen wird die Laktose herausfiltriert. Bei der anderen es kommt ein Chromatograf zum Einsatz, der den Milchzucker vom Rest der Milch trennt. Diese nennt sich dann „laktosereduziert".

Soll die Laktose schon im Lebensmittel aufgespalten werden, wie bei „hydrolisierter" Milch, wird bei der Herstellung das Enzym Laktase zugesetzt. Solche Milch schmeckt etwas süßer als herkömmliche Milch. Das liegt daran, dass die schon freigesetzten Zuckerbausteine eine höhere Süßkraft haben als der unzersetzte Milchzucker.

Soja-, Hafer- und Reisdrinks

Sieht aus wie Milch, ist aber keine. Sojadrinks werden aus Sojabohnen und Wasser gemacht. Sie lassen sich in der Küche wie Milch verwenden, sind reich an Eiweiß und enthalten wertvolle Pflanzenstoffe.

Bis vor Kurzem hatten nur wenige hierzulande Lust auf Sojamilch. Inzwischen legt der Absatz an Sojagetränken in Deutschland aber seit einigen Jahren deutlich zu. Die Getränke fristen kein Nischendasein mehr in Reformhäusern und Bioläden, sondern sind in Supermärkten und Discountern angekommen.

In Asien wird Sojamilch seit Jahrhunderten getrunken. An der prinzipiellen Herstellungsmethode, die natürlich inzwischen technisiert abläuft, hat sich wenig geändert. Für einen Liter Sojamilch muss man zwei Hände voll Sojabohnen in Wasser einweichen und den Brei später vermahlen. Im nächsten Schritt filtriert man ihn, sodass ein trüb-weißlicher Extrakt austritt. Den erhitzt man dann auf bis zu 100 Grad Celsius, und schon ist die Sojamilch fertig. Früher verdarb sie aber rasch und ihr Aroma war extrem bohnig und bitter.

Diese Makel haben industriell produzierte Sojagetränke nicht mehr. Heute ist der bohnige Geschmack nur noch ansatzweise zu schmecken. Wer auch das nicht mag, kann zu gesüßten Produkten greifen, die zum Beispiel Vanille- oder Schokogeschmack haben. Manchen Drinks werden noch Vitamine zugesetzt, vielen Kalzium. Die Haltbarkeit ist auch kein Problem mehr.

LAKTOSEFREIES IM TEST

Die Stiftung Warentest hat in Tests von Milch und Milchprodukten mehrmals laktosefreie Produkte untersucht. Im Vergleich mit herkömmlichen laktosehaltigen Produkten überzeugten sie: Von vier Speziallebensmitteln schnitten drei insgesamt „gut" ab, allesamt vom Marktführer Minus L: Frischkäse, Butter und Vollmilch. Die Vollfettmargarine Flora soft war immerhin „befriedigend".

Fakt ist allerdings, dass von Natur aus laktosearme Käsesorten und auch Butter sowieso häufig gut vertragen werden. Die entsprechenden laktosefreien Alternativen sind daher oft überflüssig und zum Teil mehr als doppelt so teuer wie herkömmliche Vergleichsprodukte.

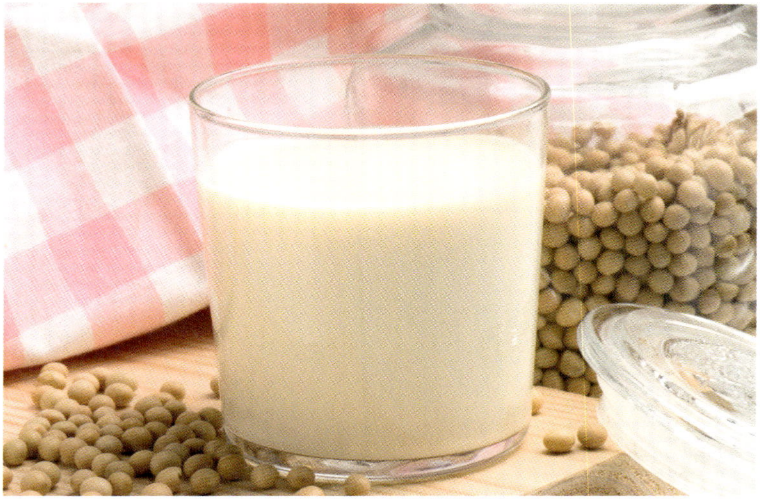

Achten Sie beim Kauf darauf, dass der Kalziumgehalt etwa dem von Milch entspricht, also rund 120 Milligramm pro 0,1 Liter. Mit einem Glas Sojadrink (0,2 Liter) kann ein Erwachsener dann ein Drittel seines täglichen Kalziumbedarfs decken. Inbegriffen sind außerdem hochwertiges Eiweiß und viele sekundäre Pflanzenstoffe wie Polyphenole. Laut der Deutschen Gesellschaft für Ernährung haben Polyphenole vermutlich zahlreiche gesundheitsrelevante Wirkungen beim Menschen. Meist enthält ein Sojadrink etwas weniger Kalorien als Milch mit 1,5 Prozent Fett.

- Sojadrinks schmecken kalt und warm. Mit ihnen lässt sich fast alles genauso zubereiten wie mit Kuhmilch. Sie sind aber etwas teurer.

- Hafer- und Reisdrinks dürfen aus lebensmittelrechtlichen Gründen, ebenso wie Sojagetränke, nicht als „Milch" verkauft werden. Hergestellt werden beide auf ähnliche Art und Weise durch Aufkochen von Hafer oder Reis mit Wasser. Dann wird fermentiert, gesiebt und filtriert. Um die für Milch typisch weiße Farbe zu erhalten, wird der wässrige Extrakt mit Öl fein vermischt.

Um die deutliche Hafer- oder Reisnote zu überdecken, gibt es Vanille- oder Schokovarianten. Einige Hersteller setzen Kalzium hinzu, da Getreidedrinks nicht mit dem Kalziumgehalt von Milch mithalten können. Das gilt nicht für den Preis, der liegt deutlich über dem von Milch.

MIT ALLEN NÄHRSTOFFEN VERSORGT

Milch hat nicht von ungefähr einen guten Ruf. In Milch findet sich alles Lebensnotwendige wie Eiweiß, Fett, Zucker und neben Vitaminen, Magnesium und Jod eine ganze Menge Kalzium. Aber kein Problem: Sie können die Zufuhr aller wichtigen Nährstoffe und vor allem von Kalzium auch bei eingeschränktem Milchkonsum garantieren.

Kalzium

Kein Lebensmittel liefert so viel Kalzium wie Milchprodukte. Der Mineralstoff sorgt für stabile Knochen, Zähne und Nägel und trägt somit dazu bei, Osteoporose (Knochenschwund) zu verhindern. Die Krankheit trifft vor allem Frauen in den Wechseljahren. Mögliche Folgen sind Brüche von Wirbel- und Oberschenkelknochen. Mehr zu Osteoporose lesen Sie auf Seite 16.

In der westlichen Ernährung stammen 50–70 Prozent der täglichen Kalziumeinnahme aus Milchprodukten.

KALZIUMBEDARF

Ein Glas mit 0,2 Liter Milch enthält etwa 250 Milligramm Kalzium. Der Tagesbedarf eines Erwachsenen liegt bei 1 000 Milligramm, der eines Vorschulkindes bei 700 Milligramm. Die Weltgesundheitsorganisation WHO empfiehlt Frauen in den Wechseljahren und Männern über 65 Jahre eine etwas höhere Kalziummenge von 1 300 Milligramm pro Tag. Denn ältere Menschen brauchen noch mehr Kalzium, damit weiterhin ausreichend Knochenmasse aufgebaut werden kann.

Wenn Sie weniger Milchprodukte zu sich nehmen oder sogar ganz auf sie verzichten müssen, ist es vor allem wichtig, dass Sie genügend Kalzium durch andere Nahrungsmittel bekommen. Als Milchersatz können laktosefreie oder laktosearme Molkereiprodukte dienen wie Hartkäse. Mit Kalzium angereicherte Soja-, Reis- oder Haferdrinks, auch Fruchtsaft und Mineralwasser können für ausreichend Kalzium sorgen. Wenn Sie – wie empfohlen – täglich etwa 1,5 Liter trinken, können Sie die Hälfte des täglichen Kalziumbedarfs bereits decken, wenn Sie ein Mineralwasser mit 500 Milligramm Kalzium pro Liter wählen.

Gute Alternativen zu Milch sind pflanzliche Kalziumquellen wie Grünkohl, Fenchel, Brokkoli, frische Kräuter und Hülsenfrüchte. Sie sollten jedoch bedenken, dass Kalzium aus pflanzlichen Lebensmitteln nicht so gut resorbiert werden kann wie aus tierischen. Das liegt daran, dass bestimmte Stoffe in Pflanzen mit Kalzium Komplexe bilden und dadurch die Aufnahme verschlechtern. Dazu gehören vor allem Oxalate, die zum Beispiel in Spinat, Mangold, Rote Bete und Rhabarber enthalten sind.

Doch Vorsicht, auch andere Lebensmittel können die Kalziumaufnahme behindern, so Phosphate in Cola-Getränken, Wurstwaren und in gepökeltem Fleisch. Des Weiteren kann bei dauerhaftem Gebrauch von Abführmitteln der Kalziumgehalt im Blut sinken, da dabei vermehrt Mineralstoffe ausgeschieden werden.

Kinder, Jugendliche, Schwangere und Stillende

Für Kinder sowie Schwangere und stillende Frauen gelten natürlich andere Richtwerte für eine ausreichende Kalziumzufuhr.

KALZIUM IN LAKTOSEARMEN LEBENSMITTELN

Angaben in Milligramm pro 100 Gramm/Milliliter

Gemüse	Kalziumgehalt
Bohnen, grün	64
Brokkoli, gekocht	87
Fenchel (Knolle)	38
Grünkohl (Braunkohl)	212
Kohlrabi	59
Löwenzahnblätter	168
Mangold	103
Porree (Lauch)	63
Spinat, gekocht	126
Getreideprodukte	
Grahambrot (Weizenschrotbrot)	42
Müsli	51
Vollkornbrot	37

Nüsse und Samen	Kalziumgehalt
Haselnuss	226
Leinsamen	198
Walnuss	87
Käse	
Brie	280
Camembert, 30 % Fett i. Tr.	600
Emmentaler, 45 % Fett i. Tr.	1 030
Gouda, 45 % Fett i. Tr.	820
Parmesan, 36 % Fett i. Tr.	1 107
Schafskäse (Feta)	450
Tilsiter, 30 % Fett i. Tr.	990
Milch und Milchprodukte	
Dickmilch	120
Kefir	120
Jogurt, mind. 3,5 % Fett	120
Milch	120

Kinder sollten je nach Alter zwischen 220 bis 300 Milligramm (Babys) und bis zu 1 300 Milligramm (Jugendliche) Kalzium täglich aufnehmen.

Und für junge Frauen gilt es die Zeit gut zu nutzen: Sie sollten auf kalziumreiche Lebensmittel achten, solange bei ihnen aufgrund der hormonellen Situation der Einbau von Kalzium in die Knochen wesentlich leichter erfolgt als in späteren Jahren. Damit kann der Grundstein für gesunde Knochen schon rechtzeitig gelegt werden. Hat die Frau einen festen Knochen gebildet, kann sie gewissermaßen später davon zehren.

Der Kalziumbedarf einer Schwangeren ist erhöht auf bis zu 1 200 Milligramm pro Tag. Stillende Frauen sollten täglich zwischen 1 000 und 1 200 Milligramm Kalzium zu sich nehmen.

„Überdosis" Kalzium?

Angst vor Überdosierung brauchen Sie in der Regel nicht zu haben, denn bis zu 2 500 Milligramm Kalzium täglich werden gut vertragen. Wenn die tägliche Dosis an Kalzium überschritten wird, führt dies aber auch nicht zu einem vermehrten Knochenaufbau. Das überschüssige Kalzium wird mit Stuhl oder Urin einfach ausgeschieden.

Dennoch, zu viel des Guten sollte es tatsächlich nicht sein. Bei Überschreiten der Höchstmenge Kalzium pro Tag von 2 500 Milligramm können einige Gesundheitsrisiken wahrscheinlicher werden. Kalziumpräparate können möglicherweise das Risiko für Herzinfarkte erhöhen, wenn sie dauerhaft in größeren Mengen eingenommen werden. Das ergab eine aktuelle Auswertung von mehreren Studien mit 12 000 Teilnehmern.

ZU WENIG ODER ZU VIEL?

Sie können mithilfe eines Kalziumrechners ermitteln, wie viel Kalzium Sie pro Tag in etwa zu sich nehmen. Sie müssen die Kalziummenge Ihrer täglichen Mahlzeiten und auch die Dosis der Ergänzungspräparate mit einbeziehen. Den Rechner finden Sie unter www.gesundheitsinformation.de vom IQWiG (Institut für Qualität und Wirtschaftlichkeit im Gesundheitswesen), wenn Sie in die Suche „Kalziumrechner" eingeben. Er eignet sich nur für Erwachsene, nicht für Kinder, Schwangere oder Stillende.

Kalziumpräparate

Wenn es nicht gelingt, ausreichend Kalzium mit der Nahrung aufzunehmen, können Sie ergänzend Kalziumpräparate einnehmen. Es gibt sie in Form von Brausetabletten oder Ampullen. Sie sollten auf leeren Magen eingenommen werden und je nach Dosierung verteilt auf mehrere Einzelportionen.

Die Voraussetzung dafür, dass Kalzium optimal wirkt, ist Vitamin D_3. Denn das hilft im Dünndarm, Kalzium überhaupt erst in den Körper aufzunehmen. Vitamin D bildet der Körper unter Sonnenlicht. Die Deutsche Gesellschaft für Ernährung empfiehlt, dass Kinder, Jugendliche und

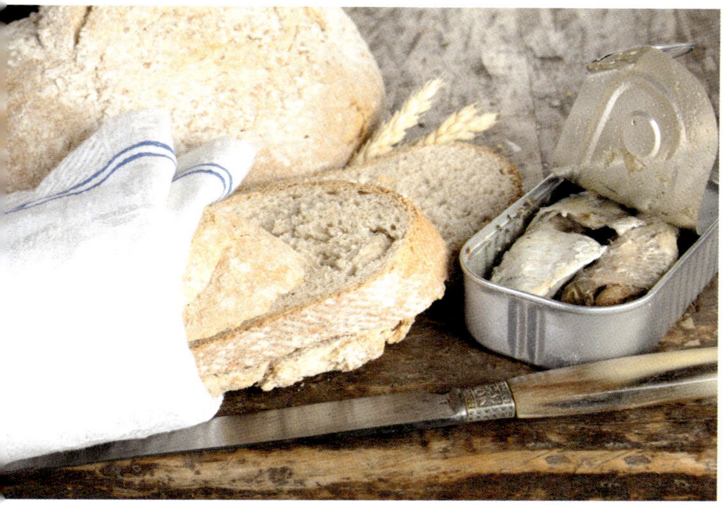

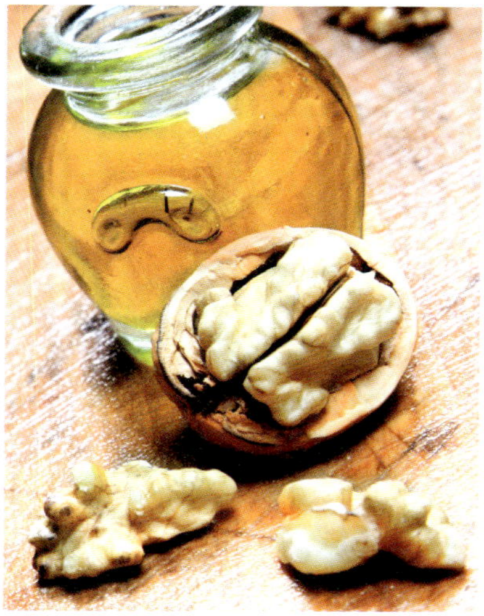

Erwachsene täglich etwa 20 Mikrogramm aufnehmen sollten. Wenn Sie allerdings nicht sicherstellen können, dass Sie sich oft bei Tageslicht draußen aufhalten, wird empfohlen, neben Kalzium auch Vitamin D_3 zuzuführen. Das betrifft insbesondere ältere Menschen, die nicht mehr so gut „zu Fuß" sind und sich daher viel in geschlossenen Räumen aufhalten.

Eiweiß

Der Körper benötigt viele essenzielle, d. h. lebensnotwendige, Aminosäuren, die der Mensch selbst nicht produzieren kann. Daraus stellt er körpereigenes Eiweiß her. Diese Aminosäuren nehmen wir nicht nur durch Milcheiweiß, sondern auch durch andere Lebensmittel in ausreichender Menge auf. Beispielsweise kann durch eine große Portion Fleisch oder Fisch der Tagesbedarf bereits gedeckt werden. Wertvolle Eiweißquellen sind außerdem Hirse und andere pflanzliche Proteinträger wie Nüsse, Keime, Getreide, Soja, Tofu und Kartoffeln.

Fette

Milch enthält Fett, die Mengen sind je nach Aufbereitung unterschiedlich. Das Fett der Milch liefert verschiede Fettsäuren, einige sind besonders interessant.

Konjugierte Linolensäuren (CLA)

Kuhmilch enthält konjugierte Linolensäuren. Wie diese beim Menschen wirken, ist wissenschaftlich noch ungeklärt. Die ungesättigten Fettsäuren kommen nur in tierischen Fetten wie Fleisch, Butter und Milch vor. Konjugierte Linolensäuren, das sind bestimmte Fettsäuren, die zweifach ungesättigt sind, entstehen im Pansen von Wiederkäuern, wenn sie Grünfutter fressen. Das enthält von Natur aus Linolensäure, die sich unter dem Einfluss von Enzymen in konjugierte Linolensäuren verwandelt. Die lagern sich dann in der Milch und im Fleisch ein.

Zunehmend gelangen Schlankheits- und Sportlermittel mit isolierter CLA auf den Markt, weil sie fettabbauend und muskelaufbauend wirken sollen. Hochdosierte CLA-Präparate sind aber umstritten, weil Nebenwirkungen auf Blutfett und -zucker nicht auszuschließen sind.

Alpha-Linolensäure

Alpha-Linolensäure gehört zu den Omega-3-Fettsäuren. Die sind essenziell, müssen also vom Menschen mit der Nahrung aufgenommen werden. Das Gute an diesen Fettsäuren: Omega-3-Fettsäuren halten Arterienwände elastisch und schützen so Herz und Kreislauf. Sie finden sich hauptsächlich in fettem Seefisch wie Hering, Makrele und Lachs. Alpha-Linolensäure ist der pflanzliche Vertreter der Omega-3-Fettsäuren. In Lein-, Raps-, Soja- und Walnussöl kommt davon aber wesentlich mehr vor als in Milch.

Jod

Jod sorgt dafür, dass die Schilddrüse funktioniert, und verhindert die Kropfbildung. Die Schilddrüse produziert lebenswichtige Hormone. Da Deutschland zu den Jodmangelgebieten zählt, sollte man seine Jodversorgung im Auge behalten.

In den vergangenen Jahren hat sich der Jodgehalt der Milch erhöht, weil konventionelles Futter oft mit Jod angereichert ist. Ökofutter aber nicht. Daher schwanken die Jodgehalte in der Milch: Ein Glas Milch enthält zwischen 5 und 35 Mikrogramm Jod. Selbst die jodreichste Milch leistet nur einen kleinen Beitrag zum Tagesbedarf. Der liegt laut DGE für Kinder unter sieben bei 120 Mikrogramm und für Erwachsene bei 200 Mikrogramm.

Um die Jodversorgung zu gewährleisten, sind Sie also nicht auf Milch angewiesen. Verwenden Sie konsequent jodiertes Speisesalz. Wenn Sie ein- bis zweimal pro Woche Seefisch essen, sind Sie ausreichend mit Jod versorgt.

Vitamine

Milch ist zwar kein Vitaminprotz, aber auch kleine Mengen der Vitamine A, D und B nutzen dem Körper. Allerdings nimmt man diese Vitamine bei einer ausgewogenen Ernährung ohnehin, auch ohne Milch, ausreichend zu sich.

UNTERWEGS, IM RESTAURANT, ZU GAST

Wenn Sie unterwegs etwas essen wollen, halten Sie sich am besten an die Grundregel: Fleisch, Fisch und Meeresfrüchte, gedünstetes Gemüse und Kartoffeln, Reis und Nudeln sind erlaubt.

Achten Sie besonders auf Soßen und Dressings. Mit einem Öl-Essig-Dressing können Sie nichts falsch machen. Suppen ist häufig Sahne zugesetzt. Eierspeisen und Desserts enthalten sehr oft Milcherzeugnisse.

In Restaurant mit „asiatischer Küche", z. B. chinesischer, japanischer, koreanischer, indischer und thailändischer, können Sie fast bedenkenlos essen. Auch beim Griechen wird mit wenig laktosehaltigen Zutaten gekocht. Hier finden zwar zum Beispiel Feta und Joghurt Verwen-

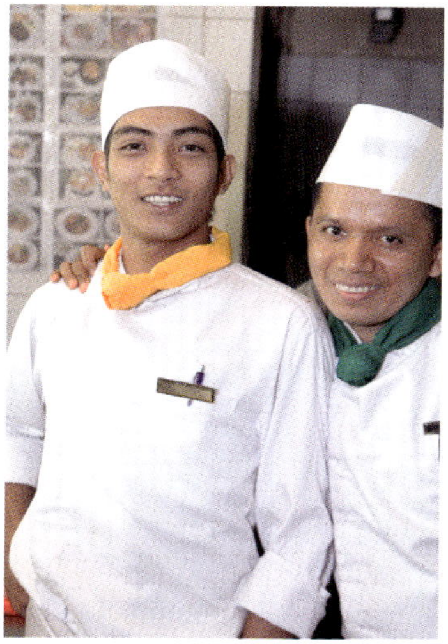

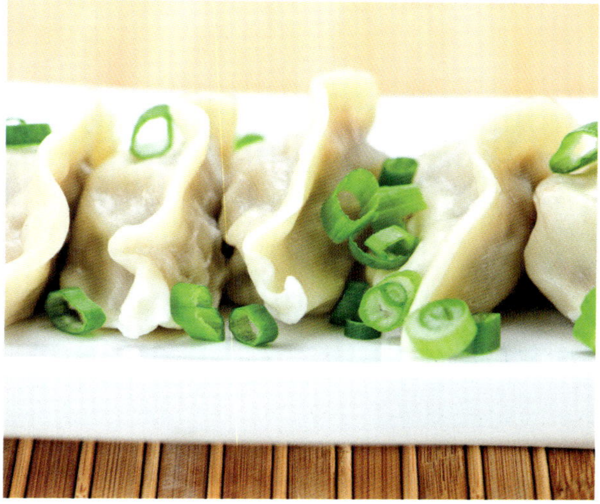

dung, die Gerichte mit Fleisch, Fisch und Gemüse sind aber meist gut verträglich.

Vorsicht ist bei italienischer Küche geboten. Hier wird mit viel Sahne und Milch gekocht. Auch enthalten zahlreiche Gerichte Käse. Bei einem Mahl aus französischen Rezepten sollten Sie besonders kritisch bei den Desserts sein.

Wenn Sie Ihre Laktosegrenze ganz sicher nicht überschreiten wollen, werden Sie besser im Vorfeld aktiv. Nicht nur die Auswahl entscheidet: Sie können beispielsweise in Restaurants darum bitten, die Soße wegzulassen oder in einem Extraschälchen zu servieren. Das schränkt die Laktosebelastung meist schon deutlich ein. Auch bei Käse und anderem kann man gut darum bitten, es selbst zu dosieren.

Essen Sie lieber eine feste Mahlzeit. Laktosehaltige Suppen sind aufgrund der schnellen Passage durch den Verdauungstrakt meist nicht so gut verträglich. Auch ist es im Hinblick auf die Laktoseverträglichkeit günstiger, fettreich zu essen, da das die Verweilzeit im Dünndarm verlängert. So bleibt auch mehr Zeit, die Laktose abzubauen.

Kuchen und Torten mit Pudding, Sahne oder dicken Cremeschichten enthalten per se schon Milchzucker. Ausnahme sind natürlich solche, die laktosefrei hergestellt wurden.

Eiscreme ist bis auf Fruchtsorbet immer aus Milch gemacht. Inzwischen werden allerdings auch hin und wieder laktosefreie Eissorten angeboten.

Wer Fastfood liebt, sollte bei Burgern darauf achten, dass kein Käse verwendet wird. Auch die Soßen können Milchzucker enthalten. Pommes frites sind dafür milchzuckerfrei.

Und wenn Sie sich nicht sicher sind: Fragen Sie nach, ob Milch oder Milchzucker bei der Herstellung verwendet werden.

REZEPTE

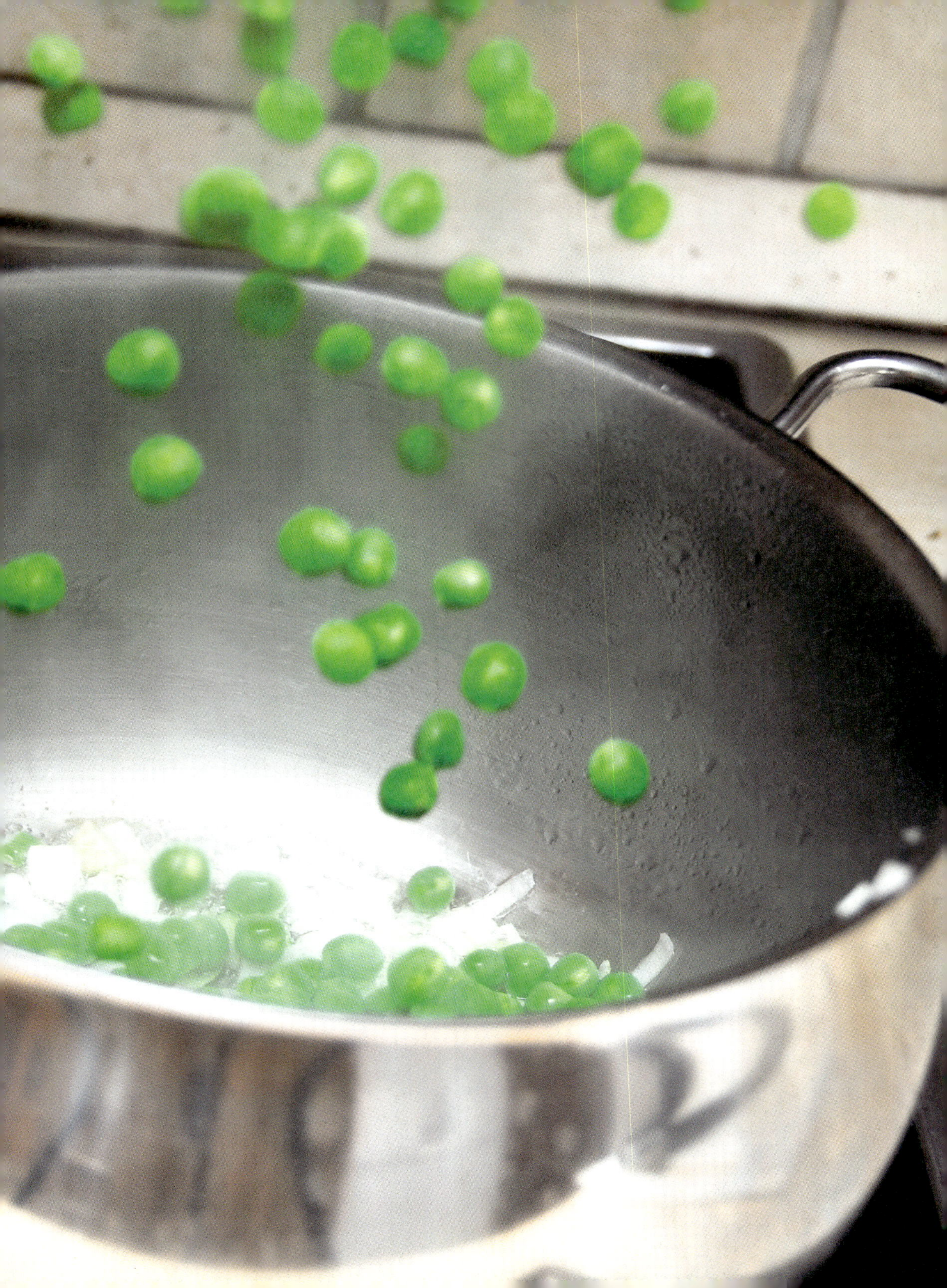

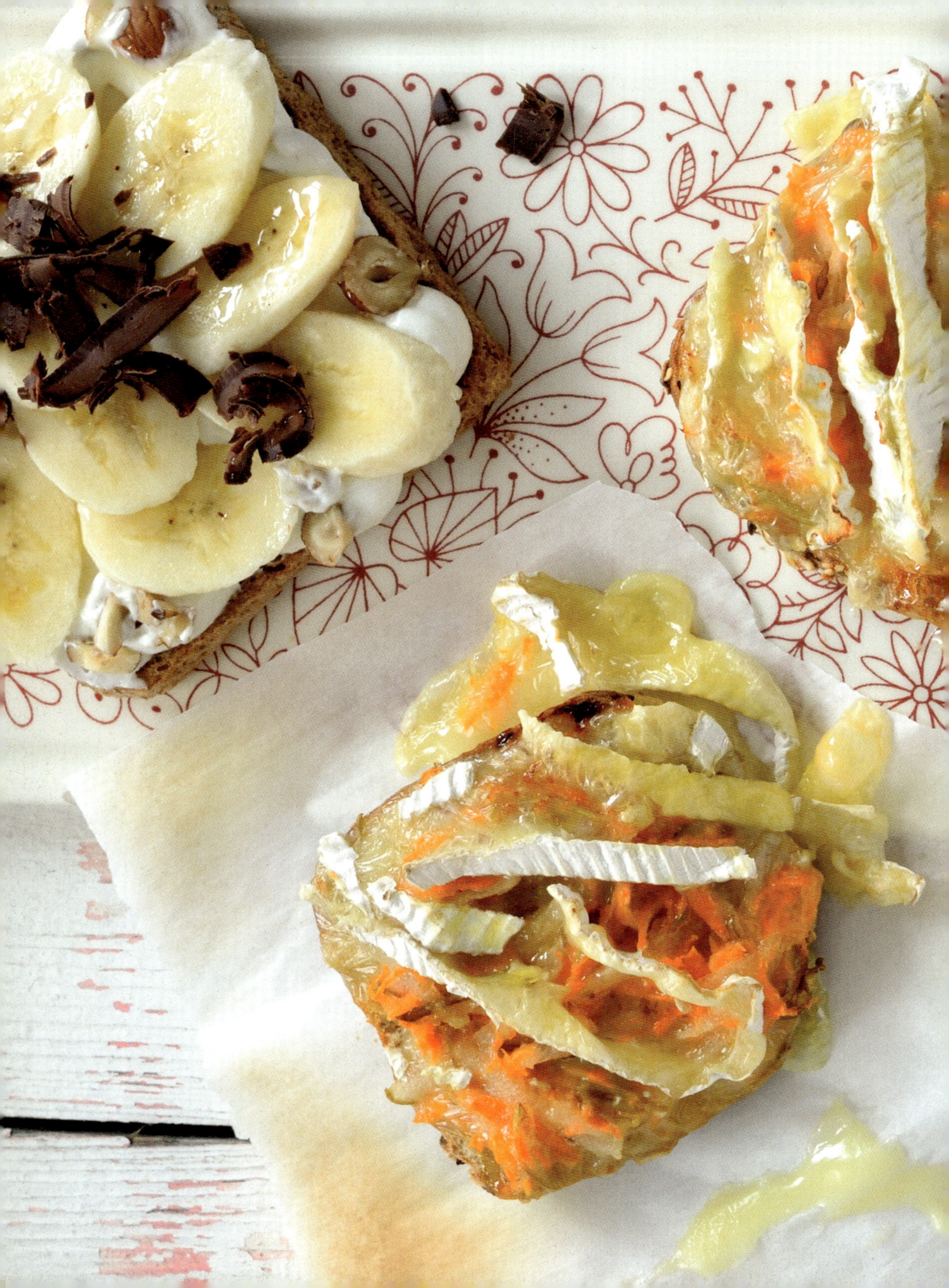

FRÜHSTÜCK

Der perfekte Start in den Tag ist für jeden anders, aber ein leckeres Frühstück sollte auf jeden Fall dazugehören.
Ob Müsli, Brot mit Aufstrich oder ein herzhaftes Rührei, lassen Sie sich inspirieren, wie Sie trockener Stulle und langweiligen Haferflocken schmackhaft, laktosefrei und ohne viel Aufwand aus dem Weg gehen.

BIRCHER-FRUCHTMÜSLI

FÜR 2 PORTIONEN

80 g Haferflocken
¼ l Orangensaft
1 großer Apfel (250 g)
1 Zitrone
1 EL flüssiger Honig
40 g Haselnüsse

- Haferflocken und Orangensaft verrühren und zugedeckt über Nacht im Kühlschrank quellen lassen.
- Den Apfel waschen und trocken reiben, mit der Schale rundherum grob reiben, bis nur noch das Kerngehäuse übrig ist. Zitronensaft auspressen, mit dem Honig verrühren und mit den Apfelraspeln unter die Haferflocken heben.
- Das Müsli in zwei Schüsseln füllen, die Haselnüsse grob hacken und darüberstreuen.

INFO: Wer auf seine Kalziumzufuhr achtet, kann einen angereicherten Orangensaft verwenden. Dann erhöht sich der Kalziumwert pro Portion auf etwa 230 mg.
ZEIT: 10 Minuten + Quellzeit über Nacht
LAKTOSE: keine
PRO PORTION: 428 kcal, 10 g E, 16 g F, 59 g KH, 64 mg Kalzium

KOKOS-PORRIDGE MIT ERDBEEREN

FÜR 2 PORTIONEN

Salz
70 g Haferflocken
300 g Erdbeeren
6 EL Kokosmilch
1 EL brauner Zucker
½ Limette

- 300–350 ml Wasser mit einer Prise Salz aufkochen und die Haferflocken einrühren. Offen 4–6 Minuten köcheln lassen, dann von der Platte ziehen und etwas abkühlen lassen.
- Erdbeeren waschen, putzen und je nach Größe halbieren oder vierteln. Kokosmilch mit Zucker und dem aus der Limette gepressten Saft verrühren.
- Den Porridge auf zwei Teller verteilen, in die Mitte die Erdbeeren geben und mit der Kokosmilch beträufelt servieren.

INFO: Probieren Sie den Porridge auch mal mit frischer Mango, Himbeeren oder Kirschen.
ZEIT: 10 Minuten
LAKTOSE: keine
PRO PORTION: 272 kcal, 6 g E, 8 g F, 41 g, KH, 35 mg Kalzium

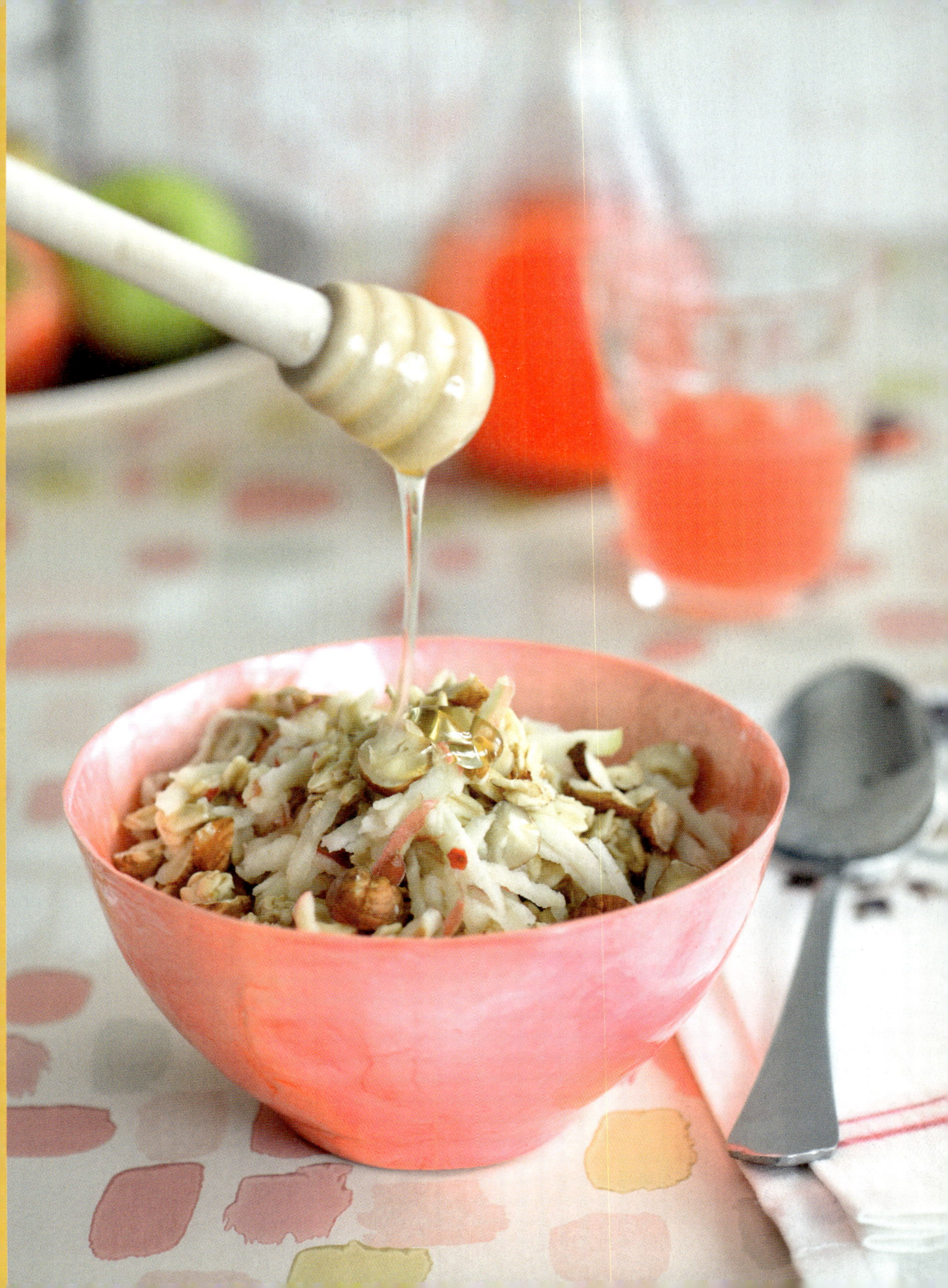

SCHOKO-MANDEL-CREME

FÜR 20 PORTIONEN

100 g Bitterschokolade
100 g Margarine (laktosefrei)
100 g Mandelmus
50 g Zucker
1 EL Kakaopulver
Salz
½ Vanilleschote
100 ml Sojacreme

- Die Schokolade mit der Margarine in einen Topf geben und bei milder Hitze unter Rühren schmelzen lassen. Mandelmus, Zucker, Kakaopulver und eine Prise Salz zugeben und unterrühren.
- Die Vanilleschote mit einem spitzen Messer längs einritzen und das Mark herausschaben. Vanillemark und Sojacreme zur Schokoladenmasse geben und gut unterrühren.
- Ein Glas mit einem Schraubdeckel mit kochendem Wasser ausspülen und abtropfen lassen. Die Schoko-Mandel-Creme in das Glas füllen und beim Abkühlen ab und zu umrühren. Verschlossen im Küchenschrank (nicht im Kühlschrank) lagern.

INFO: Die Creme hält sich etwa 2 Wochen.
ZEIT: 10 Minuten + Kühlzeit
LAKTOSE: keine
PRO PORTION: 108 kcal, 2 g E, 9 g F, 6 g KH, 20 mg Kalzium

APFEL-MÖHREN-AUFSTRICH

FÜR 8–10 SCHEIBEN BROT

2 Möhren
1 Zwiebel
1 EL Rapsöl
1 Apfel
1–2 TL Honig
60 g Ziegenfrischkäse
Salz, Pfeffer
1–2 EL Zitronensaft
2 EL Sonnenblumenkerne

- Die Möhren schälen und in dünne Scheiben schneiden, die Zwiebel schälen und in Streifen schneiden.
- Öl in einem kleinen Topf erhitzen, Möhren und Zwiebeln darin 1–2 Minuten andünsten. 4 EL Wasser zugeben und zugedeckt 15–20 Minuten dünsten.
- Den Apfel schälen, das Kerngehäuse herausschneiden und das Fruchtfleisch würfeln. Die Apfelstückchen nach 10 Minuten zu den Möhren geben.
- Honig und Ziegenfrischkäse zusammen mit der Apfel-Möhren-Mischung in ein hohes Gefäß geben und alles mit dem Stabmixer pürieren. Eventuell etwas Wasser zugeben, bis die gewünschte Festigkeit der Creme erreicht ist. Mit Salz, Pfeffer und Zitronensaft abschmecken, die Sonnenblumenkerne unterheben.

VARIANTE: Statt der Sonnenblumenkerne kann man auch die gleiche Menge gehackte Haselnüsse oder Mandeln verwenden.
INFO: Füllen Sie den Aufstrich sofort in ein sauberes Schraubglas und bewahren Sie übrig gebliebene Mengen im Kühlschrank auf. So hält sich die Creme etwa 1 Woche.
ZEIT: 30 Minuten
LAKTOSE: 0,3 Gramm
PRO PORTION (für 1 Scheibe Brot): 56 kcal, 2 g E, 3 g F, 6 g KH, 22 mg Kalzium

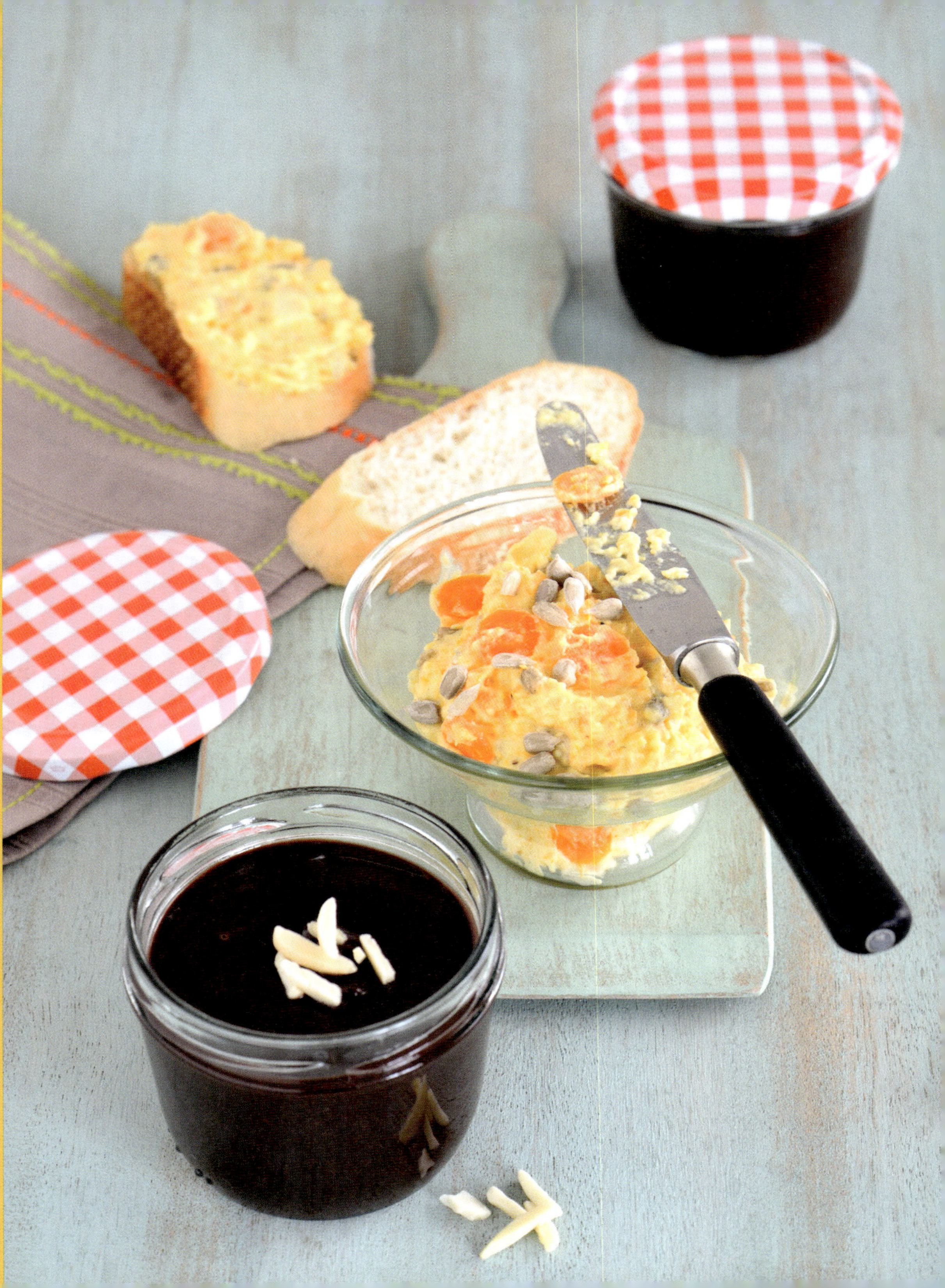

TOMATEN-RÜHREI AUF RUCOLA-BROT

FÜR 2 PORTIONEN

3 Eier
4 EL Mineralwasser
Salz, Pfeffer
125 g Cocktailtomaten
½ kleines Bund Rucola
2 große Scheiben Vollkornbrot
2 TL Tomatenmark
2 TL Rapsöl
1 TL Sesam

- Eier mit Mineralwasser verquirlen und mit Salz und Pfeffer herzhaft abschmecken. Die Tomaten waschen, trocken reiben und vierteln.
- Rucola waschen und trocken schütteln. Große Stiele entfernen, die Rucolablättchen grob hacken.
- Das Brot mit Tomatenmark bestreichen, auf zwei Teller legen und den Rucola darauf verteilen.
- Öl in einer beschichteten Pfanne erhitzen, die Eimasse hineingießen und die Tomaten darauf verteilen. Bei milder Hitze etwa 2–4 Minuten stocken lassen, dabei mit einem Pfannenwender immer wieder in der Mitte zusammenschieben.
- Das Rührei auf dem Rucolabrot verteilen und mit Sesam bestreut servieren.

VARIANTE: Wer Kürbiskernöl im Haus hat, kann das Rührei auch darin zubereiten. Das dunkelgrüne Öl duftet sehr aromatisch und passt geschmacklich gut zu Rucola und Tomaten.

INFO: Sesam schmeckt besonders aromatisch, wenn er geröstet ist. Entweder in einer beschichteten Pfanne ohne Fettzugabe selber rösten, bis er duftet, oder bereits geröstete Samen kaufen.

ZEIT: 15 Minuten

LAKTOSE: keine

PRO PORTION: 320 kcal, 17 g E, 14 g F, 31 g KH, 123 mg Kalzium

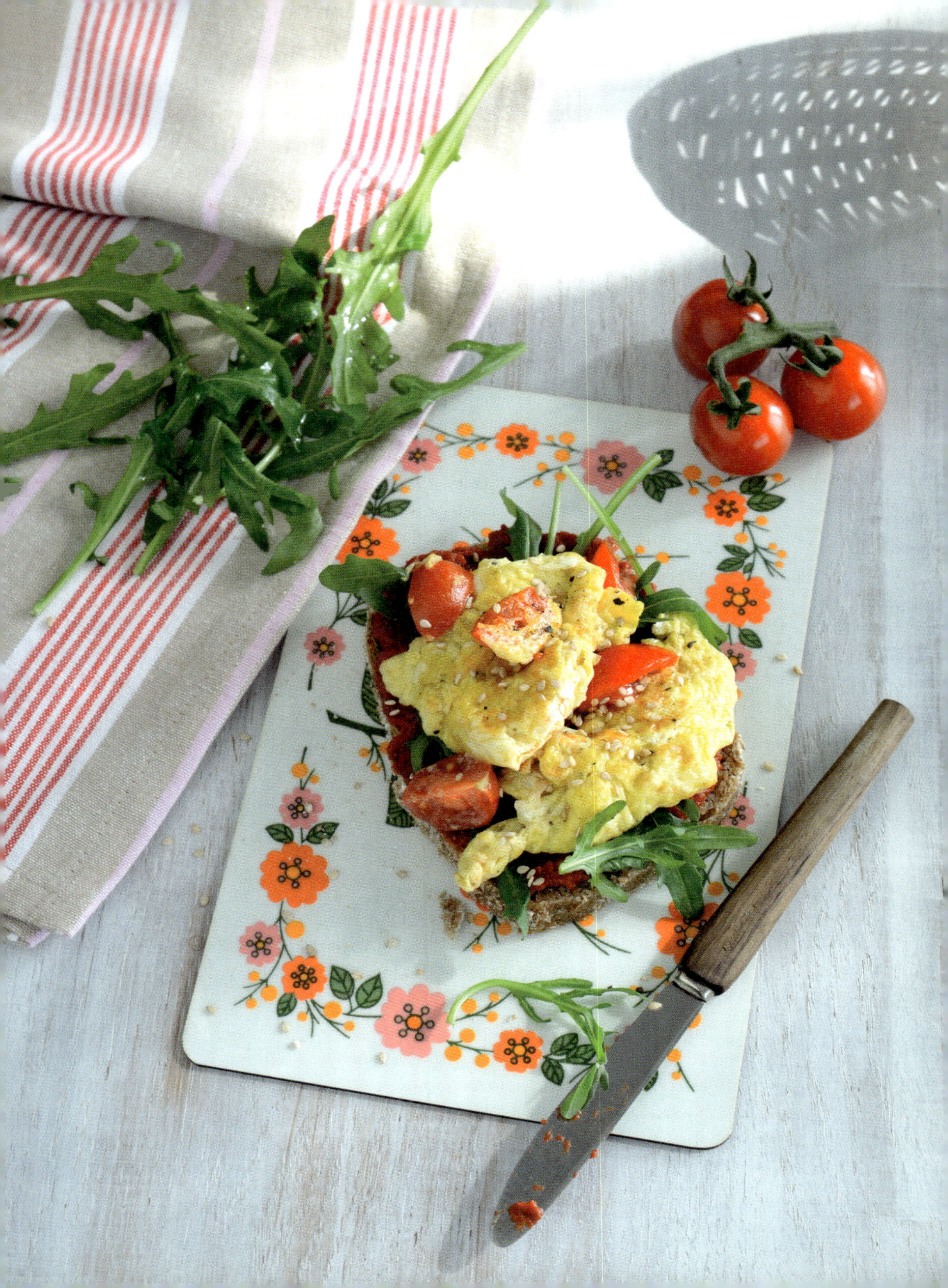

ÜBERBACKENES CAMEMBERTBRÖTCHEN

FÜR 1 PORTION

1 Möhre
1 kleine, feste Birne
½ EL Aprikosenmarmelade
½ EL Senf
1 Vollkornbrötchen
50 g Camembert

- Möhre putzen und schälen, die Birne waschen und trocken reiben. Beides fein raspeln und mischen.
- Aprikosenmarmelade und Senf verrühren. Das Brötchen halbieren und beide Seiten damit bestreichen. Birnen-Möhren-Mischung daraufgeben, den Käse in Scheiben schneiden und darauflegen.
- Die Brötchenhälften unter dem vorgeheizten Backofengrill 3–5 Minuten überbacken, bis der Käse anfängt zu schmelzen. Kurz abkühlen lassen und servieren.

INFO: Wenn es ganz schnell gehen muss, legen Sie statt der selbst gemachten Rohkost 100 g abgetropften Krautsalat aus der Kühltheke auf die Brötchenhälften.
ZEIT: 15 Minuten
LAKTOSE: 0,1 Gramm
PRO PORTION: 386 kcal, 17 g E, 13 g F, 50 g KH, 339 mg Kalzium

BANANENBROT MIT SCHOKOSTREUSELN

FÜR 1 PORTION

2 Scheiben Vollkorntoastbrot
1 Banane
1 EL Haselnusskerne
50 g Magerquark (laktosefrei)
1 EL Zitronensaft
1–2 TL flüssiger Honig
1 Stück Bitterschokolade (10 g)

- Das Toastbrot im Toaster knusprig rösten und etwas abkühlen lassen.
- Banane schälen und schräg in etwa 1 cm dicke Scheiben schneiden, Nüsse grob hacken.
- Den Quark mit Zitronensaft, Honig und Nüssen verrühren.
- Die Toastbrote mit dem Quark bestreichen und mit den Bananenscheiben belegen. Das Schokostückchen mit einem Sparschäler in Locken hobeln und auf den Broten verteilen.

INFO: Schmeckt auch mit Erdbeeren köstlich.
ZEIT: 5 Minuten
LAKTOSE: keine
PRO PORTION: 377 kcal, 15 g E, 12 g F, 52 g KH, 123 g Kalzium

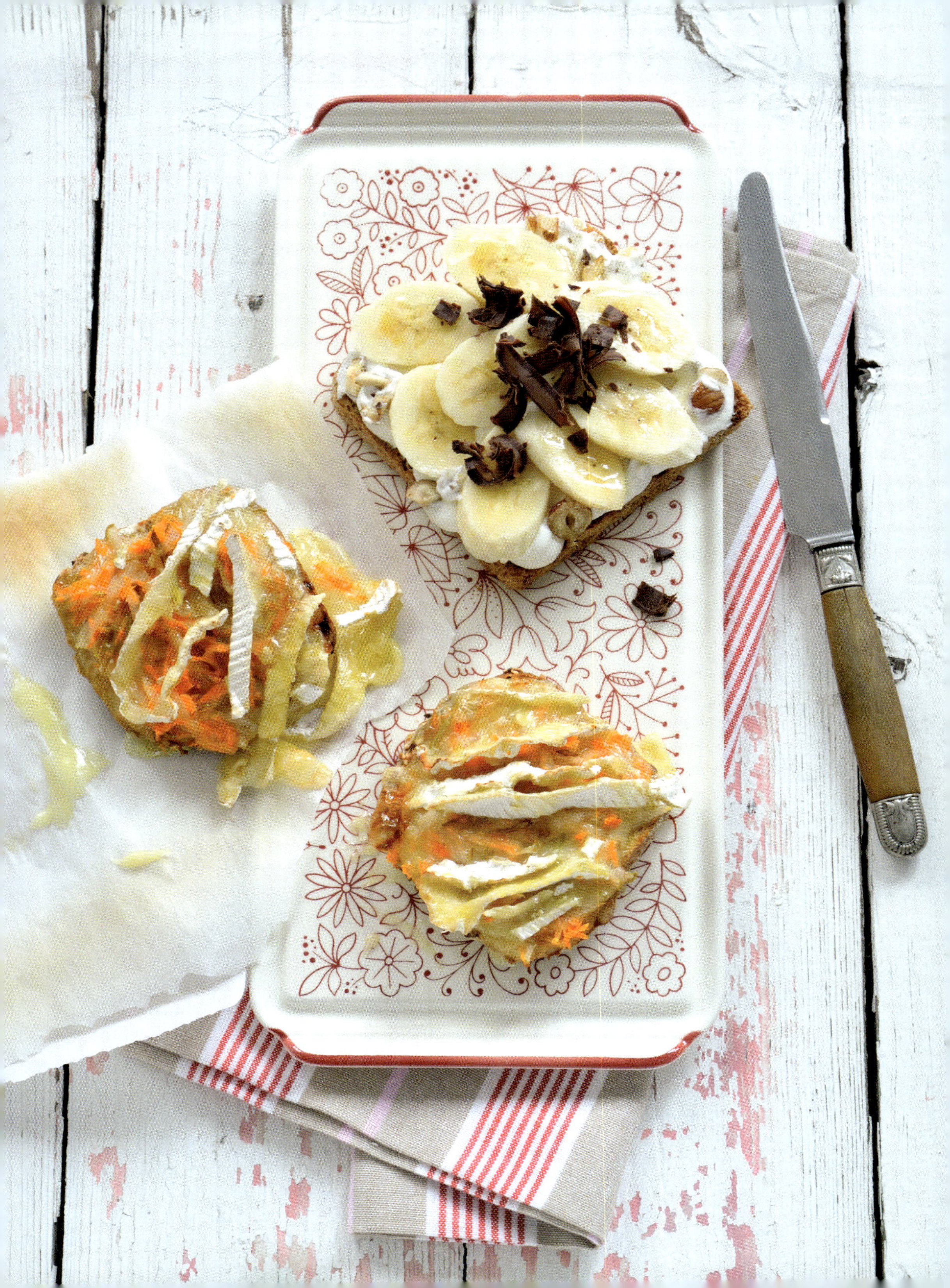

ARME RITTER MIT HEIDELBEERKOMPOTT

FÜR 2 PORTIONEN

2 Weizenvollkornbrötchen (z. B. vom Vortag)
6 EL Sojadrink
1 Ei
Salz, geriebene Muskatnuss
100 ml Apfelsaft
1 TL Stärke
200 g TK-Heidelbeeren
1 Päckchen Vanillezucker
1 EL Butter oder Margarine
2 TL Puderzucker

- Die Brötchen schräg in etwa 2 cm dicke Scheiben schneiden. Sojadrink und Ei mit je einer Prise Salz und Muskatnuss in einer flachen Schale verquirlen und die Brotscheiben hineingeben. Die Brotscheiben von beiden Seiten je 2 Minuten durchziehen lassen.
- 2 EL vom Apfelsaft in einer kleinen Schüssel mit der Stärke verrühren, den restlichen Saft in einem kleinen Topf aufkochen. Die angerührte Stärke einrühren und die gefrorenen Heidelbeeren zugeben. Den Topf vom Herd ziehen, mit dem Vanillezucker süßen.
- Butter oder Margarine in einer beschichteten Pfanne erhitzen und die Brotscheiben darin von beiden Seiten 2–3 Minuten braten.
- Die Brotscheiben mit etwas Puderzucker bestreut servieren, das Kompott dazu reichen.

VARIANTE: Die armen Ritter schmecken auch mit frischen Erdbeeren oder einem bunten Obstsalat.
INFO: Weil man die tiefgefrorenen Früchte in die kochende Flüssigkeit gibt, kühlt das Kompott in wenigen Minuten ab.
ZEIT: 25 Minuten
LAKTOSE: keine
PRO PORTION: 346 kcal, 10 g E, 11 g F, 51 g KH, 84 mg Kalzium

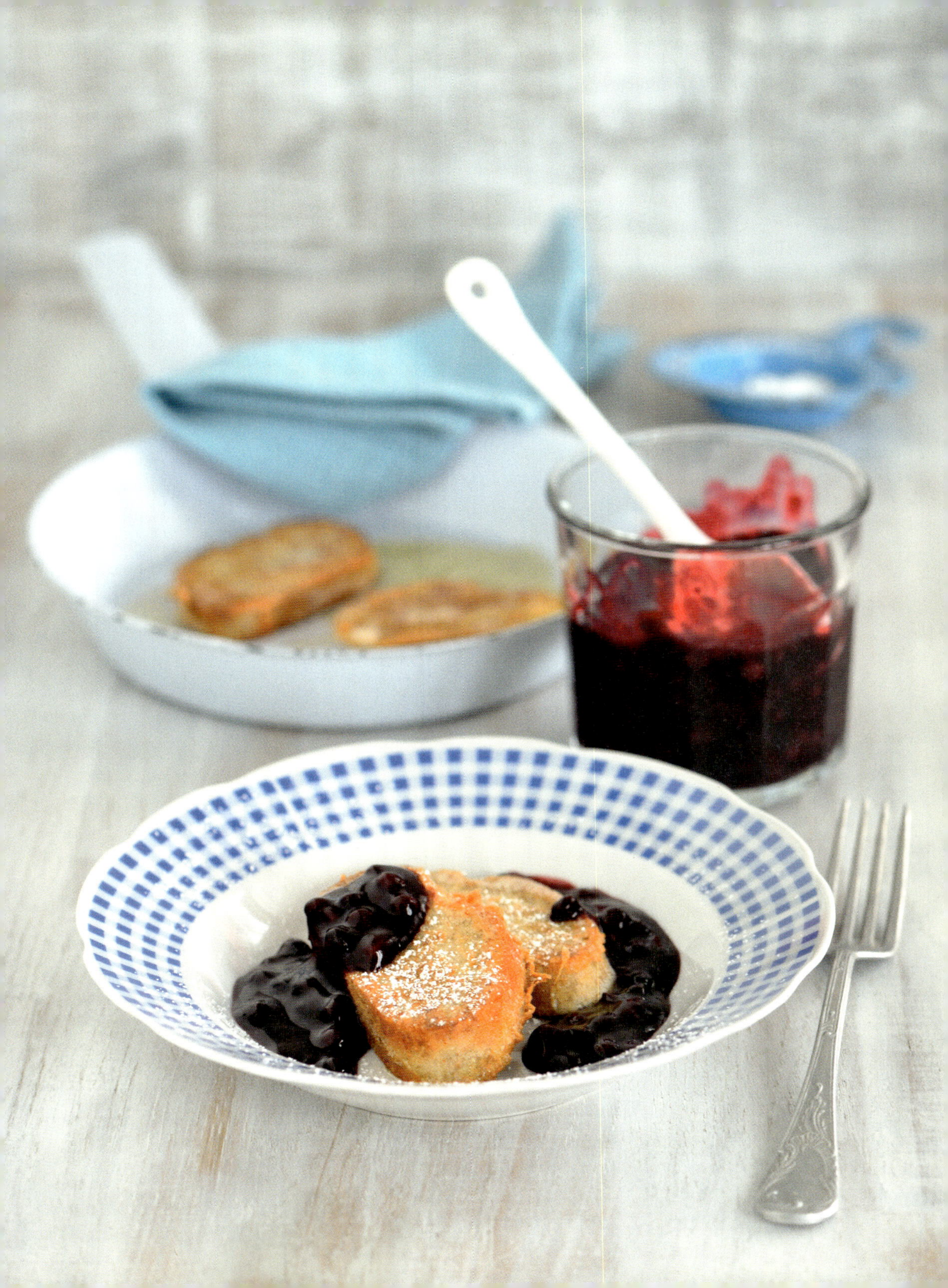

MÜSLI-MUFFINS

FÜR 12 STÜCK

80 g Rapsöl
80 g Honig
2 Eier
100 g Mehl
½ Päckchen Backpulver
80 g Haferflocken
30 g Nüsse oder Mandeln
40 g Rosinen
1 feste Birne
½ Zitrone

- Öl und Honig cremig rühren. Eier nacheinander gut unterrühren. Das Mehl mit dem Backpulver mischen, zusammen mit Haferflocken, grob gehackten Nüssen und Rosinen unter die Masse heben.
- Die Birne schälen und auf einer groben Raspel rundherum bis auf das Kerngehäuse zum Teig reiben und unterheben. Die Zitrone auspressen und den Saft ebenfalls unter den Teig rühren.
- Papiermanschetten in ein Muffinblech setzen und den Teig gleichmäßig einfüllen.
- Im vorgeheizten Backofen bei 200 °C 20–25 Minuten backen.

VARIANTE: Statt Rosinen, Nüssen und Haferflocken können Sie auch 150 g von Ihrem Lieblingsmüsli unter den Teig rühren.

INFO: Wer kein Muffinblech hat, setzt je zwei Papiermanschetten ineinander auf ein Backblech.

ZEIT: 40 Minuten

LAKTOSE: keine

PRO STÜCK: 181 kcal, 3 g E, 10 g F, 20 g KH, 23 g Kalzium

FRANZBRÖTCHEN

FÜR 14 STÜCK

500 g Mehl und etwas Mehl für die Arbeitsplatte
150 g Zucker
Salz
250 ml Milch (laktosefrei)
1 Päckchen Trockenbackhefe
1 Ei
150 g Butter oder Margarine
2 TL Zimt
4 EL Sojacreme

- Mehl mit 50 g Zucker und einer Prise Salz in einer Schüssel mischen. Milch, Hefe, Ei und 50 g Butter oder Margarine zugeben und mit den Knethaken zu einem glatten Teig verkneten. Zugedeckt an einem warmen Ort etwa 1 Stunde gehen lassen, bis sich das Teigvolumen sichtbar vergrößert hat. Restlichen Zucker und Zimt mischen.
- Den Teig auf einer bemehlten Arbeitsplatte auf etwa 60 x 40 cm ausrollen und mit den restlichen 100 g Butter oder Margarine bestreichen, die Zucker-Zimt-Mischung gleichmäßig darüberstreuen. Von der breiten Seite her aufrollen und in 14 Scheiben schneiden.
- Die Rollen mit den Schnittflächen an der Seite auf ein mit Backpapier belegtes Blech legen und in der Mitte mit einem Messerrücken eindrücken, sodass sich die Schnittflächen nach oben wölben. Die Sojacreme mit einem Pinsel auf den Brötchen verteilen.
- Im vorgeheizten Backofen bei 220 °C etwa 15 Minuten backen.

INFO: Frisch schmecken die Franzbrötchen am besten. Wenn Sie sie gleich nach dem Abkühlen einfrieren, sind sie nach dem Auftauen genauso gut.

ZEIT: 45 Minuten + Gehzeit

LAKTOSE: 0,1 Gramm

PRO STÜCK: 270 kcal, 5 g E, 10 g F, 39 g KH, 27 g Kalzium

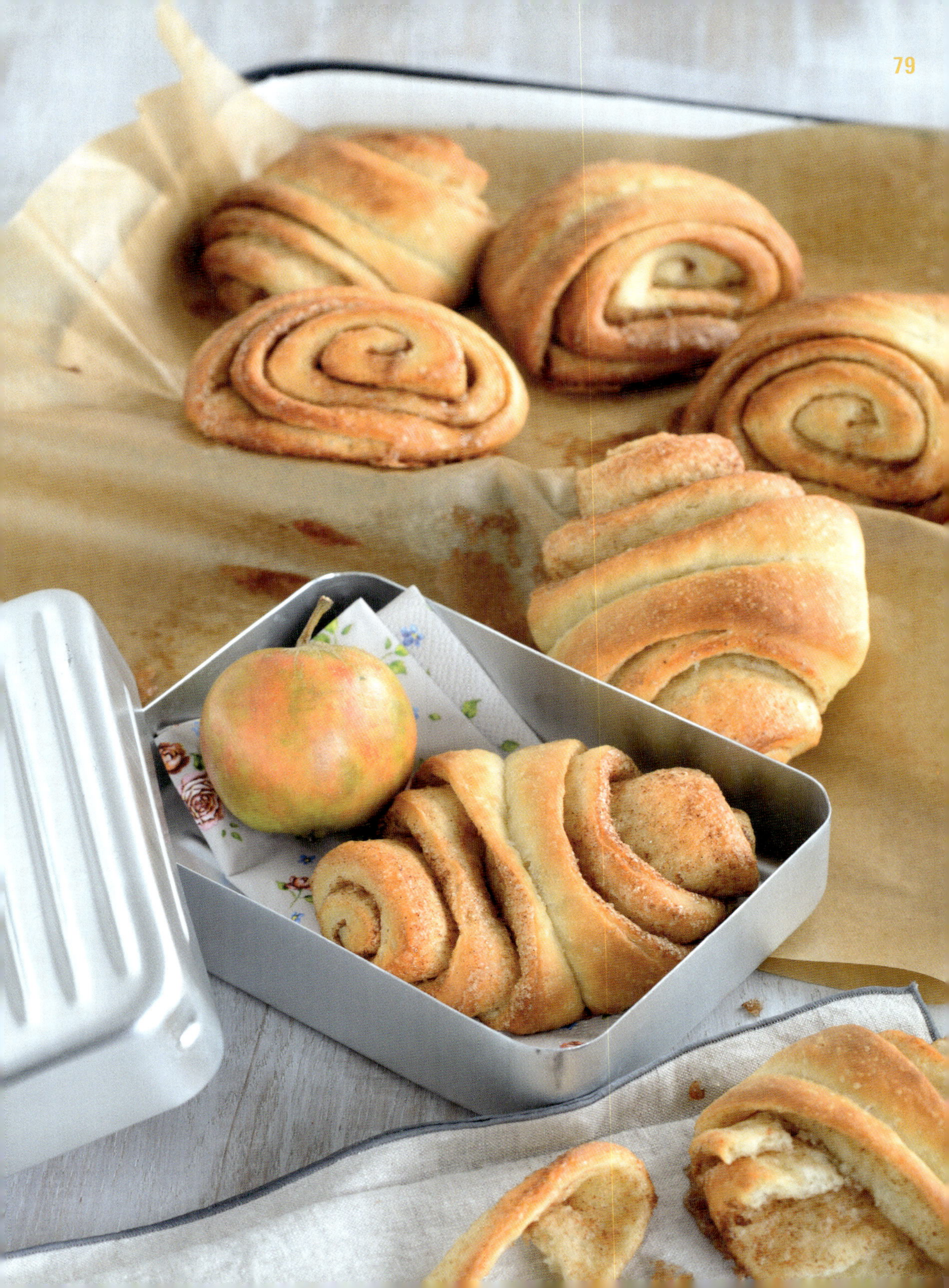

HIMBEER-MÜSLI-DRINK

FÜR 1 PORTION

1 kleine Banane
50 g TK-Himbeeren
200 ml Sojadrink natur
1 EL gemahlene Mandeln
3 EL zarte Haferflocken

- Die Banane schälen und grob schneiden. Himbeeren, Banane, Sojadrink und Mandeln in ein hohes Gefäß geben und mit dem Stabmixer fein pürieren.
- Die Haferflocken unterrühren, eventuell mit etwas Zucker abschmecken.
- Zum Transportieren z. B. in einen gut schließenden Thermobecher füllen.

INFO: Die Himbeeren bringen die Kühlung für diesen Drink gleich mit. Wer frische Früchte wählt – Erdbeeren, Aprikosen oder Kirschen passen auch zu diesem Drink –, püriert noch ein oder zwei Eiswürfel mit.

ZEIT: 5 Minuten

LAKTOSE: keine

PRO PORTION: 312 kcal, 15 g E, 9 g F, 41 g KH, 65 mg Kalzium

HEISSE APRIKOSEN-HONIG-MILCH

FÜR 1 PORTION

2 Aprikosen
½ Vanilleschote
200 ml Vollmilch (laktosefrei)
1 EL Honig

- Aprikosen halbieren, den Stein entfernen und das Fruchtfleisch grob würfeln.
- Die Vanilleschote mit einem spitzen Messer längs aufschneiden und das Mark herauskratzen.
- Milch mit Honig in einem kleinen Topf erhitzen, das Vanillemark und die Aprikosen zugeben und mit einem Stabmixer pürieren.
- Zum Mitnehmen in einen Thermobecher füllen.

INFO: Außerhalb der Aprikosenzeit können Sie Trockenaprikosen verwenden, die Sie vor dem Pürieren einige Zeit in heißem Wasser eingeweicht haben. Soft-Früchte können Sie ohne Einweichen verwenden.

ZEIT: 10 Minuten

LAKTOSE: keine

PRO PORTION: 283 kcal, 9 g E, 10 g F, 39 g KH, 317 mg Kalzium

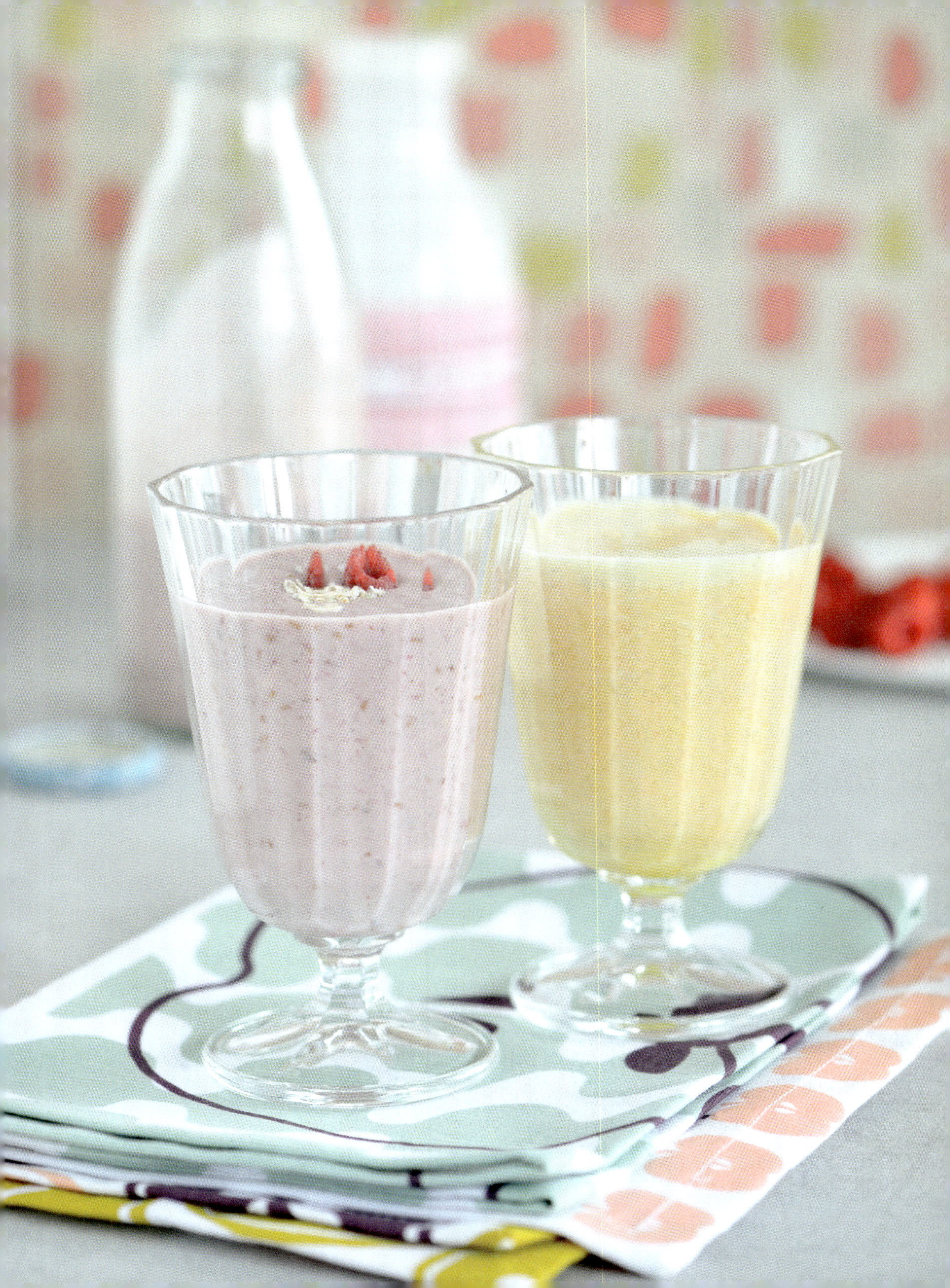

PUTENBRUST-DOPPELDECKER

FÜR 2 PORTIONEN

4–6 Blätter Radicchio
1 Nektarine
4 Scheiben Bauernbrot
2 gestrichene EL Mangochutney
1 EL Butter oder Margarine
100 g geräucherte Putenbrust in dünnen Scheiben

- Radicchio waschen, trocken schütteln und in Streifen schneiden. Die Nektarine waschen und trocken reiben. Dann halbieren, den Kern entfernen und das Fruchtfleisch in dünne Spalten schneiden.
- 2 Brote mit Mangochutney, 2 dünn mit Butter oder Margarine bestreichen und mit Putenbrust, Radicchiostreifen und Nektarinen belegen. Die mit Chutney bestrichenen Brote darüberklappen.
- Die Brote eventuell halbieren und einzeln fest in Folie wickeln.

INFO: Schmeckt auch mit Bratkasseler oder magerem Schweinebratenaufschnitt.
ZEIT: 10 Minuten
LAKTOSE: keine
PRO PORTION: 396 kcal, 20 g E, 8 g F, 60 g KH, 49 mg Kalzium

AVOCADO-SPROSSEN-WRAPS

FÜR 2 PORTIONEN

1 kleine, reife Avocado
100 g Tofu
2 Frühlingszwiebeln
1 EL Zitronensaft, Salz, Cayennepfeffer
4 Blätter Eisbergsalat
40 g kleine Sprossen (z. B. Rote Bete- oder Alfalfasprossen)
2 große Wraps (laktosefrei)

- Avocado halbieren, den Kern entfernen und das Fruchtfleisch mit einem Löffel aus den Schalen lösen und in eine Schüssel geben. Mit einer Gabel grob zerkleinern. Tofu würfeln oder mit den Händen grob zerbröckeln, Frühlingszwiebeln putzen und in feine Ringe schneiden.
- Frühlingszwiebeln und Tofu zur Avocado geben und unterheben. Die Masse mit Zitronensaft, Salz und Cayennepfeffer abschmecken.
- Salat waschen, trocken schütteln und in feine Streifen schneiden, die Sprossen in einem Sieb abspülen und abtropfen lassen.
- Die Wraps mit dem Avocadopüree bestreichen, mit Salatstreifen und Sprossen belegen und aufrollen. Dafür das untere und obere Drittel nach innen klappen und dann quer dazu aufrollen.
- Zum Transportieren die Rolle in Pergamentpapier rollen und die beiden Enden wie Bonbonpapier zudrehen. Dann in Frischhalte- oder Alufolie wickeln.
- Zum Essen die äußere Folie entfernen, die Wraps mit dem Pergamentpapier halbieren und direkt aus dem Papier essen.

INFO: Die vorgeschlagenen Sprossen sind eher mild im Geschmack. Wer es etwas feuriger mag, versucht es mit Knoblauch- oder Radieschensprossen.
ZEIT: 10 Minuten
LAKTOSE: keine
PRO PORTION: 362 kcal, 15 g E, 14 g F, 42 g KH, 144 mg Kalzium

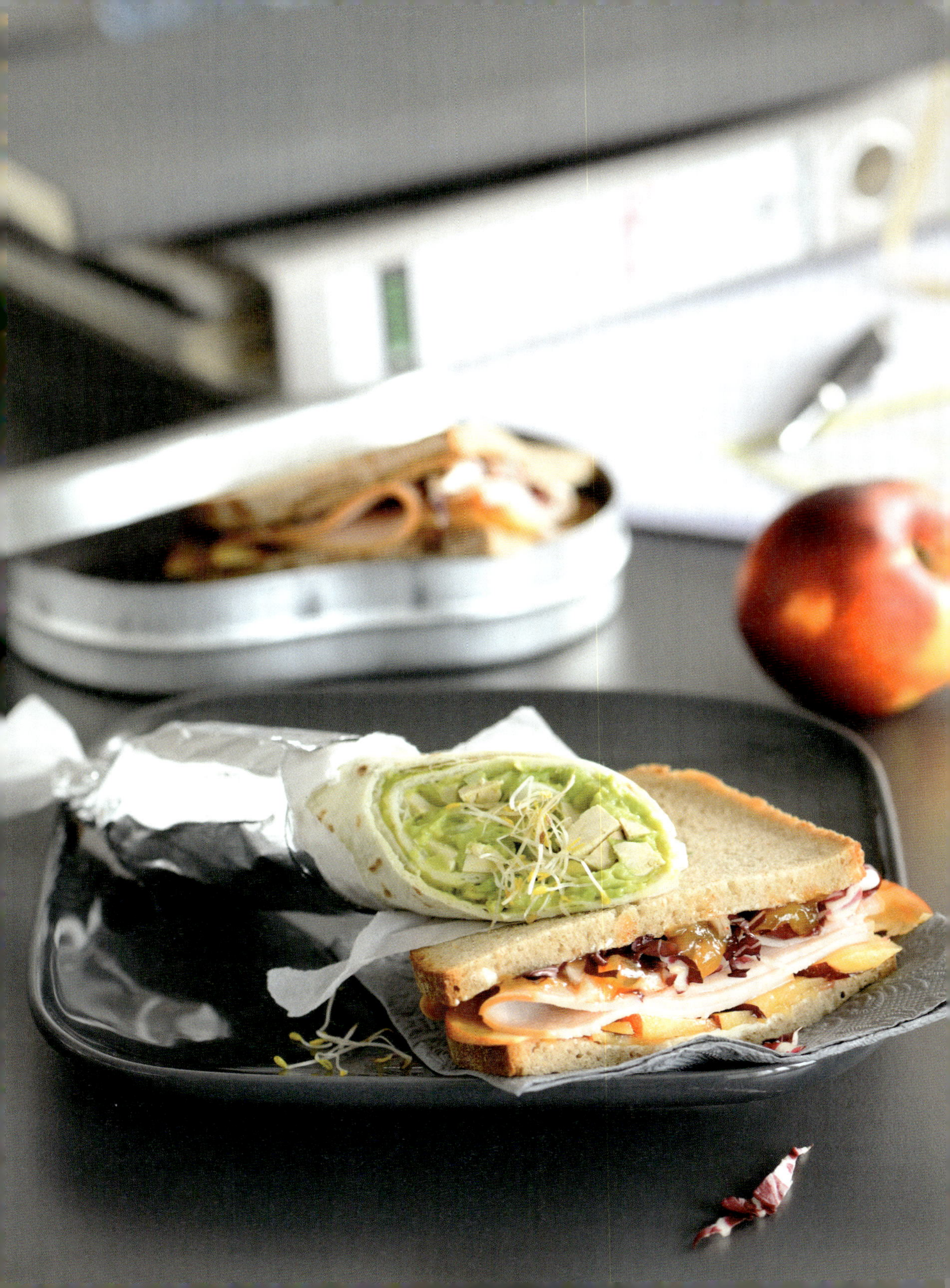

RÄUCHERLACHS-BAGUETTE

FÜR 2 PORTIONEN

1 Ei
150 g Räucherlachs in Scheiben
1 kleine Zwiebel
1 Stück Salatgurke (ca. 100 g)
½ Bund Dill
2 TL süßer Senf
1 EL Rapsöl
2 EL Zitronensaft
Salz, Pfeffer
2 Baguettebrötchen (laktosefrei)
4 Blätter Salat

- Das Ei hart kochen, abkühlen lassen und fein hacken. Den Lachs klein schneiden.
- Zwiebel und Gurke schälen, beides sehr fein würfeln. Dill waschen, trocken schütteln, die Spitzen hacken.
- Senf, Öl und Zitronensaft in einer Schüssel verrühren, die vorbereiteten Zutaten unterheben und mit Salz und Pfeffer abschmecken.
- Die Baguettebrötchen längs halbieren und die Lachsmasse auf jede Seite streichen. Auf die unteren Hälften den Salat legen und die Brötchenhälften zusammensetzen. Fest in Frischhaltefolie wickeln.

ZEIT: 25 Minuten
LAKTOSE: keine
PRO PORTION: 463 kcal, 28 g E, 18 g F, 45 g KH, 75 g Kalzium

THUNFISCHSPREAD-SANDWICH

FÜR 2 PORTIONEN

1 Dose Thunfisch natur
1 kleine Zwiebel
½ Bund Schnittlauch
1 kleine Zucchini (200 g)
1 EL Kapern
1 EL Olivenöl
2 EL Tomatenmark
Tabasco
1 kleines Fladenbrot (ca. 200 g)

- Thunfisch in ein Sieb geben und abtropfen lassen. Zwiebel schälen und fein würfeln.
- Schnittlauch waschen, trocken schütteln und in Röllchen schneiden. Zucchini putzen und grob raspeln.
- Thunfisch mit Zwiebeln, grob gehackten Kapern, Öl und Tomatenmark in einer Schüssel mit einer Gabel zu einer festen Creme vermengen. Mit Tabasco herzhaft abschmecken. Die Schnittlauchröllchen unterheben.
- Das Fladenbrot halbieren und die Thunfischcreme auf beide Hälften streichen. Zucchiniraspel auf die untere Hälfte geben, das Fladenbrot zusammenklappen und in zwei Hälften teilen.
- Beide Hälften fest in Folie wickeln und bis zum Essen kühl aufbewahren.

INFO: Sie können damit auch einen Pizza-Fladen zubereiten. Dafür zusätzlich 50 g geriebenen Emmentaler in das Fladenbrot geben und die beiden Hälften in Alufolie wickeln. Im vorgeheizten Backofen bei 180 °C etwa 20 Minuten backen.

ZEIT: 20 Minuten
LAKTOSE: keine
PRO PORTION: 394 kcal, 28 g E, 7 g F, 53 g KH, 104 mg Kalzium

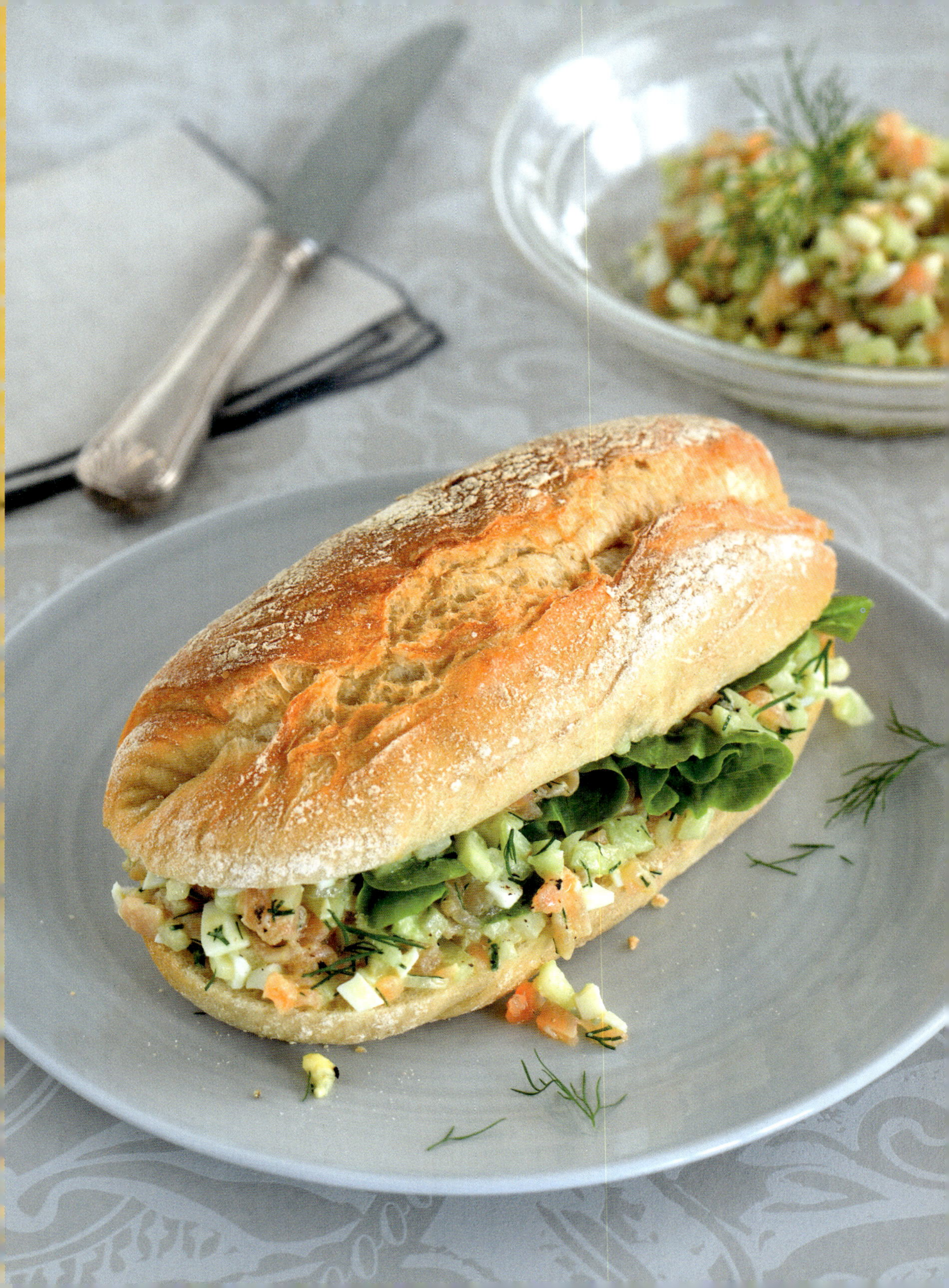

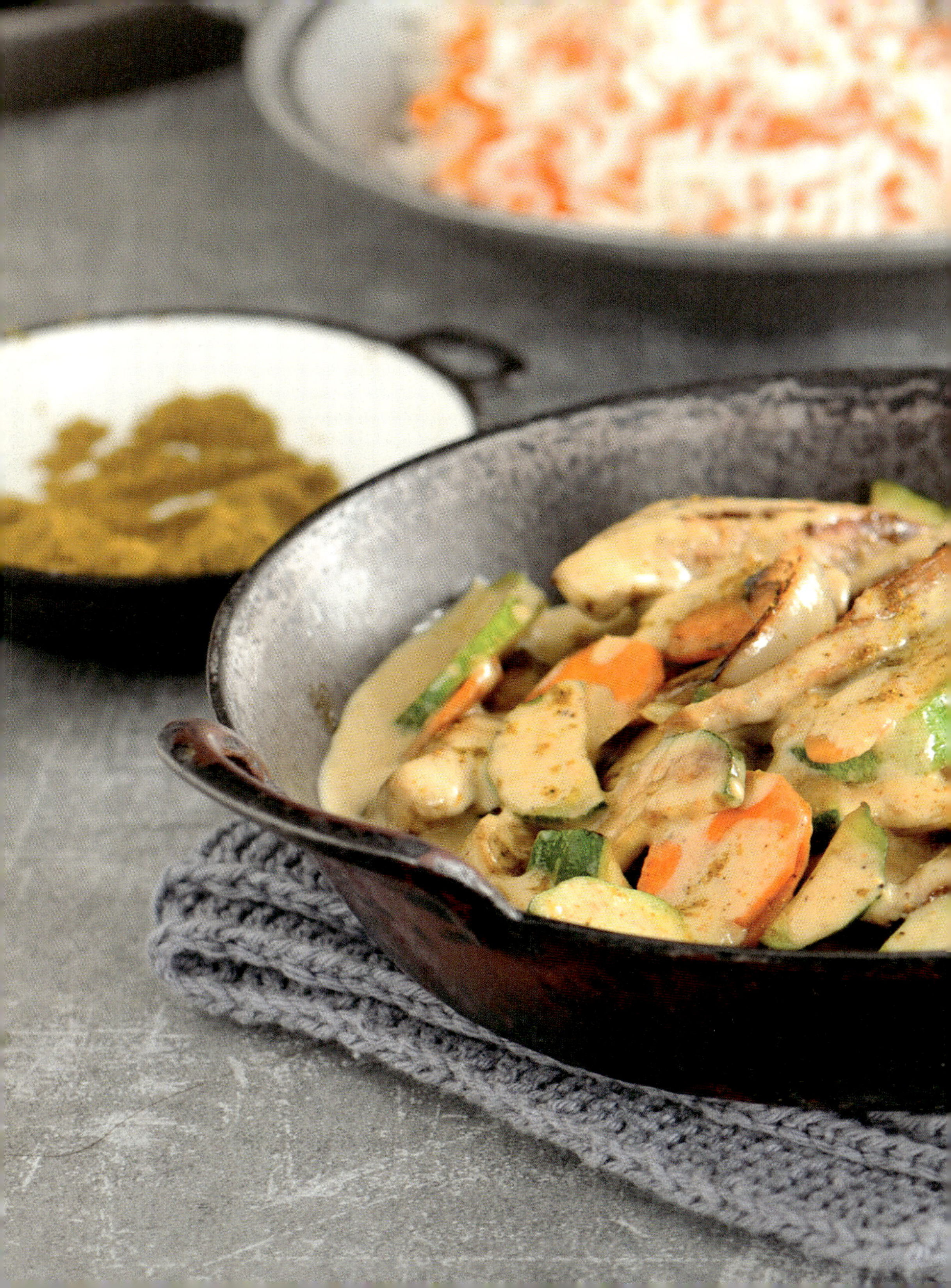

HAUPTGERICHTE

Was tun ohne Sahne in der Soße? Wie ohne Quark weiterkommen? Holen Sie sich die besten Anregungen für sättigende Hauptgerichte, die Ihren Gaumen kitzeln und Ihre Verdauung nicht belasten. Ob mit Fleisch, Fisch oder vegetarisch, hier ist an alle gedacht. Mit Tipps, wie Sie das Essen gut z. B. an den Arbeitsplatz transportieren können oder was sich für die schnelle Küche vorbereiten lässt.

FENCHELPASTA MIT SCHWEINEMETT

FÜR 2 PORTIONEN

200 g Nudeln, Salz
1 Zwiebel
1 große Fenchelknolle (etwa 400 g)
1 EL Rapsöl
150 g Schweinemett
100 ml Gemüsebrühe oder -fond
1 TL Speisestärke
50 g Sojacreme
Zucker, Pfeffer

- Nudeln in Salzwasser nach Packungsanweisung garen und abgießen.
- Zwiebel schälen, Fenchel putzen und den Strunk herausschneiden. Zwiebel und Fenchel in dünne Streifen schneiden. Sollte Fenchelgrün an der Knolle sein, beiseitelegen.
- Öl in einer Pfanne erhitzen, das Schweinemett darin krümelig anbraten. Zwiebeln und Fenchel zugeben und etwa 5 Minuten glasig dünsten.
- Kalte Gemüsebrühe mit Stärke anrühren, zusammen mit der Sojacreme unterrühren und erhitzen.
- Mit wenig Salz, Pfeffer, einer Prise Zucker und dem fein gehackten Fenchelgrün würzen, die abgetropften Nudeln untermischen und sofort servieren.

ZEIT: 20 Minuten
LAKTOSE: keine
PRO PORTION: 644 kcal, 30 g E, 30 g F, 64 g KH, 116 mg Kalzium

LIGURISCHE NUDELN

FÜR 2 PORTIONEN

200 g grüne Bohnen
300 g Kartoffeln
100 g Nudeln (z. B. Fusilli), Salz
etwa 3 EL Pesto (Glas), Pfeffer

- Bohnen putzen und halbieren, Kartoffeln schälen und in dünne Scheiben oder in Würfel schneiden.
- Salzwasser aufkochen, Nudeln, Kartoffeln und Bohnen darin etwa 12 Minuten garen. Alles abgießen und 8 EL vom Kochwasser auffangen.
- Pesto und Kochwasser im Topf erhitzen, Nudeln, Kartoffeln und Bohnen zugeben und unterheben. Mit Salz und Pfeffer abschmecken und sofort servieren.

INFO: Statt des fertigen Pestos können Sie auch das Rezept des Mandelpestos von Seite 122 mit den halben Mengenangaben verwenden.
ZEIT: 25 Minuten
LAKTOSE: keine
PRO PORTION: 570 kcal, 16 g E, 29 g F, 59 g KH, 219 mg Kalzium

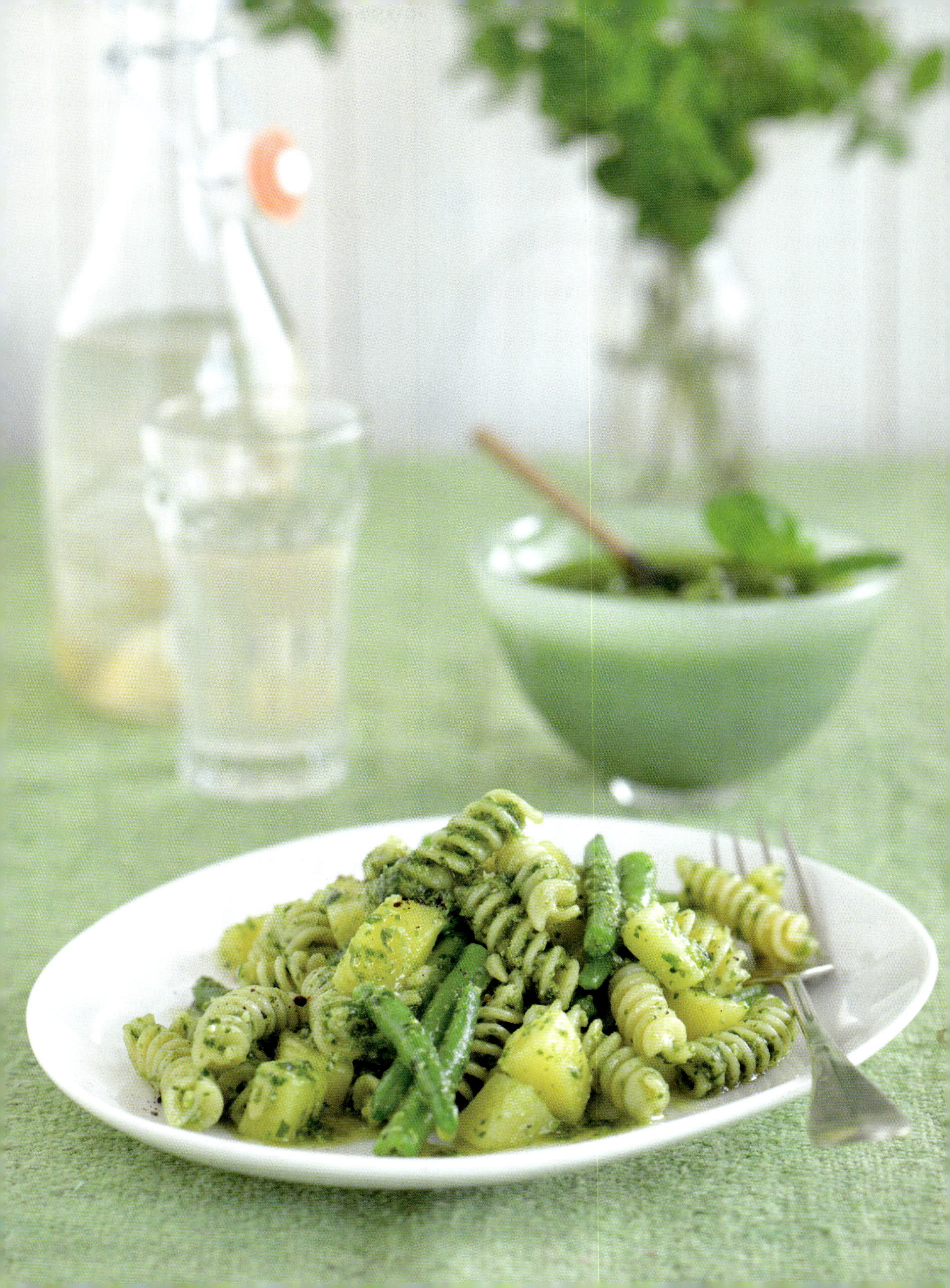

VOLLKORNPASTA MIT THUNFISCH

FÜR 2 PORTIONEN

1 Zitrone (unbehandelt)
1 Bund Schnittlauch
1 Dose Thunfisch natur
180 g Vollkornnudeln, Salz
150 g Erbsen (TK)
1 EL Rapsöl
1 gestrichener EL Mehl
200 ml Gemüsebrühe
100 ml Sojacreme
Pfeffer

▪ Zitrone waschen und trocken reiben. Etwa 1–2 TL Zitronenschale fein abreiben. Schnittlauch waschen und trocken schütteln, in feine Röllchen schneiden. Den Thunfisch abtropfen lassen.
▪ Nudeln in reichlich kochendem Salzwasser nach Packungsanweisung garen. In den letzten 5 Minuten die Erbsen zugeben und mitgaren.
▪ Gleichzeitig in einem kleinen Topf das Öl erhitzen und das Mehl mit einem Schneebesen einrühren. Gemüsebrühe und Sojacreme zugeben und unter häufigem Rühren aufkochen. Die Sauce offen bei kleiner Hitze einige Minuten köcheln lassen, bis die Nudeln gar sind, in der letzten Minute den Thunfisch zugeben und erwärmen, die Sauce mit Zitronenschale, Salz und Pfeffer abschmecken.
▪ Nudeln und Erbsen in ein Sieb geben und abtropfen lassen, mit der Sauce servieren, den Schnittlauch darüberstreuen.

INFO: Besonders pikant wird das Essen, wenn Sie 1–2 TL Kapern zugeben.
ZEIT: 25 Minuten
LAKTOSE: keine
PRO PORTION: 568 kcal, 34 g E, 16 g F, 69 g KH, 56 mg Kalzium

GNOCCHIPFANNE

FÜR 2 PORTIONEN

250 g Champignons
1 Bund Lauchzwiebeln
1 Hähnchenbrustfilet (ca. 200 g)
2 EL Rapsöl
100 g Frischkäse (laktosefrei)
1 Packung Gnocchi (Kühlregal, 400 g)
Salz, Pfeffer
2 Stiele Basilikum

▪ Champignons und Lauchzwiebeln putzen, Champignons in Scheiben schneiden, Lauchzwiebel in Ringe. Das Hähnchenfleisch in Streifen schneiden.
▪ 1 EL Öl in einer beschichteten Pfanne erhitzen, Champignons 3–4 Minuten braten, die Lauchzwiebeln zugeben und 1 Minute mitbraten. Das Gemüse aus der Pfanne nehmen.
▪ Das restliche Öl in die Pfanne geben und das Hähnchenfleisch rundherum etwa 4–5 Minuten braten. Frischkäse und 100 ml Wasser zugeben und unter Rühren erhitzen.
▪ Gnocchi und Gemüse ebenfalls zugeben und 2 Minuten heiß werden lassen, mit Salz und Pfeffer würzen. Basilikumblätter grob zerzupfen und darübergeben.

INFO: Champignons und Lauchzwiebeln sind besonders schnell vorbereitet und sind schnell gegart – ideal für die schnelle Küche.
ZEIT: 20 Minuten
LAKTOSE: keine
PRO PORTION: 704 kcal, 39 g E, 24 g F, 80 g KH, 196 mg Kalzium

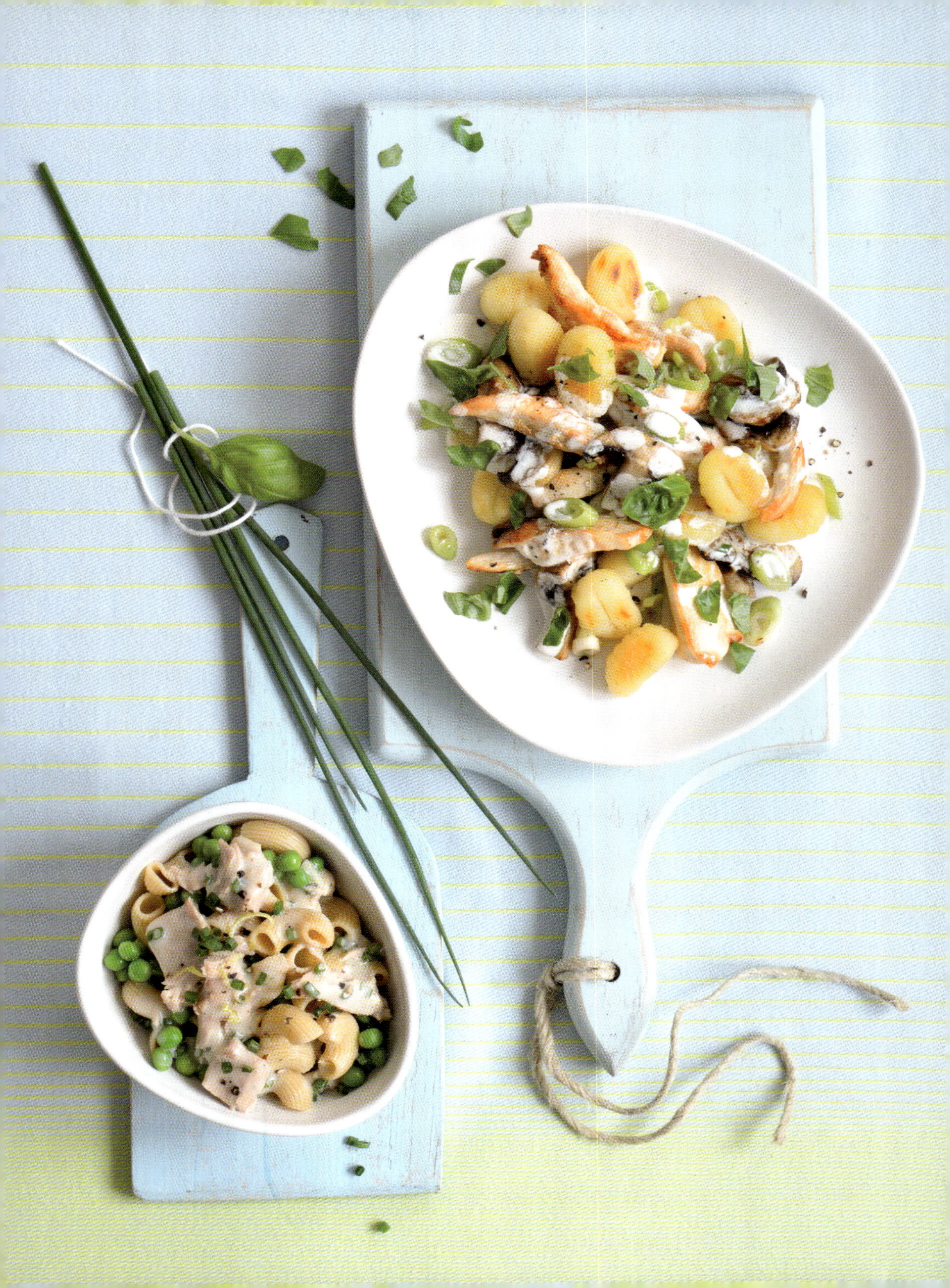

FLADENBROTPIZZA CAPRESE

FÜR 2 PORTIONEN

1 kleines Fladenbrot (200 g)
3 Tomaten
1 rote Zwiebel
2 EL schwarze Oliven ohne Stein
1 Mozzarella
2 EL Pesto
Salz, Pfeffer
3–4 Stiele Basilikum

▪ Das Fladenbrot längs halbieren und im vorgeheizten Backofen bei 200 °C 3–4 Minuten rösten.

▪ Tomaten waschen, trocken reiben und in Scheiben schneiden, Zwiebel schälen und in halbe Ringe schneiden. Oliven halbieren. Mozzarella abtropfen lassen und in dünne Scheiben schneiden.

▪ Die Fladenbrothälften dünn mit Pesto bestreichen und mit Tomate, Mozzarella, Zwiebeln und Oliven belegen. Mit Salz und Pfeffer würzen.

▪ Die Pizzen etwa 12–15 Minuten im Ofen überbacken.

▪ Basilikum waschen und trocken schütteln. Die Blätter auf den Pizzen verteilen und sofort servieren.

INFO: Wer mag, kann nach dem Backen noch ein paar Streifen Räucherlachs oder Parmaschinken auf der Fladenbrotpizza verteilen.

ZEIT: 30 Minuten

LAKTOSE: 0,3 Gramm

PRO PORTION: 528 kcal, 22 g E, 24 g F, 55 g KH, 370 mg Kalzium

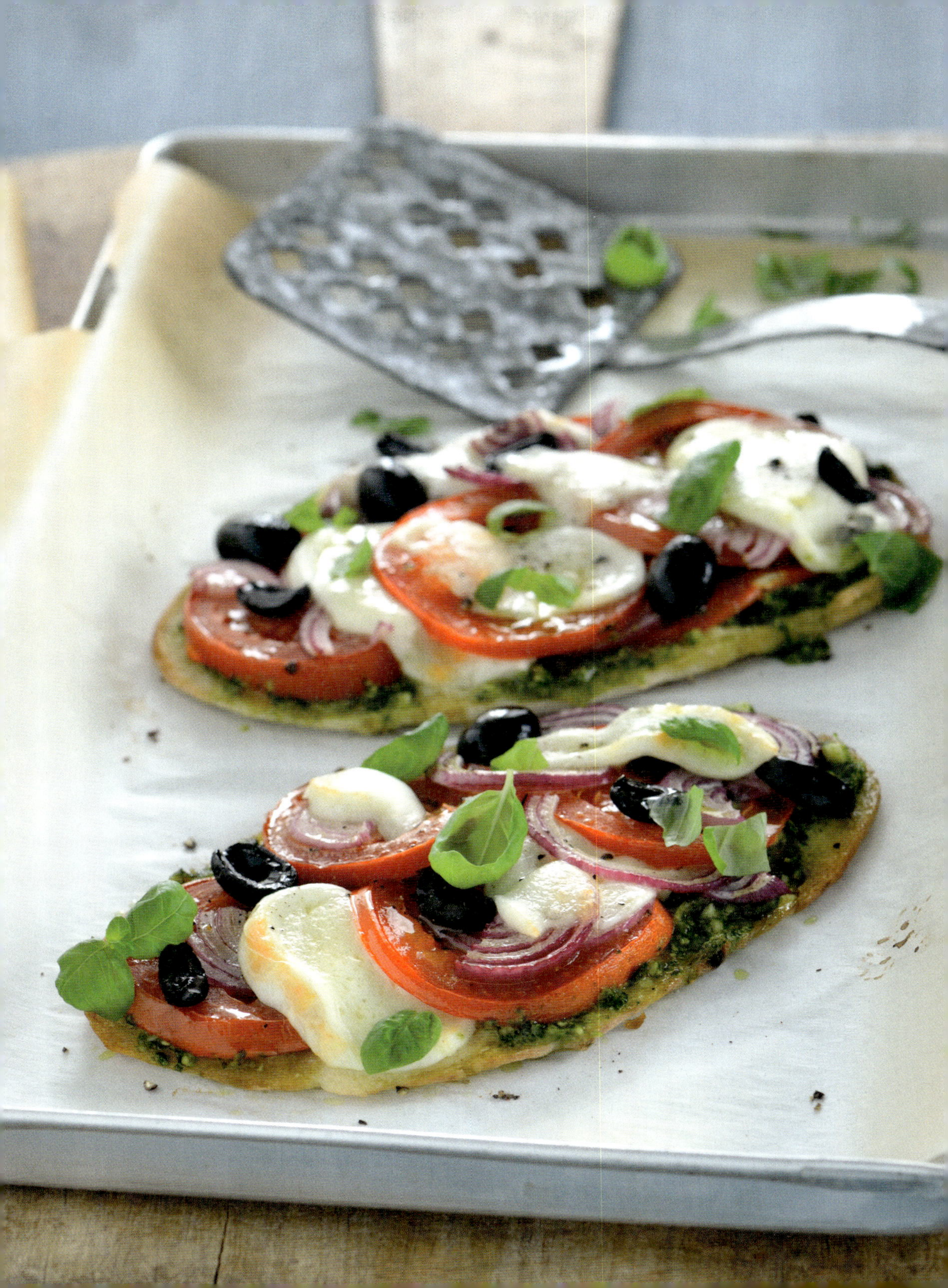

MAISPLÄTZCHEN MIT ZUCCHINI-QUARK

FÜR 2 PORTIONEN

1 kleine Zucchini
3 Stiele Basilikum
4 getrocknete Tomaten
200 g Magerquark (laktosefrei)
3–4 EL Mineralwasser
Salz, Pfeffer
1 Dose Mais (285 g Abtropfgewicht)
1 Ei
4–5 EL Gemüsebrühe oder -fond
80 g Mehl
1 Msp. Backpulver
2 EL Rapsöl

- Zucchini putzen, schälen und grob raspeln. Basilikumblättchen fein schneiden, die Tomaten würfeln. Die Zutaten mit dem Quark und Mineralwasser verrühren und herzhaft mit Salz und Pfeffer abschmecken.
- Mais auf einem Sieb abtropfen lassen.
- Ei, Brühe, Mehl und Backpulver zu einem glatten Teig verrühren, den Mais unterheben und die Masse mit Salz und Pfeffer würzen.
- Öl in einer beschichteten Pfanne ohne Fett erhitzen und die Maisplätzchen von jeder Seite 2 Minuten braten. Mit dem Quark servieren.

VARIANTE: Schmeckt auch mit Möhren-Petersilien-Quark, die getrockneten Tomaten dann weglassen.
ZEIT: 20 Minuten
LAKTOSE: keine
PRO PORTION: 462 kcal, 26 g E, 16 g F, 53 g KH, 191 mg Kalzium

SPARGEL-FRITTATA MIT WALNUSS-DIP

FÜR 2 PORTIONEN

500 g grüner Spargel, 1 Zwiebel
3 EL Ajvar, 3 Eier
Salz, Pfeffer
1 EL Rapsöl
100 g Seidentofu
1 EL Zitronensaft
40 g Walnüsse
1 Bund Schnittlauch

- Den Spargel nur im unteren Drittel schälen und in 2 cm dicke Scheiben schneiden, die Köpfe ganz lassen. Die Zwiebel schälen und würfeln.
- Ajvar mit den Eiern verquirlen und mit Salz und Pfeffer würzen.
- Das Öl in einer beschichteten Pfanne erhitzen, Spargel und Zwiebeln darin 2–3 Minuten glasig dünsten, das Gemüse mit Salz und Pfeffer würzen.
- Die Eimasse darübergießen und im vorgeheizten Backofen auf der mittleren Schiene bei 200 °C etwa 15 Minuten garen. Plastik- oder Holzgriff der Pfanne dabei mit Alufolie umwickeln.
- Tofu mit Zitronensaft und Walnüssen pürieren und mit Salz und Pfeffer abschmecken. Den Schnittlauch waschen, trocken schütteln und in Röllchen schneiden, unter den Dip heben.
- Frittata aus dem Ofen nehmen, auf einen Teller gleiten lassen und in Tortenstücke schneiden. Mit dem Dip servieren.

VARIANTE: Statt Seidentofu kann man auch laktosefreien Quark verwenden.
INFO: Die Frittata schmeckt auch lauwarm oder kalt, ist daher auch für ein kaltes Buffet oder für ein Lunchpaket geeignet. Den Dip separat servieren oder mitnehmen.
ZEIT: 30 Minuten
LAKTOSE: keine
PRO PORTION: 403 kcal, 21 g E, 31 g F, 10 g KH, 174 mg Kalzium

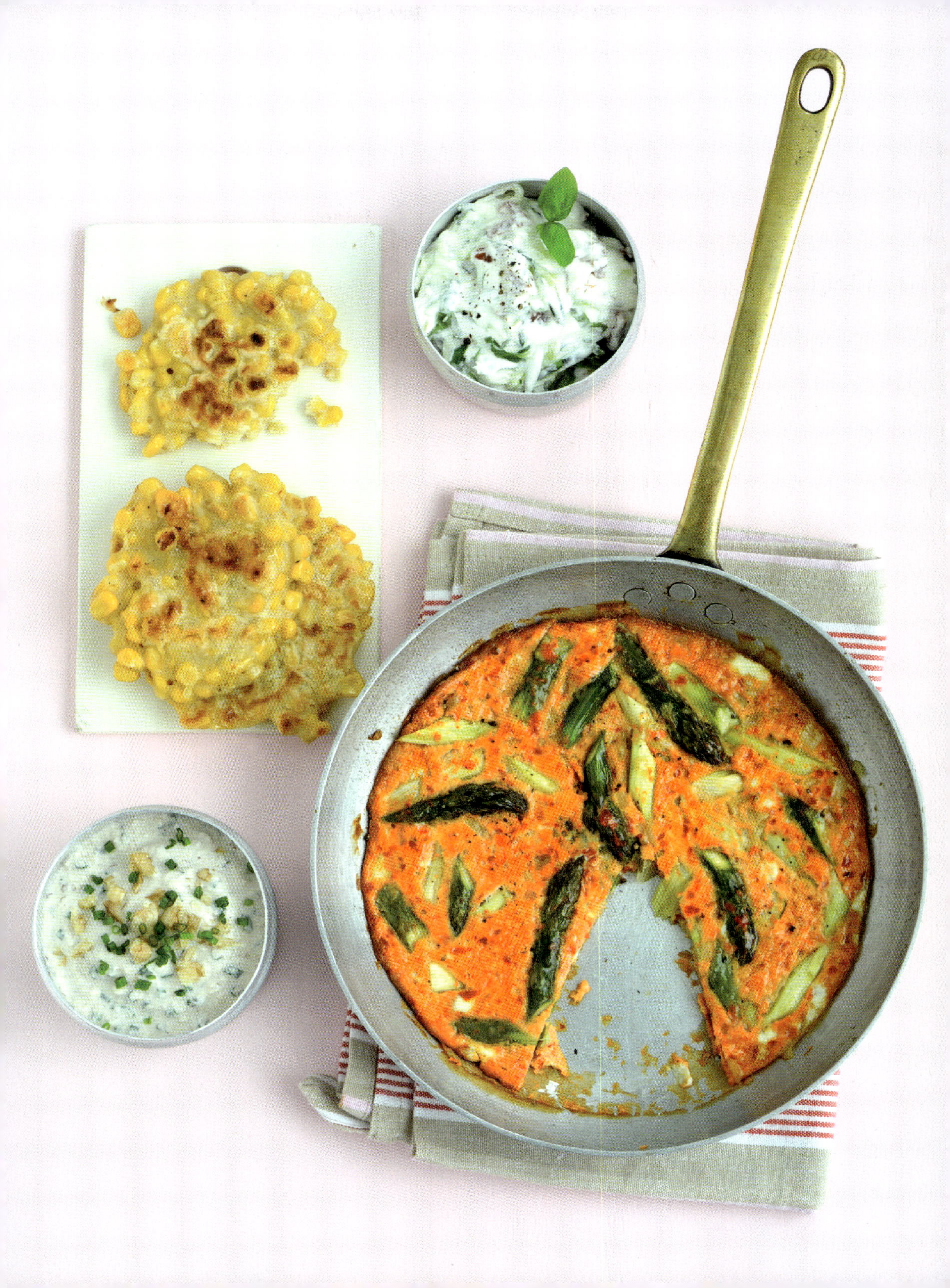

BRATREIS MIT BROCCOLI

FÜR 2 PORTIONEN

300 g Broccoli
1 rote Paprikaschote
2 EL Rapsöl
5 EL Gemüsebrühe
2 Eier
2–3 EL Sojasauce
1 Beutel gegarter Reis (250 g)
geschrotete Chilischoten
Salz
150 g Garnelen (gegart)
30 g Cashewkerne (geröstet und gesalzen)

- Broccoli putzen, in kleine Röschen schneiden, Paprikaschote putzen, die Kerne entfernen und das Fruchtfleisch in Streifen schneiden.
- Öl in einer beschichteten Pfanne erhitzen, das Gemüse darin etwa 2 Minuten andünsten, Brühe zugeben und 5–7 Minuten zugedeckt bei mittlerer Hitze knackig garen.
- In der Zwischenzeit Eier mit Sojasauce verquirlen.
- Den Reis unter das Gemüse geben und erhitzen. Eier zugeben und unter Rühren stocken lassen, mit Chilischoten und Salz herzhaft abschmecken.
- Die Garnelen zugeben und kurz erhitzen, die Cashewkerne darüberstreuen.

INFO: Wenn Sie Bratenreste haben, können Sie diese in Streifen schneiden und statt der Garnelen verwenden. Wer etwas mehr Zeit aufbringen kann, gart den Reis selber, z. B. am Vortag.

ZEIT: 20 Minuten

LAKTOSE: keine

PRO PORTION: 488 kcal, 31 g E, 20 g F, 45 g KH, 207 mg Kalzium

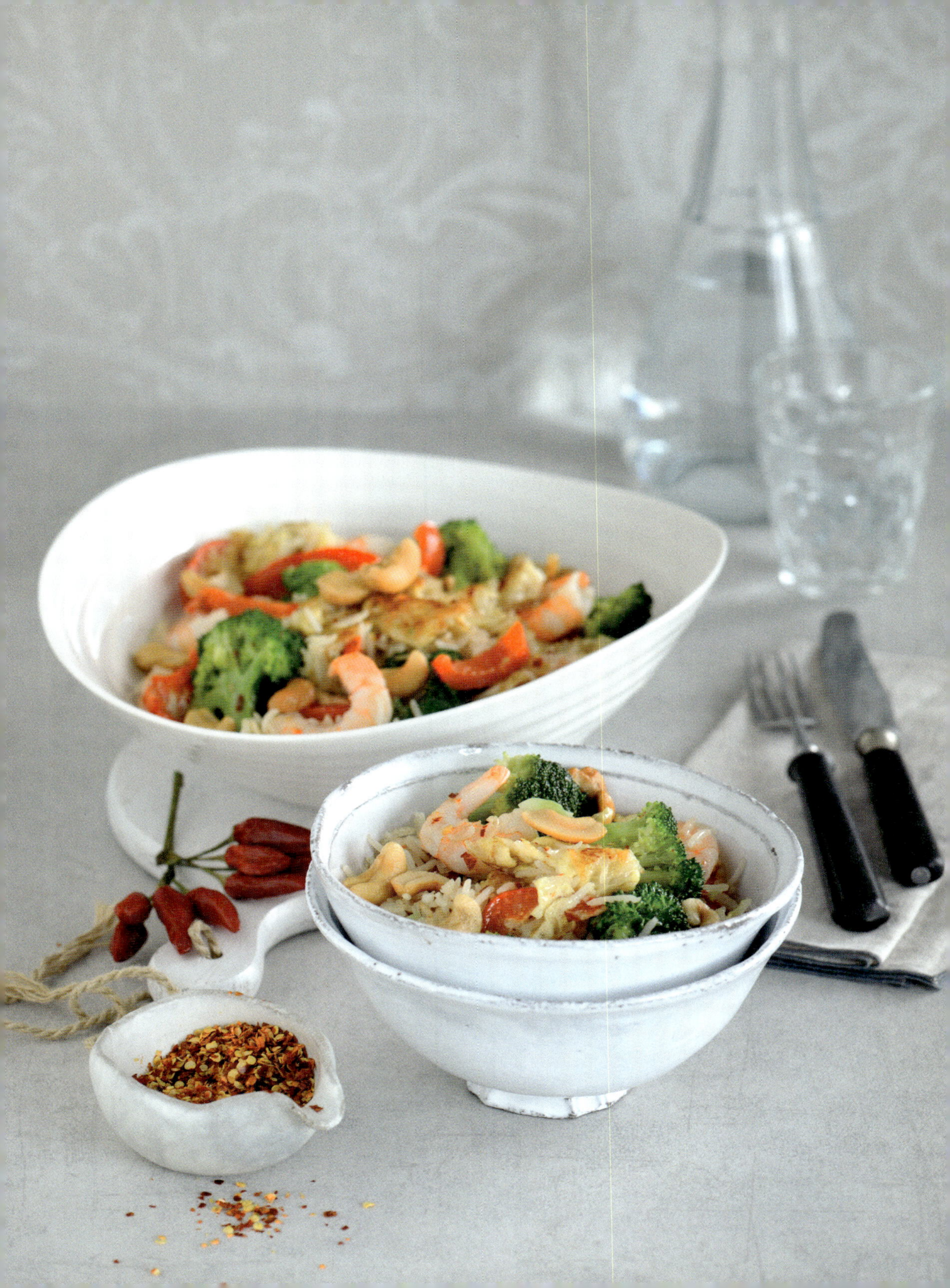

ZWIEBELSUPPE MIT KÄSECROÛTONS

FÜR 2 PORTIONEN

1 Gemüsezwiebel (250 g)
1 EL Rapsöl
1 TL Mehl
100 ml Weißwein
400 ml Gemüse- oder Fleischbrühe
½ TL frische oder getrocknete Majoranblättchen
2 Scheiben helles Vollkornbrot
2 TL Senf
40 g alter Gouda oder Emmentaler
Salz, Pfeffer

- Zwiebel schälen, vierteln und in dünne Streifen schneiden.
- Das Öl in einem Topf erhitzen und die Zwiebeln darin 5 Minuten glasig dünsten.
- Das Mehl darüberstäuben und den Wein zugießen. Unter Rühren 2–3 Minuten kochen, bis der Wein fast verdampft ist. Dann die Brühe zugießen und den Majoran zugeben, die Suppe zugedeckt bei mittlerer Hitze 15–20 Minuten garen.
- Das Brot im Toaster rösten, ganz dünn mit Senf bestreichen und mit dem Käse bestreuen. Unter dem Grill kurz goldgelb überbacken.
- Die Suppe mit Salz und Pfeffer abschmecken und auf zwei Tellern verteilen. Die Käsecroûtons daraufsetzen und sofort servieren.

ZEIT: 30 Minuten
LAKTOSE: keine
PRO PORTION: 267 kcal, 10 g E, 12 g F, 26 g KH, 246 mg Kalzium

ASIASUPPE

FÜR 2 PORTIONEN

1 Stange Zitronengras
1 walnussgroßes Stück Ingwer
1 Knoblauchzehe, ½–1 Chilischote
1 EL Rapsöl, 600 ml Gemüsebrühe oder -fond, 1 großer Hähnchenschenkel
2 Möhren, 1 kleine Stange Porree
100 ml Kokosmilch
100 g Woknudeln (oder Fadennudeln)
1–2 EL Limettensaft, Salz, Pfeffer

- Zitronengras und ungeschälten Ingwer grob hacken, Knoblauchzehe schälen und vierteln, Chilischote in Ringe schneiden.
- Öl in einem Topf erhitzen und alles darin 2–3 Minuten glasig dünsten. Brühe und den Hähnchenschenkel zugeben, aufkochen lassen und bei milder Hitze 20–25 Minuten garen.
- In der Zwischenzeit die Möhren schälen und in dünne Streifen schneiden. Porree putzen, halbieren und unter fließendem Wasser waschen. Den Porree ebenfalls in dünne Streifen schneiden.
- Den Hähnchenschenkel aus der Brühe heben und kurz abkühlen lassen, die Brühe durch ein Sieb in einen zweiten Topf umgießen. Haut und Knochen vom Hähnchenfleisch entfernen und das Fleisch in mundgerechte Stücke schneiden.
- Kokosmilch zur Brühe geben und zunächst die Möhren und die Nudeln 2–3 Minuten darin zugedeckt garen, dann die Porreestreifen und das Fleisch zugeben. Einmal aufkochen lassen.
- Mit Limettensaft, Salz und Pfeffer abschmecken.

INFO: Für Suppen eignen sich Hähnchenschenkel viel besser als Hähnchenbrust. Das Fleisch bleibt saftig und die Brühe wird schön kräftig im Geschmack.

ZEIT: 50 Minuten
LAKTOSE: keine
PRO PORTION: 500 kcal, 31 g E, 19 g F, 50 g KH, 64 mg Kalzium

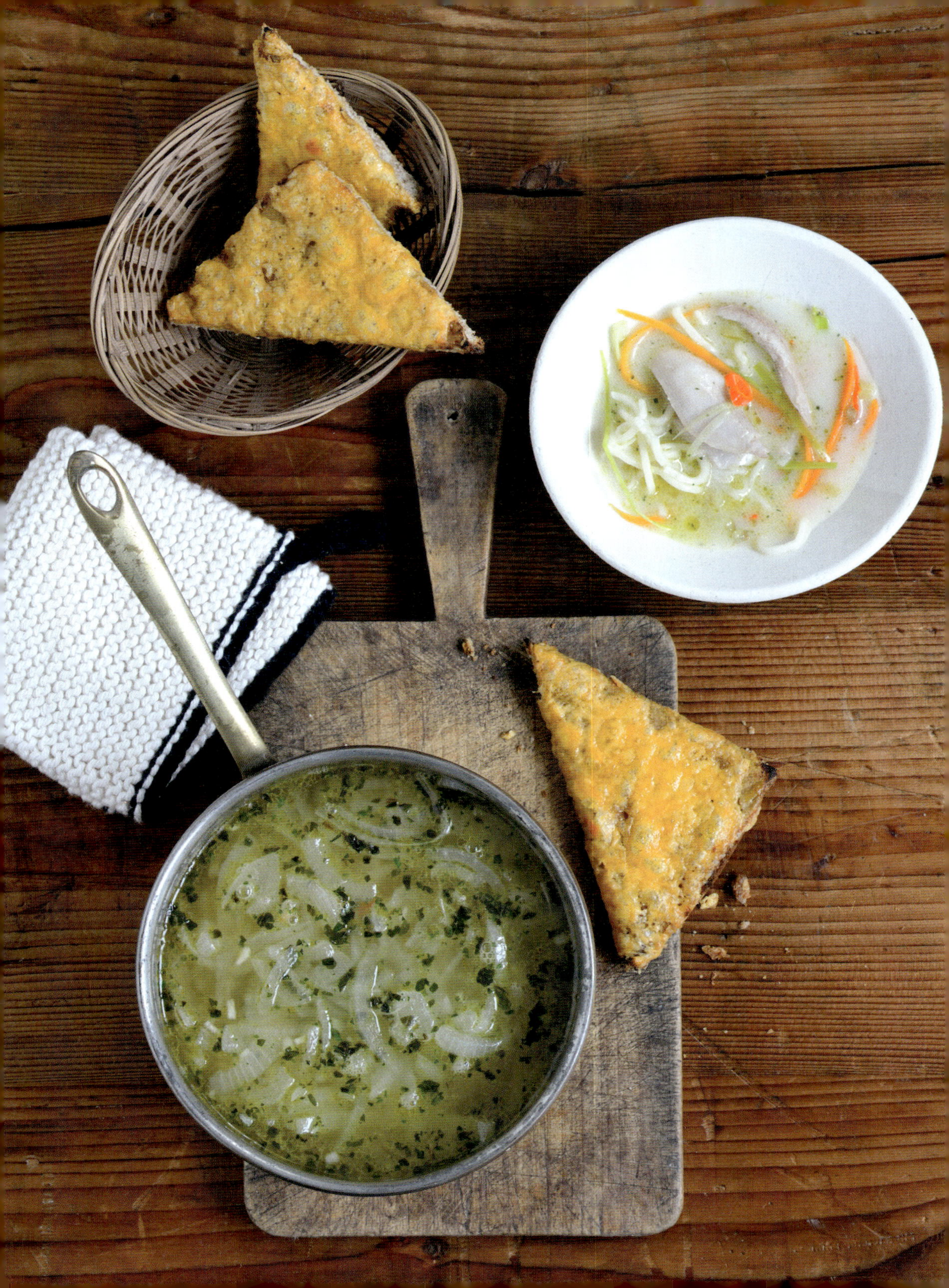

GEMÜSESUPPE MIT GRIESS- UND FLEISCHKLÖSSCHEN

FÜR 2 PORTIONEN

1 EL Butter oder Margarine
725 ml Gemüsebrühe oder -fond
65 g Weizengrieß
1 Ei
Salz, Muskatnuss
1 Packung (300 g) TK-Suppengemüse
1 ungebrühtes Putenbratwürstchen (100 g)

- Butter oder Margarine und 125 ml Gemüsebrühe aufkochen. Grieß einstreuen und unter Rühren 2 Minuten garen. Den Topf von der Herdplatte ziehen, das Ei unterrühren und mit Salz und Muskatnuss würzen.
- Die restliche Gemüsebrühe erhitzen, das Suppengemüse zugeben und nach Packungsanweisung 15 Minuten garen. Mit 2 Teelöffeln aus der Grießmasse kleine Klößchen abstechen und nach 5 Minuten in die Suppe geben.
- Nach weiteren 5 Minuten die Bratwurstmasse in kleinen Portionen direkt aus der Pelle in die Suppe drücken.

INFO: Wer mag, streut noch reichlich frische Kräuter über die Suppe.
ZEIT: 30 Minuten
LAKTOSE: keine
PRO PORTION: 323 kcal, 22 g E, 11 g F, 32 g KH, 104 mg Kalzium

MINESTRONE

FÜR 2 PORTIONEN

2 Stangen Staudensellerie, 1 kleine Zucchini, 2 Möhren, 1 kleine Zwiebel, 1 Knoblauchzehe, 2 Zweige frischer Oregano (oder ½ TL getrockneter Oregano), 1 Dose weiße Bohnen (250 g Abtropfgewicht)
50 g durchwachsener Speck
1 EL Olivenöl, 400 ml Gemüsebrühe oder -fond, 1 EL Tomatenmark, 2 Frühlingszwiebeln, 1 Fleischtomate, Salz, Pfeffer
Zucker, 4 EL geriebener Parmesankäse

- Staudensellerie putzen, die Fäden auf der runden Seite der Stiele mit einem Messer abziehen und in Scheiben schneiden. Zucchini putzen und würfeln, Möhren schälen und in Scheiben schneiden. Zwiebel und Knoblauchzehe schälen und fein würfeln. Den Oregano unter fließendem Wasser waschen und trocken schütteln.
- Die Bohnen in ein Sieb geben, unter fließendem Wasser abspülen und abtropfen lassen. Den Speck würfeln.
- Öl in einem Topf erhitzen, Speck, Zwiebeln und Knoblauch darin kurz anbraten. Sellerie, Zucchini und Möhren zugeben, mit der Brühe auffüllen und das Tomatenmark unterrühren. Zugedeckt bei mittlerer Hitze 10–15 Minuten garen.
- Inzwischen die Frühlingszwiebeln waschen, putzen und in Ringe schneiden, die Tomate waschen, trocken reiben und würfeln.
- Bohnen, Tomaten und Frühlingszwiebeln zur Suppe geben, erhitzen und mit Salz, Pfeffer und Zucker abschmecken. Den Parmesan zur Suppe reichen.

INFO: Schmeckt auch mit Paprikaschoten, Fenchel, grünen Bohnen und Kartoffeln. Für den ganz großen Hunger noch ein paar Suppennudeln mitgaren.
ZEIT: 40 Minuten
LAKTOSE: keine
PRO PORTION: 420 kcal, 24 g E, 19 g F, 37 g KH, 370 g Kalzium

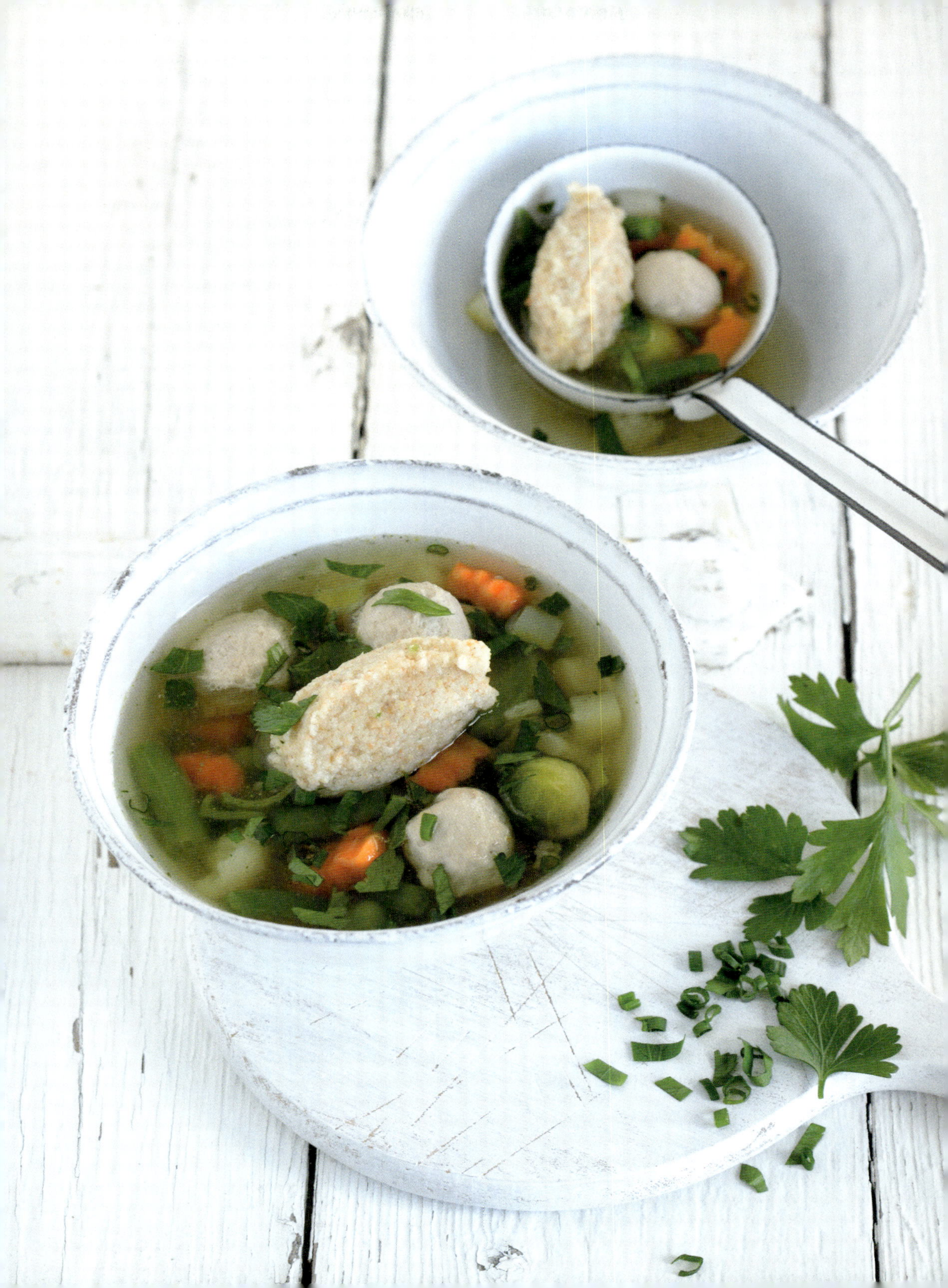

MEERRETTICHSUPPE MIT GERÄUCHERTER FORELLE

FÜR 2 PORTIONEN

300 g Kartoffeln
1 kleiner Apfel
1 Stück (ca. 40 g) frischer Meerrettich
400 ml Gemüsebrühe oder -fond
50 ml Sojacreme
Salz, Pfeffer
2–3 TL Zitronensaft
125 g geräuchertes Forellenfilet
2 TL Kürbiskern- oder Olivenöl

- Kartoffeln und Apfel schälen, das Kerngehäuse aus dem Apfel schneiden. Beides grob würfeln. Meerrettich waschen, schälen und fein reiben.
- Kartoffeln in der Brühe in etwa 15 Minuten gar kochen, in den letzten 5 Minuten den Apfel mitgaren. Meerrettich und Sojacreme zugeben und die Suppe fein pürieren. Mit Salz und Pfeffer abschmecken.
- Forellenfilet in Stückchen teilen und auf zwei Suppenteller verteilen. Die Suppe daraufgeben, mit Kürbiskern- oder Olivenöl beträufeln.

INFO: Sie können auch Meerrettich aus dem Glas verwenden. Vorsicht aber bei Sahne-Meerrettich, er enthält Laktose.
ZEIT: 25 Minuten
LAKTOSE: keine
PRO PORTION: 282 kcal, 17 g E, 9 g F, 31 g KH, 45 mg Kalzium

FISCHSUPPE À LA BOUILLABAISSE

FÜR 2 PORTIONEN

200 g Kartoffeln, 1 Möhre, 1 kleiner Fenchel, 1 Zwiebel, 50 g Cocktailtomaten
1 Knoblauchzehe, 3 Stiele Petersilie
3 EL Olivenöl, ¾ l Gemüsebrühe
100 ml trockener Weißwein
1 Msp. gemahlener Safran, 200 g Fischfilet (z. B. Rotbarsch, Lengfisch, Kabeljau)
100 g küchenfertige Garnelen
Salz, Pfeffer, 1 EL Zitronensaft
2 Scheiben Bauernbrot

- Kartoffeln und Möhre schälen, Fenchel putzen und den harten Strunk entfernen. Das Gemüse in mundgerechte Stücke schneiden. Eventuell vorhandenes Fenchelgrün hacken und beiseitelegen.
- Zwiebel schälen und würfeln, Tomaten waschen, trocken reiben und halbieren. Knoblauchzehe schälen, Petersilie waschen, trocken schütteln und fein hacken.
- 2 EL Olivenöl in einem Topf erhitzen, Kartoffeln, Zwiebeln, Fenchel und Möhre darin 2–3 Minuten andünsten, Brühe, Wein und Safran zugeben und aufkochen. Zugedeckt bei mittlerer Hitze etwa 10–15 Minuten garen.
- Inzwischen das Fischfilet und Garnelen trocken tupfen, Gräten mit einer Pinzette herausziehen und den Fisch würfeln.
- Fisch und Garnelen mit Salz, Pfeffer und Zitronensaft würzen und mit den Tomaten auf die Suppe geben. Bei sehr kleiner Hitze ca. 3–4 Minuten gar ziehen lassen.
- Das restliche Olivenöl in einer beschichteten Pfanne erhitzen und die Brotscheiben darin von beiden Seiten etwa 2 Minuten goldbraun rösten. Die Knoblauchzehe auf den Brotscheiben abreiben.
- Suppe abschmecken, Kräuter darübergeben und mit dem Brot servieren.

ZEIT: 40 Minuten
LAKTOSE: keine
PRO PORTION: 503 kcal, 35 g E, 18 g F, 44 g KH, 170 mg Kalzium

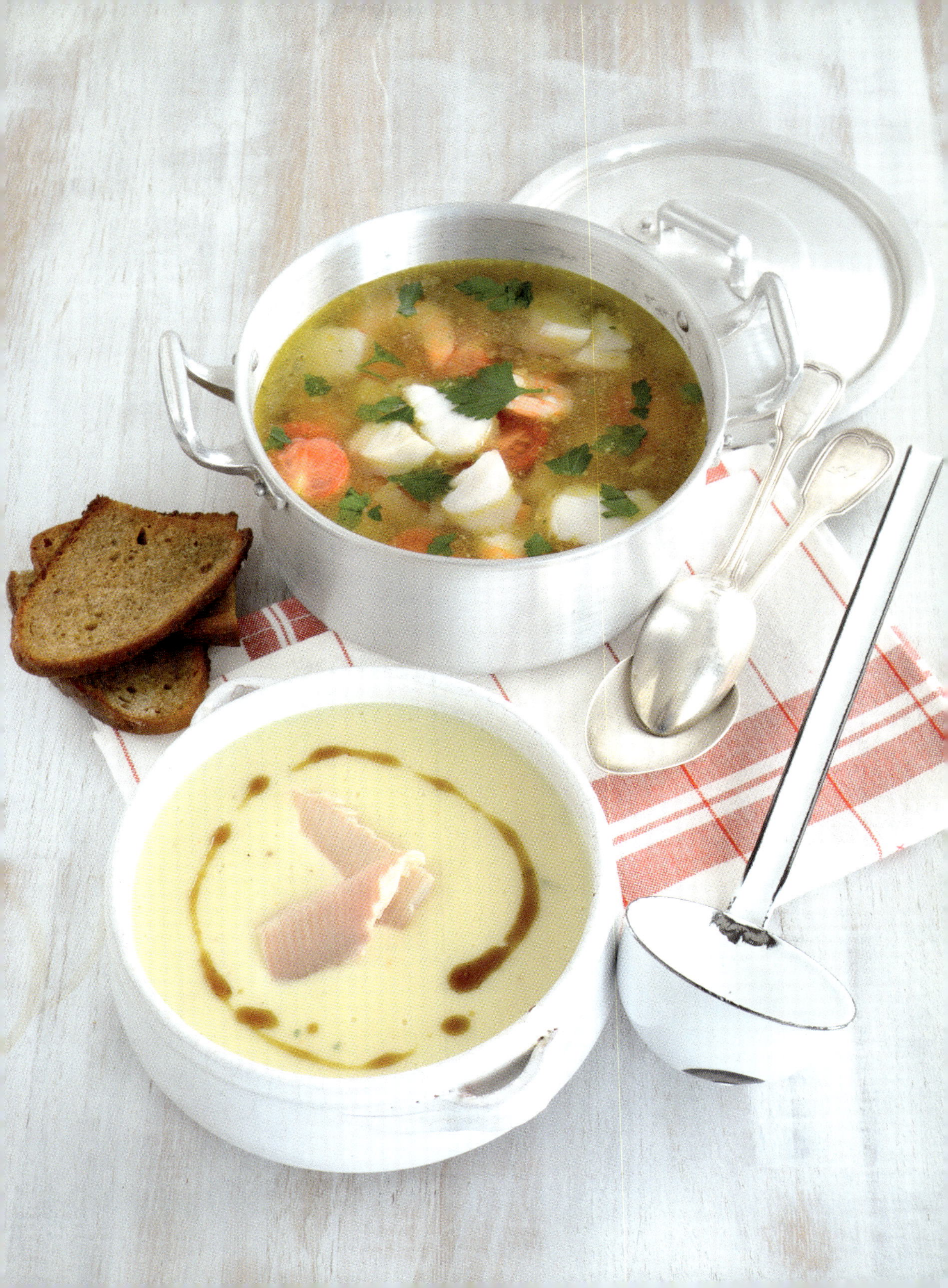

KÜRBISCREMESUPPE MIT KASSELER

FÜR 2 PORTIONEN

2 Zwiebeln, ½ kleiner Hokkaido-Kürbis (400 g), 2 Kartoffeln (150 g), 1 EL Rapsöl
½ – ¾ l Gemüsebrühe oder -fond
1 Scheibe Kasselernacken (200 g)
1 rotschaliger Apfel
Salz, Pfeffer, geriebene Muskatnuss
½ Bund Petersilie, 50 ml Sojacreme

- Zwiebel schälen und würfeln. Den Kürbis in Spalten schneiden, die Kerne entfernen, Kartoffeln schälen. Kürbis und Kartoffeln grob würfeln.
- Das Öl in einem Topf erhitzen und die Zwiebeln darin glasig dünsten. Kasseler, Kürbis, Kartoffeln und Gemüsebrühe zugeben, aufkochen und etwa 15 Minuten bei milder Hitze zugedeckt garen.
- Inzwischen das Kerngehäuse aus dem Apfel schneiden und das Fruchtfleisch mit der Schale würfeln. Zum Eintopf geben und weitere 3 – 4 Minuten garen. Mit Salz und Pfeffer abschmecken.
- Das Fleisch aus der Suppe heben und in mundgerechte Würfel schneiden.
- Die Suppe fein pürieren und mit Salz, Pfeffer und Muskatnuss abschmecken.
- Das Fleisch noch einmal in der Suppe heiß werden lassen und die Suppe mit fein gehackter Petersilie und einem Schuss Sojacreme servieren.

INFO: Hokkaido-Kürbis erhalten Sie in Bio-Qualität das ganze Jahr über. Es ist die einzige Kürbissorte, die man mit der Schale verwenden kann.

ZEIT: 40 Minuten
LAKTOSE: keine
PRO PORTION: 394 kcal, 22 g E, 18 g F, 34 g KH, 108 mg Kalzium

KARTOFFELGULASCH MIT SCHWEINEFILET

FÜR 2 PORTIONEN

250 g Schweinefilet
500 g Kartoffeln
1 Zwiebel, 2 Paprikaschoten
2 EL Rapsöl, 1 EL Tomatenmark
2 TL Paprikapulver, ¼ TL Kümmel
500 ml Fleischbrühe oder -fond
1 Zitrone (unbehandelt), 4 Stiele Dill
4 EL Schmand (laktosefrei), Salz, Pfeffer

- Schweinefilet in 2 cm große Würfel schneiden, Kartoffeln schälen und würfeln, Zwiebel schälen und fein würfeln, die Paprikaschoten putzen und in mundgerechte Stücke schneiden.
- 1 EL Öl im Topf erhitzen, die Zwiebeln darin 2 – 3 Minuten glasig dünsten. Kartoffeln, Tomatenmark, Paprikapulver und Kümmel zugeben und kurz andünsten. Mit Brühe aufgießen und zugedeckt 20 Minuten bei kleiner Hitze garen, nach 10 Minuten die Paprikastücke zugeben.
- In der Zwischenzeit die Zitrone waschen und trocken reiben, 2 TL Schale fein abreiben. Dill waschen, trocken schütteln und fein schneiden. Schmand mit Zitronenschale und Dill verrühren.
- Das restliche Öl in einer beschichteten Pfanne erhitzen und das Schweinefilet darin 5 Minuten rundherum anbraten, mit Salz und Pfeffer würzen.
- Eintopf mit dem Stabmixer ganz kurz pürieren, sodass nur ein sehr kleiner Teil püriert wird und den Eintopf bindet. Das Fleisch zugeben und kurz erhitzen. Mit Salz, Pfeffer und Kümmel abschmecken, Zitronen-Dill-Schmand dazu servieren.

INFO: Wer Kalorien sparen möchte, verwendet statt Schmand laktosefreien Naturjoghurt.

ZEIT: 30 Minuten
LAKTOSE: keine
PRO PORTION: 517 kcal, 35 g E, 23 g F, 40 g KH, 93 mg Kalzium

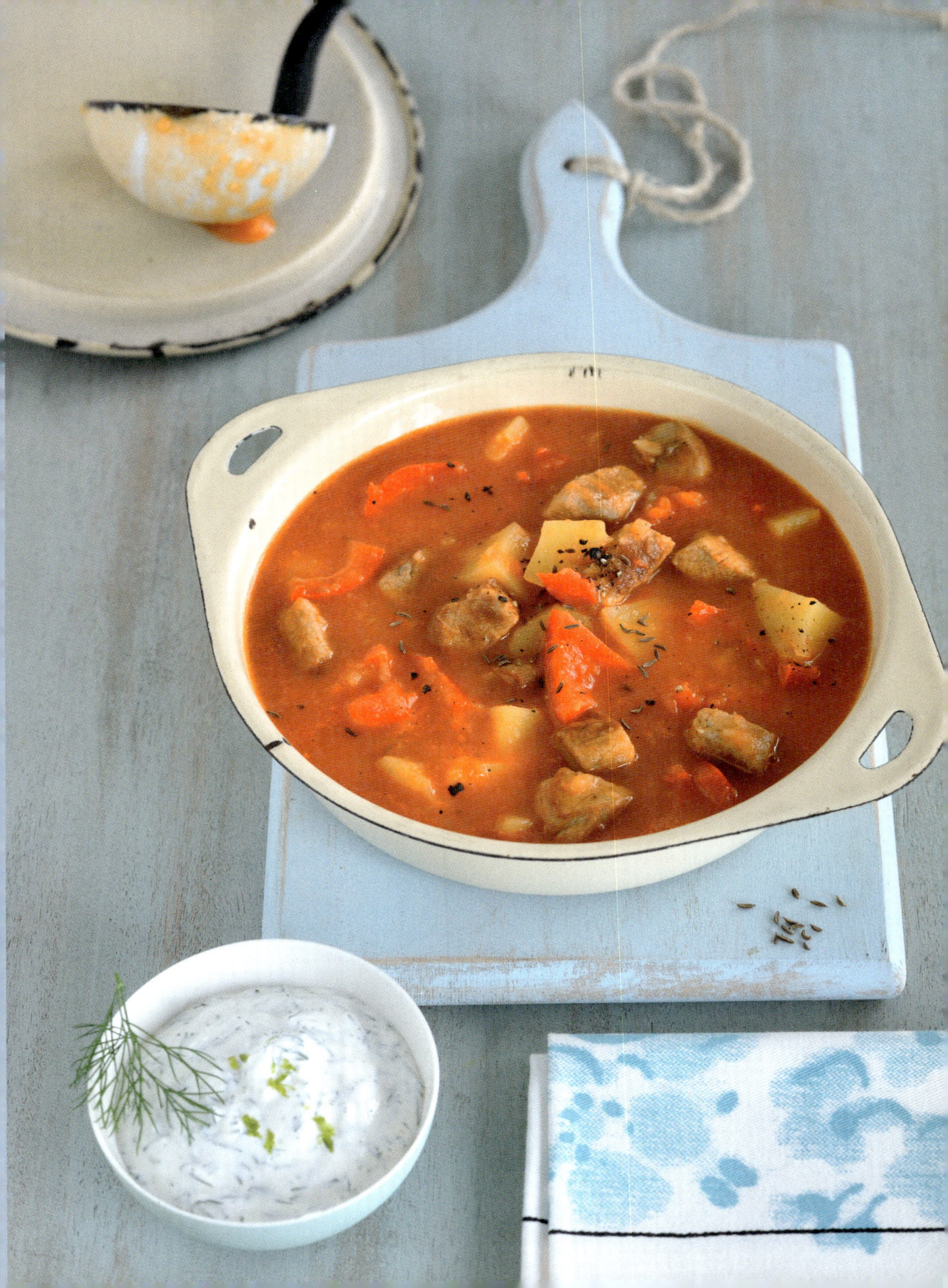

SCHARFER ANANAS-GURKEN-SALAT MIT KNOBLAUCH-GARNELEN

FÜR 2 PORTIONEN

1 Babyananas (oder ¼ große Frucht)
½ Salatgurke
100 g Eisbergsalat
2 EL Rapsöl, 1 EL Sesamöl
1 EL Honig
2 EL Essig, geschrotete Chilischoten
Salz, 1 Knoblauchzehe
200 g Garnelen (küchenfertig)
2 TL Sesamsamen

- Die Ananas vierteln und schälen. Den harten Mittelstrunk entfernen und das Fruchtfleisch in Scheiben schneiden. Gurke schälen, längs halbieren und ebenfalls in Scheiben schneiden. Den Salat putzen und in feine Streifen schneiden.
- 1 EL Rapsöl, das Sesamöl, Honig und Essig verrühren, mit geschroteten Chilischoten und Salz herzhaft würzen. Gurke, Ananas und Salat unterheben.
- Die Knoblauchzehe schälen und halbieren. Das restliche Öl und den Knoblauch in einer beschichteten Pfanne erhitzen und die Garnelen von jeder Seite 1–2 Minuten garen. Mit Salz und Pfeffer würzen und mit dem Salat anrichten. Den Sesam darüberstreuen.

VARIANTE: Der Salat schmeckt auch mit gebratener Hähnchen- oder Putenbrust. Und wenn es ganz schnell gehen soll, servieren Sie ein paar Scheiben geräucherte Putenbrust oder abgetropfte Flusskrebsen, aus dem Kühlregal zum Salat.
ZEIT: 25 Minuten
LAKTOSE: keine
PRO PORTION: 330 kcal, 20 g E, 18 g F, 20 g KH, 153 mg Kalzium

BULGURSALAT MIT HÄHNCHENBRUST

FÜR 2 PORTIONEN

100 g Bulgur
200 ml Gemüsebrühe oder -fond
2 Bund Petersilie
1 Bund Lauchzwiebeln
2 Fleischtomaten
3 EL Zitronensaft, 2 EL Olivenöl
200 g Hähnchenbrustfilet
2 TL Paprikapulver (nach Wunsch mild oder scharf)
2 EL Mehl
Salz, Pfeffer
2 EL Rapsöl, Cayennepfeffer

- Bulgur in eine Schüssel geben und mit kochender Gemüsebrühe übergießen. 10 Minuten ziehen lassen, zwischendurch mit einer Gabel etwas auflockern.
- Petersilie waschen, trocken schütteln und fein hacken. Lauchzwiebeln putzen und in Ringe schneiden, Tomaten abwaschen, trocken reiben und würfeln.
- Zitronensaft und Olivenöl verrühren und mit den übrigen Zutaten unter den Bulgur heben. Bis zum Servieren durchziehen lassen.
- Die Hähnchenbrust würfeln. Paprikapulver, Mehl, ½ TL Salz und etwas Pfeffer in einer Schüssel mischen, die Hähnchenwürfel darin wenden, überschüssiges Mehl abschütteln (z. B. in einem Sieb).
- Hähnchenwürfel im heißen Rapsöl bei mittlerer Hitze rundherum etwa 4–6 Minuten braten.
- Den Salat mit Salz und Cayennepfeffer abschmecken und mit dem Hähnchenfleisch servieren.

INFO: Eine fruchtige Note erhält der Salat, wenn man die Kerne von einem Granatapfel untermischt.
ZEIT: 30 Minuten
LAKTOSE: keine
PRO PORTION: 532 kcal, 32 g E, 22 g F, 50 g KH, 157 mg Kalzium

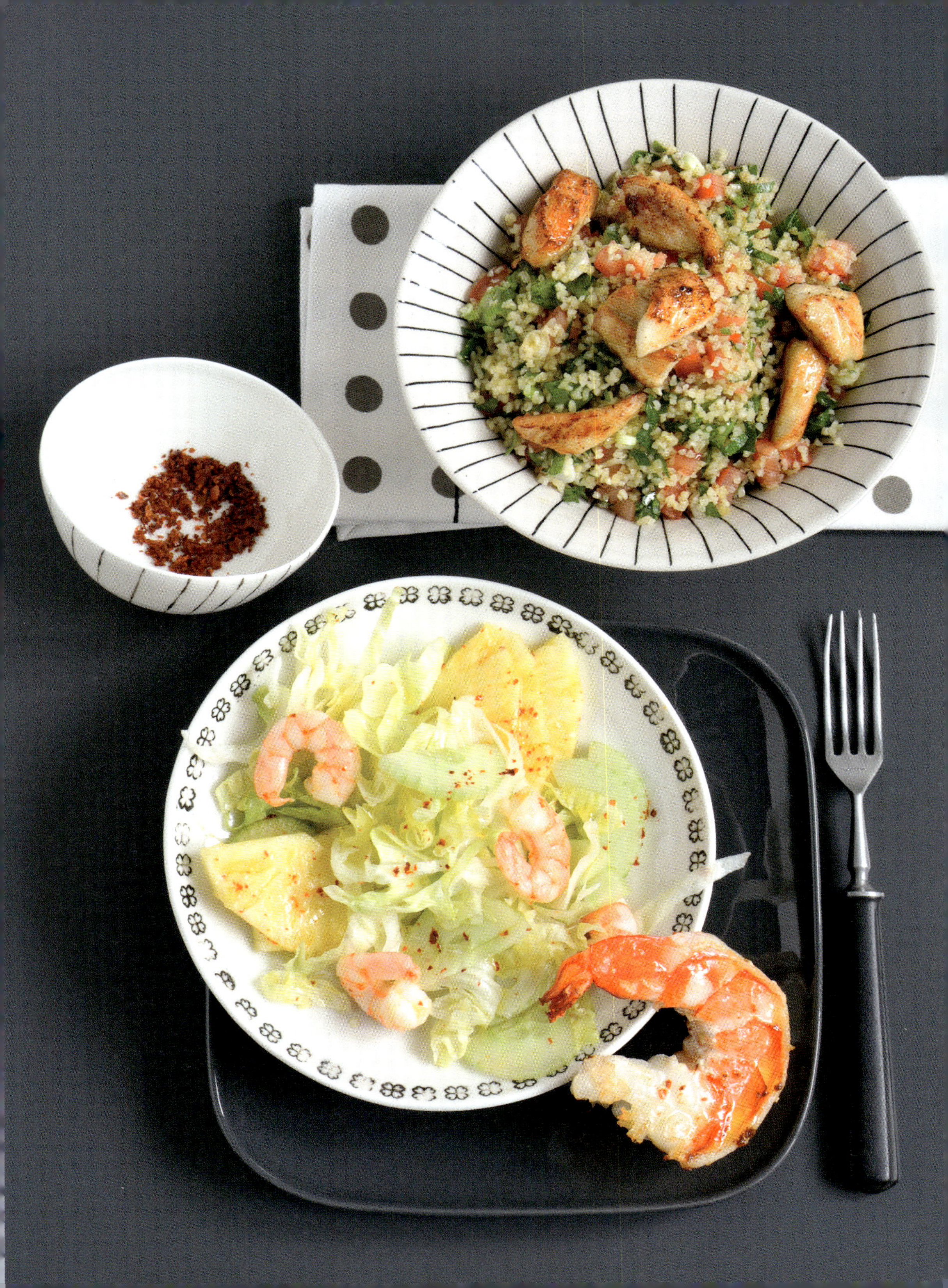

LAUWARMER GEMÜSE-NUDEL-SALAT

FÜR 2 PORTIONEN

1 Zwiebel
1 Knoblauchzehe
1 Zucchini
1 Paprikaschote, 2 EL Olivenöl
100 ml Gemüsebrühe oder -fond
150 g kurze Nudeln (z. B. kurze Maccheroni)
Salz, Pfeffer
½ Bund Basilikum
30 g Parmesankäse

- Zwiebel und Knoblauchzehe schälen und fein hacken. Zucchini und Paprika putzen und das Fruchtfleisch würfeln.
- Öl in einer beschichteten Pfanne erhitzen und das Gemüse darin etwa 3–4 Minuten glasig dünsten. Gemüsebrühe zugeben und offen weitere 3–4 Minuten garen.
- Nudeln in Salzwasser nach Packungsangabe garen, abgießen und mit dem Gemüse mischen. Mit Salz und Pfeffer abschmecken.
- Basilikum waschen, trocken schütteln und die Blättchen grob hacken, den Parmesan dünn hobeln und beides über den Salat geben.

INFO: Der Salat schmeckt auch kalt und eignet sich daher gut zum Mitnehmen.
ZEIT: 25 Minuten
LAKTOSE: keine
PRO PORTION: 455 kcal, 17 g E, 16 g F, 59 g KH, 242 mg Kalzium

KARTOFFEL-GURKEN-SALAT MIT BACKFISCH

FÜR 2 PORTIONEN

500 g Kartoffeln, Salz, 1 kleine Zwiebel
8 EL Rapsöl, 3 EL Essig
125 ml Gemüsebrühe
Pfeffer, Zucker, 1 TL Senf
½ kleine Salatgurke
½ Bund Dill, 60 g Mehl, 1 Ei
250 g Fischfilet (z. B. Kabeljau, Lengfisch Seelachs)

- Kartoffeln gründlich waschen und in Salzwasser je nach Größe etwa 20–30 Minuten garen.
- Zwiebel schälen und fein würfeln. 1 EL Öl erhitzen und die Zwiebeln darin glasig dünsten. Essig und Brühe zugeben und bis kurz vor dem Sieden erhitzen. Mit Salz, Pfeffer, Zucker und Senf würzen.
- Die Kartoffeln abgießen und abdampfen lassen. Noch heiß pellen und in Scheiben schneiden. In die Brühe geben und darin abkühlen lassen.
- Gurke schälen und in dünne Scheiben schneiden, den Dill waschen, trocken schütteln, die Dillspitzen fein hacken. Dill, Gurke und 1 EL Öl unter den Kartoffelsalat mischen und mit Salz und Pfeffer abschmecken.
- Mehl, 4–5 EL kaltes Wasser und Ei zu einem glatten, zähflüssigen Teig verrühren, mit Salz und Pfeffer würzen.
- Fisch trocken tupfen, eventuell vorhandene Gräten mit einer Pinzette herausziehen und den Fisch in Streifen schneiden.
- Das restliche Öl in einer beschichteten Pfanne erhitzen. Den Fisch durch den Backteig ziehen und im heißen Fett etwa 2 Minuten von jeder Seite ausbacken. Auf Küchenpapier kurz abtropfen lassen und zum Kartoffelsalat servieren.

ZEIT: 45 Minuten + Abkühlzeit
LAKTOSE: keine
PRO PORTION: 602 kcal, 35 g E, 24 g F, 58 g KH, 83 mg Kalzium

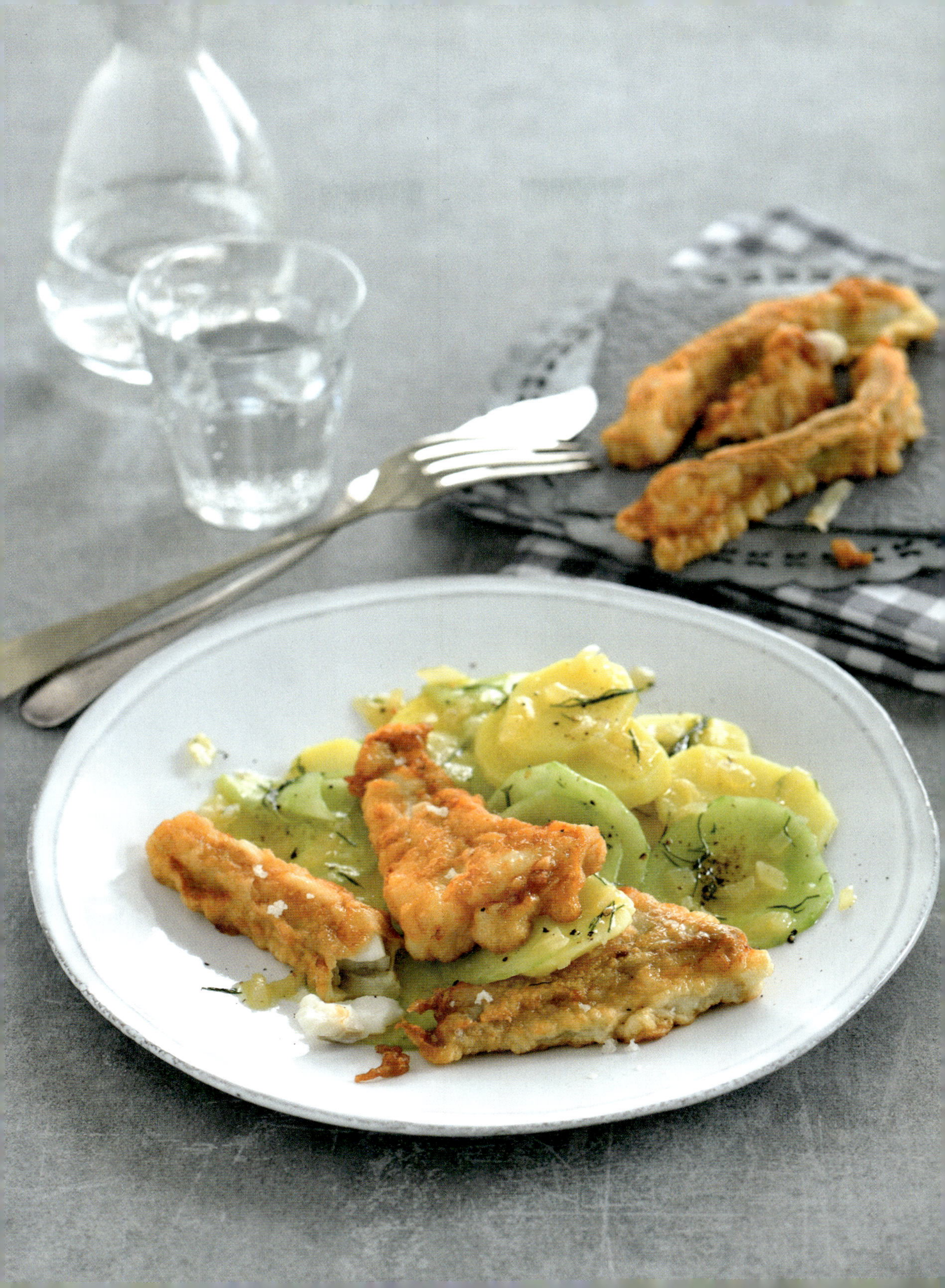

TOSKANISCHER BROTSALAT

FÜR 2 PORTIONEN

150 g Brot vom Vortag (Bauernbrot Baguette oder Ciabatta)
1 Knoblauchzehe
3 EL Olivenöl, 1 EL Balsamicoessig
1 TL Honig
300 g Tomaten
1 rote Zwiebel
50 g schwarze Oliven
1 großes Bund Basilikum
1 EL kleine Kapern (Glas)
Salz, Pfeffer

- Brot zunächst in Scheiben, dann in Würfel schneiden. Knoblauchzehe schälen und halbieren. 2 EL Öl und den Knoblauch erhitzen, das Brot darin bei mittlerer Hitze in etwa 4–5 Minuten knusprig braten. Beiseitestellen und abkühlen lassen, die Knoblauchstücke herausnehmen und wegwerfen.
- Das restliche Öl, Essig, Honig und 1 EL von der Kapernflüssigkeit in einer Schüssel verrühren.
- Tomaten waschen, trocken reiben und vierteln, Zwiebel pellen und in Ringe schneiden, die Oliven halbieren. Basilikum waschen, trocken schütteln und die Blätter grob schneiden.
- Alle vorbereiteten Zutaten und die Kapern unter die Salatsauce heben. Mit Salz und Pfeffer abschmecken und 5 Minuten ziehen lassen.

INFO: Wenn Sie den Salat unterwegs genießen wollen, nehmen Sie Brot und Basilikum getrennt mit.

ZEIT: 25 Minuten

LAKTOSE: keine

PRO PORTION: 383 kcal, 8 g E, 19 g F, 44 g KH, 100 mg Kalzium

GEMÜSESTICKS MIT KNOBLAUCH-MANDEL-DIP

FÜR 2 PORTIONEN

2 Scheiben Weizenbrot
1 Knoblauchzehe
100 ml Sojamilch
1 Ei
1 EL gemahlene Mandeln
2 EL Olivenöl
1–2 TL Zitronensaft
Salz, Pfeffer
ca. 700 g Gemüse nach Geschmack (z. B. Möhren, Kohlrabi, Salatgurke, Paprika, Fenchel, Staudensellerie, Chicorée, Kirschtomaten, Radieschen)
2 Stiele Petersilie

- Das Brot grob zerteilen, Knoblauchzehe schälen und in Scheiben schneiden. Beides zusammen mit der Sojamilch, Ei, Mandeln und Olivenöl in ein hohes Gefäß geben und mit dem Stabmixer fein pürieren. Mit etwas Zitronensaft, Salz und Pfeffer abschmecken und beiseitestellen.
- Das Gemüse putzen, eventuell schälen und in Stifte schneiden. Chicoréeblättchen einzeln ablösen, Kirschtomaten und Radieschen auf Holzspieße stecken.
- Petersilie waschen und trocken schütteln. Die Blättchen fein hacken und unter den Mandeldip heben.

INFO: Für einen „richtigen" Salat alle Gemüsezutaten grob reiben oder in feine Scheiben hobeln. Den Dip mit nur 1 Scheibe Toastbrot und etwas mehr Sojamilch zubereiten und als Salatsauce darübergeben.

ZEIT: 20 Minuten

LAKTOSE: keine

PRO PORTION: 344 kcal, 13 g E, 18 g F, 32 g KH, 102 mg Kalzium

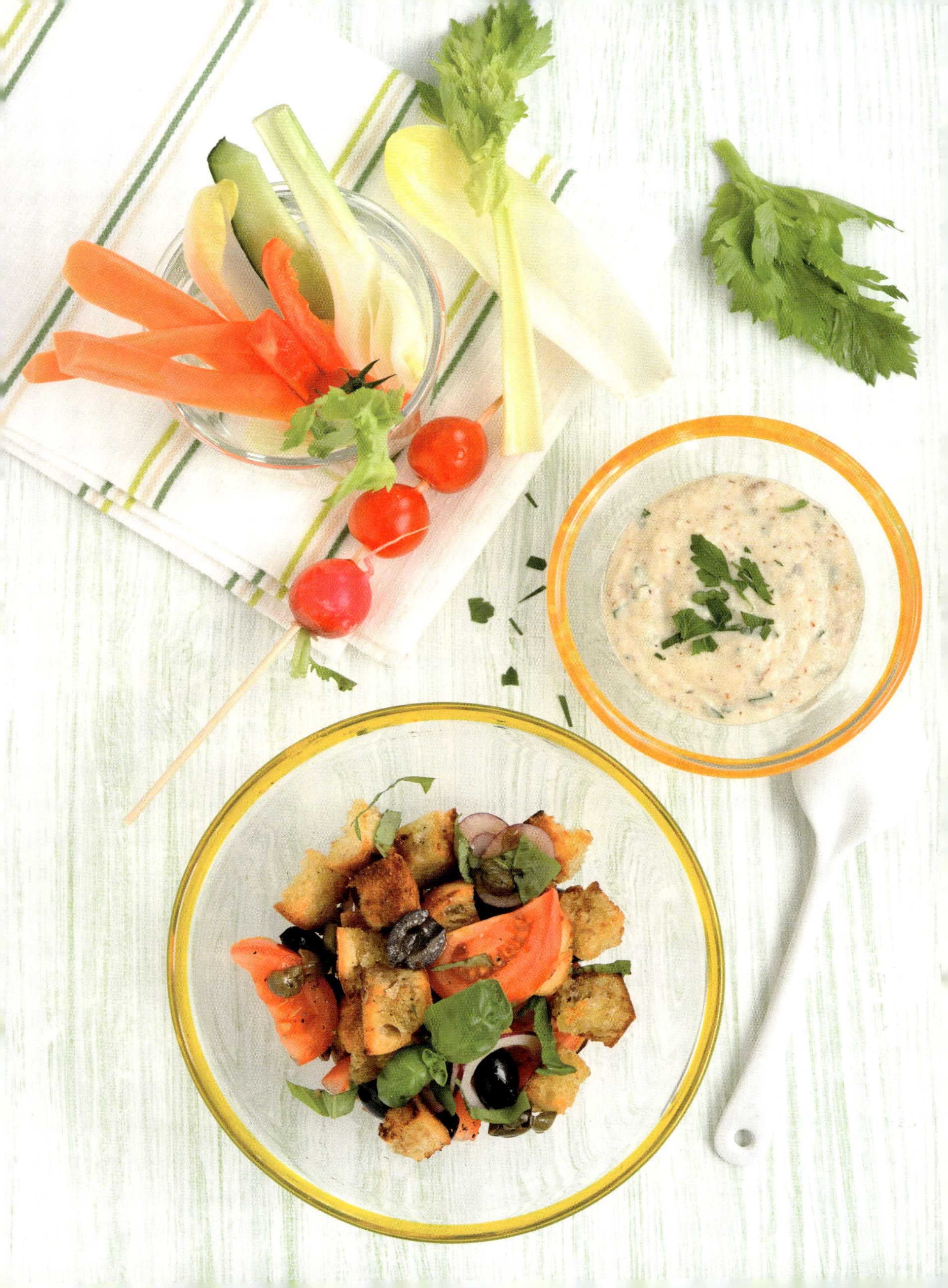

MATJES MIT KRÄUTERVINAIGRETTE

FÜR 2 PORTIONEN

200 g Salatgurke
5 Radieschen
1 kleiner Apfel
½ Bund Schnittlauch
200 g Matjes
2 EL Rapsöl
4 EL Gemüsebrühe oder -fond
2 EL Zitronensaft
Salz, Pfeffer

▪ Gurke schälen, Radieschen und Apfel waschen und trocken reiben. Das Kerngehäuse aus dem Apfel schneiden, Gurke, Radieschen und Apfel würfeln. Schnittlauch waschen, trocken schütteln und in Röllchen, den Matjes in Streifen schneiden.

▪ Öl, Brühe und Zitronensaft verrühren, mit Salz und Pfeffer würzen und über die Salatzutaten geben. Alles vorsichtig vermengen und servieren.

INFO: Dazu passt ein knuspriges Bauernbrot ebenso gut wie ein paar Pellkartoffeln.

ZEIT: 15 Minuten

LAKTOSE: keine

PRO PORTION: 360 kcal, 17 g E, 27 g F, 12 g KH, 82 mg Kalzium

GRÜNER SALATTELLER MIT AVOCADODRESSING

FÜR 2 PORTIONEN

1 Avocado
8 EL Apfelsaft
1 EL milder Essig
1 TL Senf
1 TL Honig
1 EL Rapsöl
Salz, Pfeffer
100 g Blattsalat (z. B. Lollo bianco, Feld- oder Römersalat)
1 grüner Apfel
2 Stangen Staudensellerie
30 g Walnüsse

▪ Avocado halbieren und den Stein entfernen. Ein Viertel der Avocado aus der Schale lösen und in ein hohes Gefäß geben. Apfelsaft, Essig, Senf, Honig und Öl zugeben und mit einem Stabmixer fein pürieren. Mit Salz und Pfeffer abschmecken.

▪ Salat putzen, waschen und trocken schleudern. Apfel waschen, trocken reiben, das Kerngehäuse entfernen und das Fruchtfleisch in schmale Spalten schneiden, die restliche Avocado würfeln. Staudensellerie putzen und in feine Scheiben schneiden, Nüsse grob hacken.

▪ Die Salatzutaten vorsichtig unter das Dressing heben und auf zwei Tellern verteilen. Mit den gehackten Nüssen bestreuen.

VARIANTE: Für den großen Hunger: Knusprig gebratene Streifen von einem Putensteak oder 250 g gebratene Champignons und ein Stück Brot dazu servieren.

ZEIT: 25 Minuten

LAKTOSE: keine

PRO PORTION: 358 kcal, 5 g E, 25 g F, 27 g KH, 89 mg Kalzium

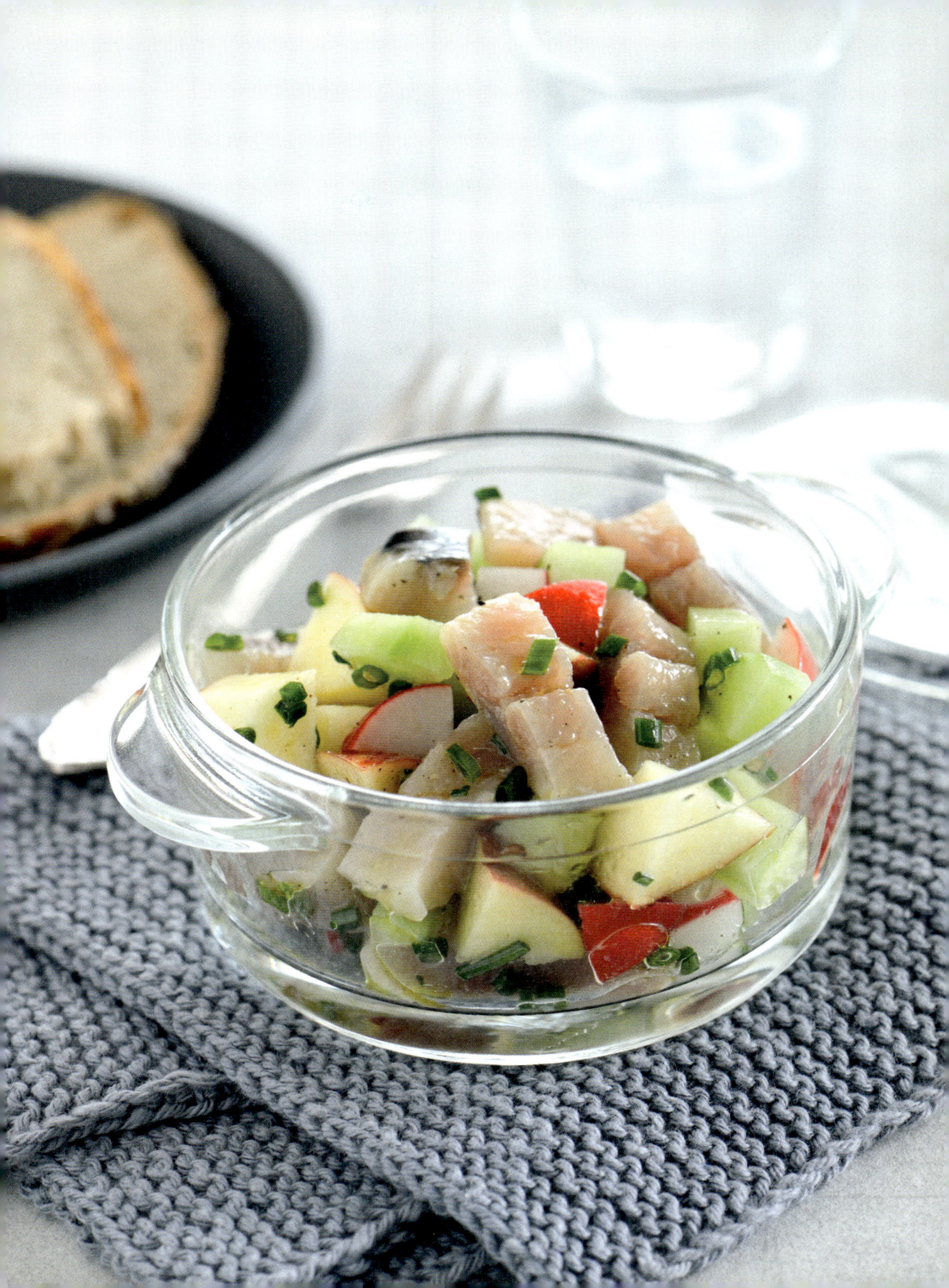

KARTOFFEL-PILZ-AUFLAUF

FÜR 2 PORTIONEN

350 g Kartoffeln, Salz
400 g Champignons
1 Bund Frühlingszwiebeln
10 g getrocknete Steinpilze
1 EL Rapsöl
125 ml Sojacreme
2 Eier, Pfeffer
40 g geriebener Parmesan

- Kartoffeln schälen, in dünne Scheiben schneiden, 10 Minuten in kochendem Salzwasser garen und abgießen.
- Champignons putzen und je nach Größe halbieren oder vierteln, die Frühlingszwiebeln putzen und in Röllchen schneiden. Steinpilze in einer ½ Tasse warmem Wasser einweichen.
- Das Öl in einer beschichteten Pfanne erhitzen, Champignons zugeben und 3–4 Minuten braten, die Pfanne von der Platte ziehen. Frühlingszwiebeln, Sojacreme, Steinpilze mit Einweichwasser und Eiern unterrühren und mit Salz und Pfeffer herzhaft abschmecken.
- Die Pilze in eine Auflaufform geben, Kartoffelscheiben darauflegen, den Parmesan darüberstreuen. Den Auflauf im vorgeheizten Backofen bei 200 °C etwa 25 Minuten auf der zweiten Schiene von unten backen.

INFO: Schnelle Mahlzeit, wenn am Vortag Kartoffeln übrig geblieben sind.
ZEIT: 50 Minuten
LAKTOSE: keine
PRO PORTION: 480 kcal, 25 g E, 28 g F, 30 g KH, 392 mg Kalzium

CHICORÉE-BIRNEN-QUICHE

FÜR 4 PORTIONEN

175 g Mehl
½ Päckchen Trockenbackhefe
Salz
3 EL Olivenöl
250 g Naturjoghurt (laktosefrei)
2 Eier
100 g Blauschimmelkäse (z. B. Roquefort oder Gorgonzola)
Pfeffer
2 Stauden Chicorée (300 g)
1 große Birne

- Mehl und Trockenbackhefe in eine Schüssel geben, ¼ TL Salz, Öl und 100 ml lauwarmes Wasser zugeben und mit den Knethaken zu einem glatten Teig verarbeiten. Zugedeckt etwa 1 Stunde gehen lassen.
- In der Zwischenzeit Joghurt, Eier und den grob zerbröselten Käse verquirlen und mit wenig Salz und Pfeffer würzen.
- Chicorée putzen, den harten Strunk keilförmig herausschneiden und die Blätter in Streifen schneiden. Birne schälen, das Kerngehäuse herausschneiden und das Fruchtfleisch würfeln.
- Den Teig einmal kurz durchkneten und in die Mitte einer Springform (26 cm Durchmesser) geben. Mit den Händen zum Rand flach drücken und dabei einen 3 cm hohen Rand formen.
- Chicorée und Birnen einfüllen, den Eier-Käse-Guss darübergeben und im vorgeheizten Backofen bei 200 °C 35–40 Minuten backen.

INFO: Der Teig lässt sich morgens gut vorbereiten. Er ist in wenigen Minuten zusammengerührt und kann bei Zimmertemperatur bis mittags oder im Kühlschrank bis zum Abendessen gehen.
ZEIT: 60 Minuten + 60 Minuten Gehzeit
LAKTOSE: 0,3 Gramm
PRO PORTION: 432 kcal, 17 g E, 21 g F, 44 g KH, 274 mg Kalzium

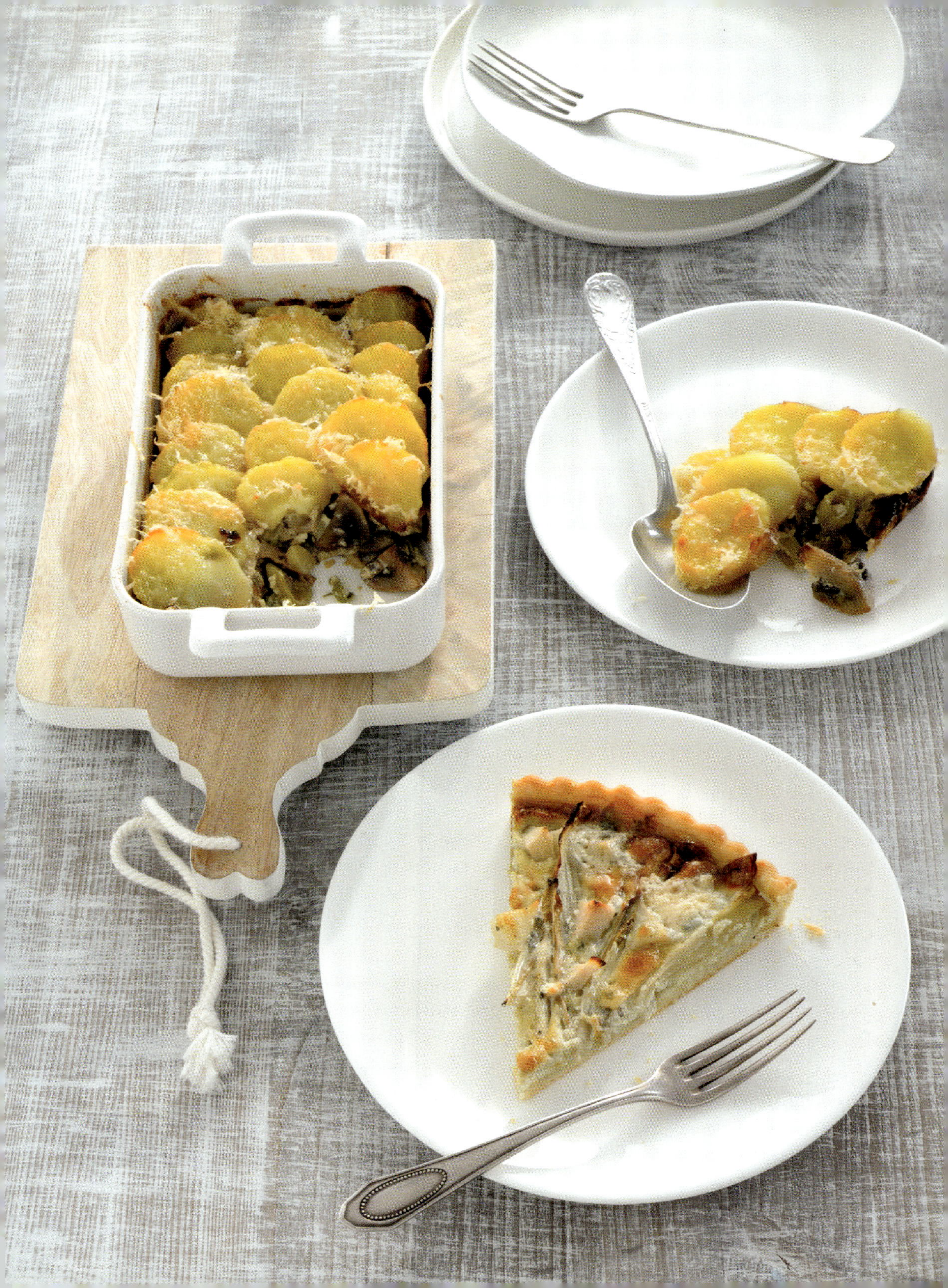

GEBRATENER BLUMENKOHL MIT ERDNUSSSAUCE

FÜR 2 PORTIONEN

1 kleiner Blumenkohl, 3 Stiele Koriander,
Salz, 100 g Basmati oder Langkornreis
2 EL Erdnussbutter
100 ml Gemüsebrühe, 2 TL Zucker
2 EL Sojasauce, 1–2 EL Essig
Tabasco, 1 EL Rapsöl
½ EL Butter oder Margarine

- Den Blumenkohl putzen, dabei den dicken Strunk entfernen und den Kohl in große Röschen teilen. Koriander waschen, trocken schütteln und die Blättchen von den Stielen zupfen.
- Den Blumenkohl in kochendem Salzwasser 4–5 Minuten garen, abgießen und abkühlen lassen.
- Reis nach Packungsanweisung in Salzwasser garen, abgießen und abdampfen lassen, gehackten Koriander unterheben.
- Erdnussbutter und Brühe in einem Topf erhitzen und verrühren. Mit Zucker, Sojasauce und Essig würzen, mit etwas Tabasco und wenig Salz abschmecken.
- Öl und Butter oder Margarine in einer beschichteten Pfanne erhitzen. Den Blumenkohl in Scheiben schneiden und bei mittlerer Hitze von beiden Seiten je 2–3 Minuten goldbraun braten. Mit etwas Salz, Pfeffer und Muskatnuss würzen und mit der Erdnusssauce und dem Korianderreis servieren.

INFO: Die Erdnusssauce schmeckt auch als kalter Dip z. B. zu Gemüsesticks oder als Grillsauce. Besonders erfrischend, wenn man ein kleines Stück Gurke grob geraspelt untermischt.

ZEIT: 35 Minuten

LAKTOSE: keine

PRO PORTION: 477 kcal, 16 g E, 22 g F, 53 g KH, 83 mg Kalzium

MANGOLDRISOTTO

FÜR 2 PORTIONEN

1 Zwiebel
1 kleine Staude Mangold (250 g)
1 EL Olivenöl
150 g Risottoreis
100 ml Weißwein
500 ml Gemüsefond oder -brühe
Salz, Pfeffer
40 g geriebener Parmesan
1 EL Butter oder Margarine

- Die Zwiebel schälen und fein würfeln. Mangold putzen, die Stiele würfeln, die Blätter in Streifen schneiden.
- Das Öl in einem Topf erhitzen, Zwiebeln, Mangoldstiele und Reis darin glasig dünsten. Den Wein zugießen und bei großer Hitze verdampfen lassen. Dann nach und nach Fond oder Brühe zugießen und den Reis im offenen Topf bei milder Hitze garen, dabei häufig umrühren. Den Reis etwa 20–25 Minuten garen, bis er durchgegart, aber noch bissfest ist. In den letzten 2–3 Minuten die geschnittenen Mangoldstreifen zugeben und mitgaren.
- Den Reis mit Salz und Pfeffer würzen, den Parmesan und Butter oder Margarine unterheben, so wird das Risotto schön cremig.

VARIANTE: Außerhalb der Mangoldsaison TK-Blattspinat verwenden. Dazu passen wachsweich gekochte Eier. Wenn es nicht vegetarisch sein soll, schmeckt ein Putensteak oder ein Stück geräucherte Forelle zum Risotto.

INFO: Besonders aromatisch ist frisch geriebener Parmesan. Parmesankäse hält sich am besten frisch, wenn Sie ihn erst in ein Stück Haushaltspapier wickeln und dann in einen Plastikbeutel in den Kühlschrank legen.

ZEIT: 45 Minuten

LAKTOSE: keine

PRO PORTION: 494 kcal, 14 g E, 18 g F, 63 g KH, 365 mg Kalzium

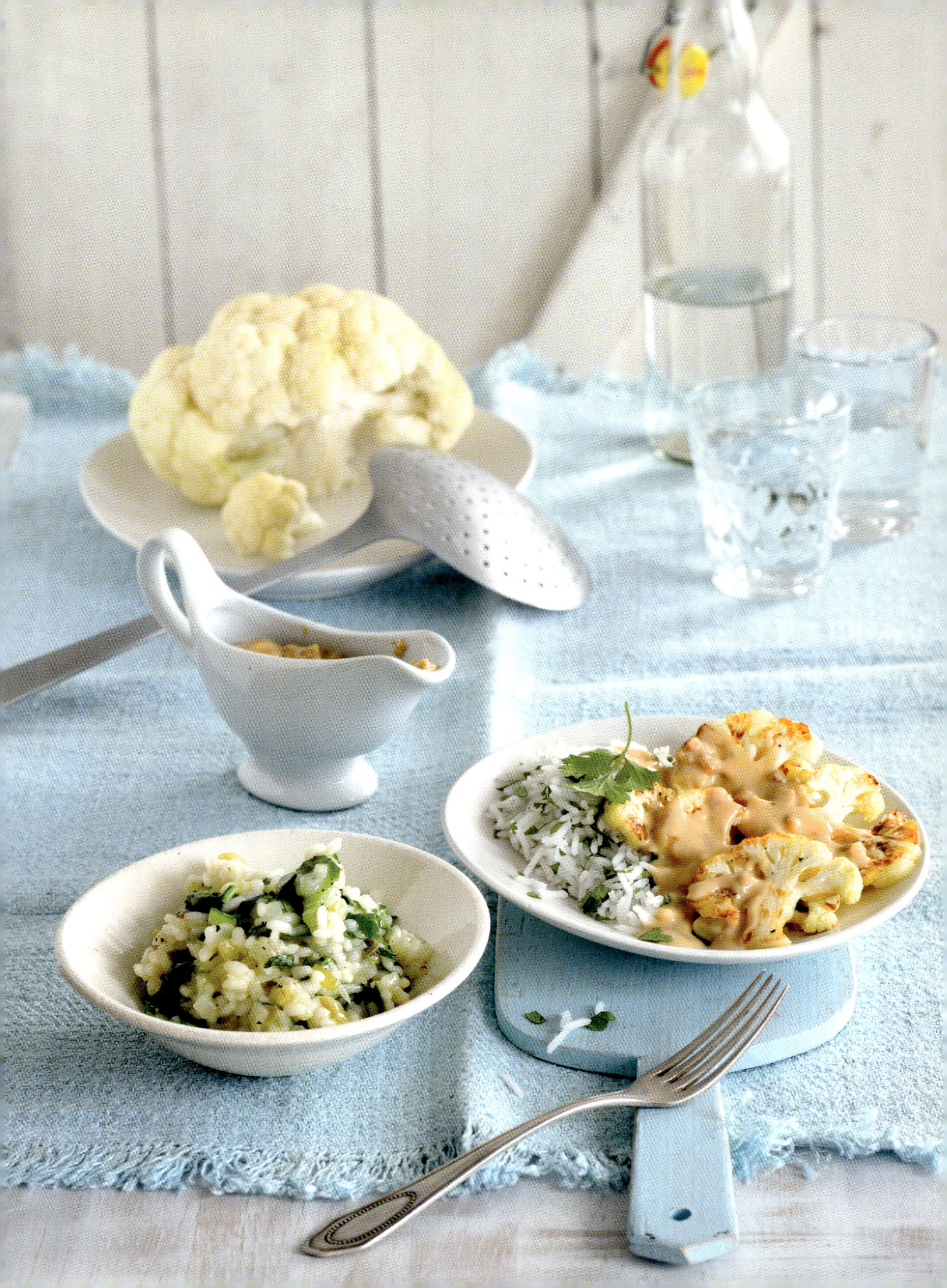

BLECHKARTOFFELN MIT RUCOLA-ORANGEN-SALAT

FÜR 2 PORTIONEN

1 Zweig Rosmarin
(oder ½ TL getrockneter Rosmarin)
600 g neue Kartoffeln
3 EL Olivenöl
2 EL Grieß
Salz, Pfeffer
3 Orangen
1 EL Ahornsirup (oder Honig)
1 großes Bund Rucola
1 EL Cashewnüsse (geröstet und gesalzen)

- Rosmarin waschen und trocken schütteln, die Nadeln von den Zweigen streifen und fein hacken.
- Kartoffeln gründlich waschen, trocken reiben und längs vierteln. Die Kartoffelstücke in einer Schüssel mit 1 EL Öl verrühren. Grieß, ¼ TL Salz, Pfeffer und Rosmarin zugeben und untermischen.
- Die Kartoffeln auf ein mit Backpapier belegtes Blech geben und im Backofen auf der mittleren Schiene bei 180 °C etwa 35–40 Minuten backen. Zwischendurch einmal wenden.
- Die Schale von den Orangen schneiden, sodass auch die weiße Haut mit entfernt wird. Die einzelnen Filets aus den Häuten schneiden. Dabei über einer Schüssel arbeiten, damit auch der Saft aufgefangen wird.
- Ahornsirup und das restliche Öl unter den Saft rühren, mit Salz und Pfeffer würzen.
- Rucola waschen und trocken schütteln. Die groben Stiele entfernen, die zarten Blätter grob hacken und zu den Orangen geben. Mit grob gehackten Cashewnüssen bestreuen und zu den Ofenkartoffeln servieren.

INFO: Außerhalb der Saison schälen Sie die Kartoffeln besser. Wenn die Kartoffelschale sehr fest ist, wird sie beim Backen zäh.

ZEIT: 45 Minuten

LAKTOSE: keine

PRO PORTION: 495 kcal, 10 g E, 19 g F, 67 g KH, 180 mg Kalzium

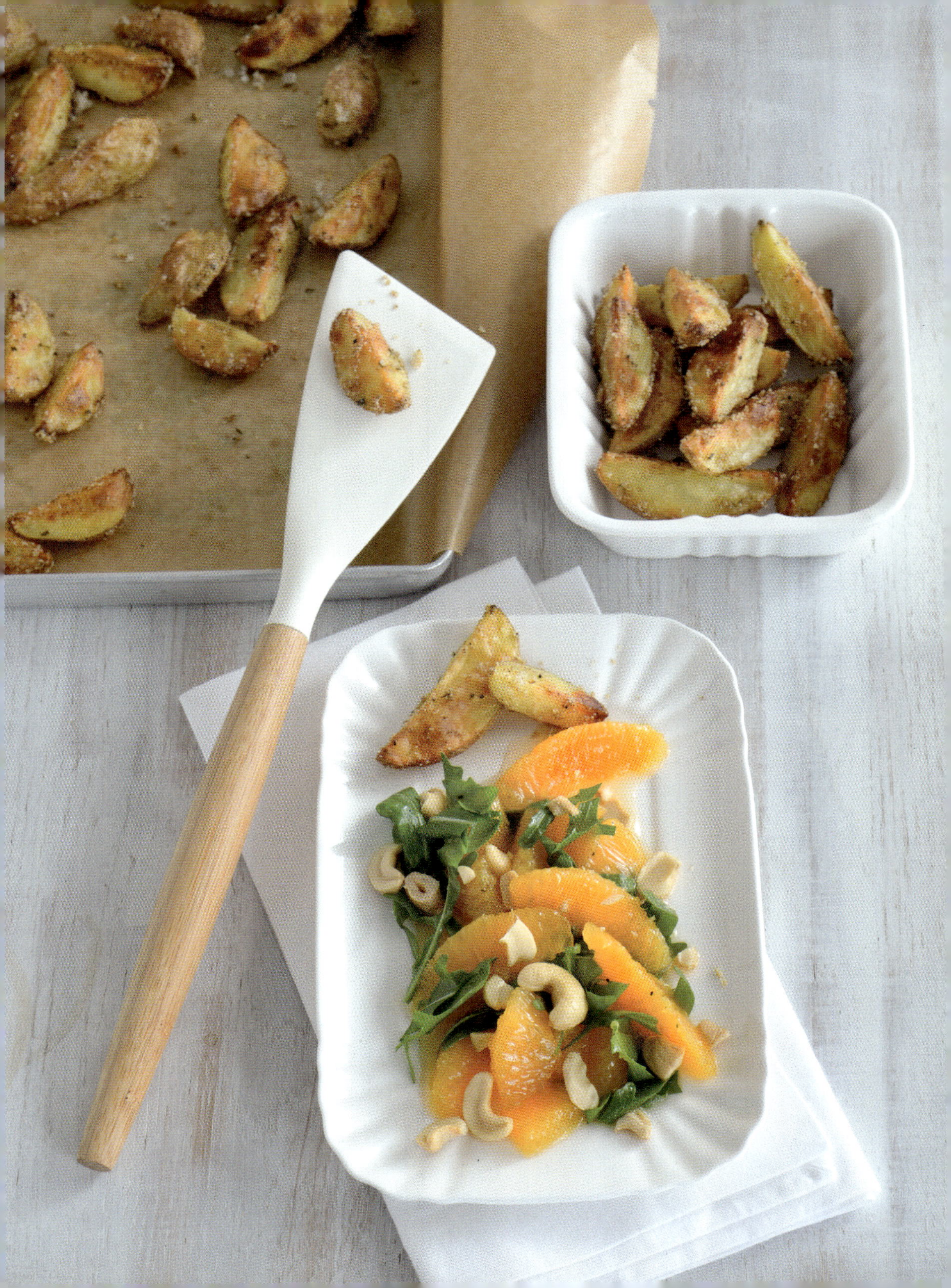

ÜBERBACKENE TEXMEX-TORTILLAS

FÜR 2 PORTIONEN

1 Zwiebel, 1 rote Chilischote
1 gelbe Paprikaschote, 1 Dose Kidneybohnen (250 g Abtropfgewicht)
1½ EL Olivenöl, 1 Dose Pizzatomaten (400 g), Salz, Pfeffer
4 Weizentortillas, 50 g Cheddar

- Zwiebel schälen und würfeln, Chilischote waschen und in sehr feine Ringe schneiden, die Paprikaschote waschen, putzen und würfeln.
- Die Kidneybohnen in ein Sieb geben und mit fließendem Wasser abspülen, bis das Wasser klar bleibt. Abtropfen lassen.
- 1 EL Öl in einem Topf erhitzen. Zwiebeln und Chili darin glasig dünsten. Paprikawürfel zugeben und zugedeckt bei kleiner Hitze etwa 5 Minuten garen. 2/3 der Tomaten und die Kidneybohnen zugeben, aufkochen und bei mittlerer Hitze im offenen Topf etwas einkochen. Mit Salz und Pfeffer herzhaft abschmecken.
- Eine Auflaufform mit dem restlichen Öl einfetten. Je ein Viertel der Gemüsefüllung auf eine Tortilla geben und vorsichtig einrollen. Mit der Nahtstelle nach unten in die Form legen.
- Die restlichen Tomaten mit Salz und Pfeffer würzen und auf den Tortillas verteilen. Mit dem Käse bestreuen und im vorgeheizten Backofen bei 200 °C 15 Minuten überbacken.

INFO: Dazu passt ein knackiger grüner Salat.
ZEIT: 35 Minuten
LAKTOSE: 0,1 Gramm
PRO PORTION: 612 kcal, 27 g E, 24 g F, 69 g KH, 272 mg Kalzium

KICHERERBSENBÄLLCHEN MIT TOMATENSALSA

FÜR 2 PORTIONEN

200 g Tomaten, 3 Frühlingszwiebeln
3 getrocknete Aprikosen
1 EL Essig, 3 EL Olivenöl
½ TL Zucker, Salz, Chiliflocken
1 kleine Zwiebel, 1 Knoblauchzehe
3 Stiele Petersilie
1 Dose Kichererbsen (265 g Abtropfgewicht)
1 Ei, 2 TL Zitronensaft
3–4 EL Semmelbrösel
Pfeffer, gemahlener Kreuzkümmel

- Tomaten waschen, vierteln und fein hacken. Frühlingszwiebeln putzen und in sehr feine Ringe schneiden. Aprikosen würfeln. Essig, 2 EL Öl und Zucker verrühren und mit Tomaten, Zwiebeln und Aprikosen vermengen. Mit Salz und Chiliflocken würzen.
- Zwiebel und Knoblauch schälen und fein würfeln. Petersilie waschen, trocken schütteln und die Blättchen fein hacken. Die Kichererbsen in einem Sieb mit Wasser abspülen und abtropfen lassen.
- Kichererbsen, Zwiebel, Knoblauch, Petersilie, Ei, Zitronensaft und Semmelbrösel in ein hohes Gefäß geben und mit dem Stabmixer fein pürieren. Mit Salz, Pfeffer und Kreuzkümmel abschmecken. Walnussgroße Bällchen aus der Masse formen.
- Das restliche Öl in einer Pfanne erhitzen und die Kichererbsenbällchen etwa 5 Minuten rundherum bei mittlerer Hitze goldbraun backen.

INFO: Dazu passt Fladenbrot und ein grüner Salat. Im Hochsommer können Sie statt der getrockneten Aprikosen 2 frische Früchte verwenden.
ZEIT: 30 Minuten
LAKTOSE: keine
PRO PORTION: 469 kcal, 17 g E, 22 g F, 49 g KH, 169 mg Kalzium

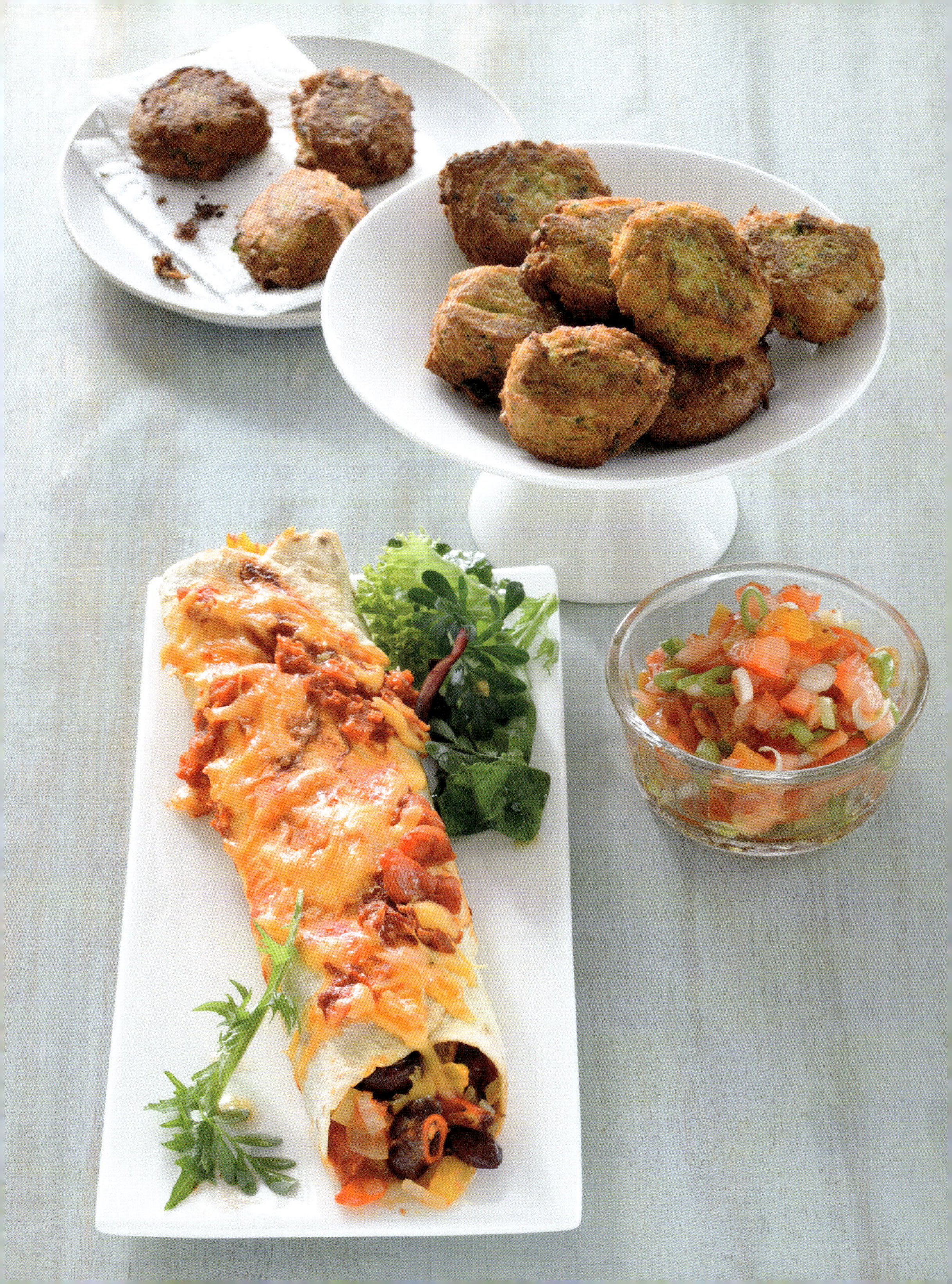

SPAGHETTI MIT MANDELPESTO

FÜR 2 PORTIONEN

2 Bund Petersilie
1 kleine Knoblauchzehe
40 g Parmesankäse
40 g Mandeln
80 ml Olivenöl
1 EL Zitronensaft
Salz, Pfeffer
150 g Cocktailtomaten
200 g Spaghetti

- Petersilie waschen, trocken schütteln und grob hacken. Knoblauch schälen, den Parmesan und Mandeln grob hacken. Alle Zutaten zusammen mit dem Olivenöl und Zitronensaft in einen Küchenmixer geben und fein pürieren, bis eine gleichmäßige Creme entstanden ist. Mit wenig Salz und Pfeffer abschmecken.
- Die Tomaten waschen und je nach Größe halbieren oder vierteln.
- Spaghetti in Salzwasser nach Packungsangabe garen. Beim Abgießen etwa 6–8 EL Kochwasser auffangen und mit der Hälfte des Pestos und den Tomaten im Nudeltopf verrühren. Die Spaghetti zugeben, unterheben und kurz erhitzen. Eventuell mit etwas Salz und Pfeffer abschmecken und sofort servieren.

INFO: Den Rest des Pestos in ein sauberes Schraubglas geben und mit etwas Olivenöl bedecken. Im Kühlschrank hält sich das Pesto mindestens 1 Woche.
ZEIT: 25 Minuten
LAKTOSE: keine
PRO PORTION: 640 kcal, 19 g E, 30 g F, 74 g KH, 165 mg Kalzium

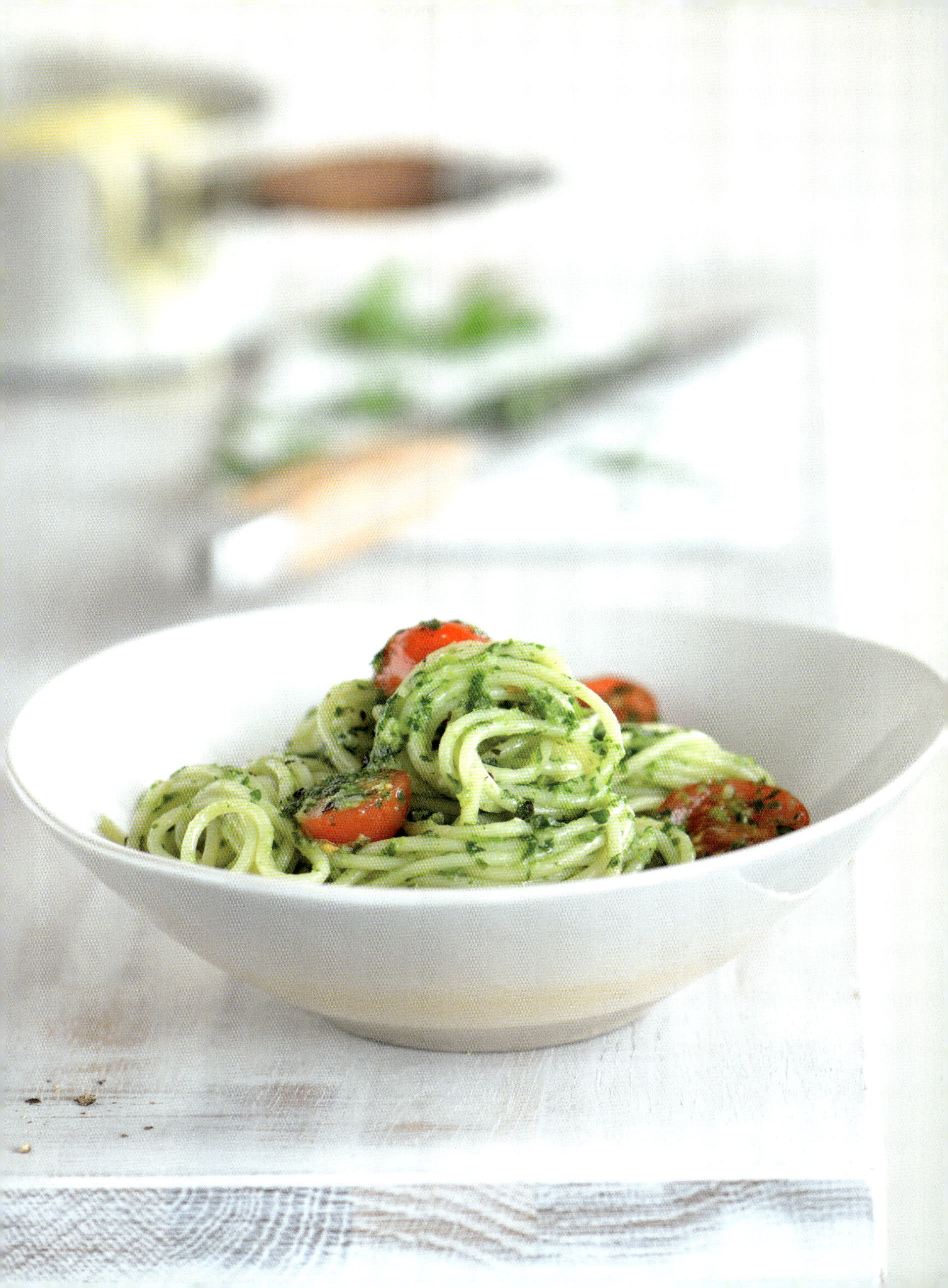

KABELJAU IM SCHINKENMANTEL

FÜR 2 PORTIONEN

300 g Kartoffeln, 300 g Möhren, Salz
2 Stücke Kabeljaufilet (à 150 g)
Pfeffer, 2 TL Zitronensaft
4–8 Salbeiblätter
4 hauchdünne Scheiben Parma- oder Serranoschinken
1 EL Olivenöl, 4–5 Stiele Basilikum
3–4 EL Gemüsebrühe oder -fond
2 EL saure Sahne

- Kartoffeln und Möhren schälen, würfeln und in Salzwasser 20 Minuten garen.
- Inzwischen den Fisch trocken tupfen, eventuell vorhandene Gräten mit einer Pinzette entfernen und mit wenig Salz, Pfeffer und Zitronensaft würzen. Die Fischfilets halbieren und je 1–2 Salbeiblätter darauflegen. Um jedes Fischfilet eine Scheibe Schinken wickeln und mit einem Holzstäbchen feststecken.
- 1 EL Öl in einer beschichteten Pfanne erhitzen, die Fischpäckchen rundherum bei mittlerer Hitze 6–8 Minuten braten.
- Basilikum waschen, trocken schütteln und die Blätter in Streifen schneiden.
- Kartoffeln und Möhren abgießen und mit einem Kartoffelstampfer grob zerdrücken. Etwas Gemüsebrühe, saure Sahne und Basilikum untermischen, mit Salz und Pfeffer abschmecken und das Kartoffel-Möhren-Püree zu den Fischpäckchen servieren.

INFO: Wer überhaupt keine Laktose verträgt, verwendet laktosefreien Schmand statt saurer Sahne.
ZEIT: 35 Minuten
LAKTOSE: 0,9 Gramm
PRO PORTION: 417 kcal, 36 g E, 15 g F, 32 g KH, 122 mg Kalzium

ASIA-FISCHBURGER

FÜR 2 PORTIONEN

1 kleine reife Avocado, 1 EL Limettensaft
1–2 Msp. Wasabi, Salz
2 Baguettebrötchen
50 g Sprossen (z. B. Alfalfa oder Mungo)
2 Frühlingszwiebel
1 haselnussgroßes Stück Ingwer
200 g helles Fischfilet (z. B. Kabeljau, Lengfisch, Seelachs)
3 EL Semmelbrösel, 1 Eigelb
1–2 EL Sojasauce, Pfeffer, 1 EL Rapsöl
2–4 EL Asia-Chilisauce, 2 Stiele Koriander, Thai-Basilikum oder Petersilie

- Avocado halbieren, Kern entfernen, mit einem Löffel Fruchtfleisch aus der Schale lösen, mit einer Gabel grob zerdrücken. Limettensaft, Wasabipaste (grüne Meerrettichpaste) und etwas Salz untermischen.
- Brötchen halbieren und alle Hälften mit der Avocadocreme bestreichen. Sprossen waschen und abtropfen lassen.
- Frühlingszwiebeln putzen und in sehr feine Ringe schneiden. Ingwer schälen und fein reiben. Fisch trocken tupfen, Gräten mit einer Pinzette herausziehen und das Fischfilet fein hacken.
- Fisch mit Frühlingszwiebeln, Ingwer, Semmelbröseln, Eigelb, Sojasauce und Pfeffer vermengen, zwei Flache Buletten aus der Masse formen.
- Das Öl in einer beschichteten Pfanne erhitzen und die Buletten darin von jeder Seite 2–3 Minuten braten.
- Baguettebrötchen mit Buletten, Sprossen, Kräuterblättchen und Chilisauce zu Burgern zusammensetzen.

VARIANTE: Die Buletten schmecken auch zu einem bunten Gemüse-Reis-Mix.
INFO: Um Fischmasse abzuschmecken, Miniportion braten und gegart probieren.
ZEIT: 35 Minuten
LAKTOSE: keine
PRO PORTION: 544 kcal, 30 g E, 19 g F, 62 g KH, 120 mg Kalzium

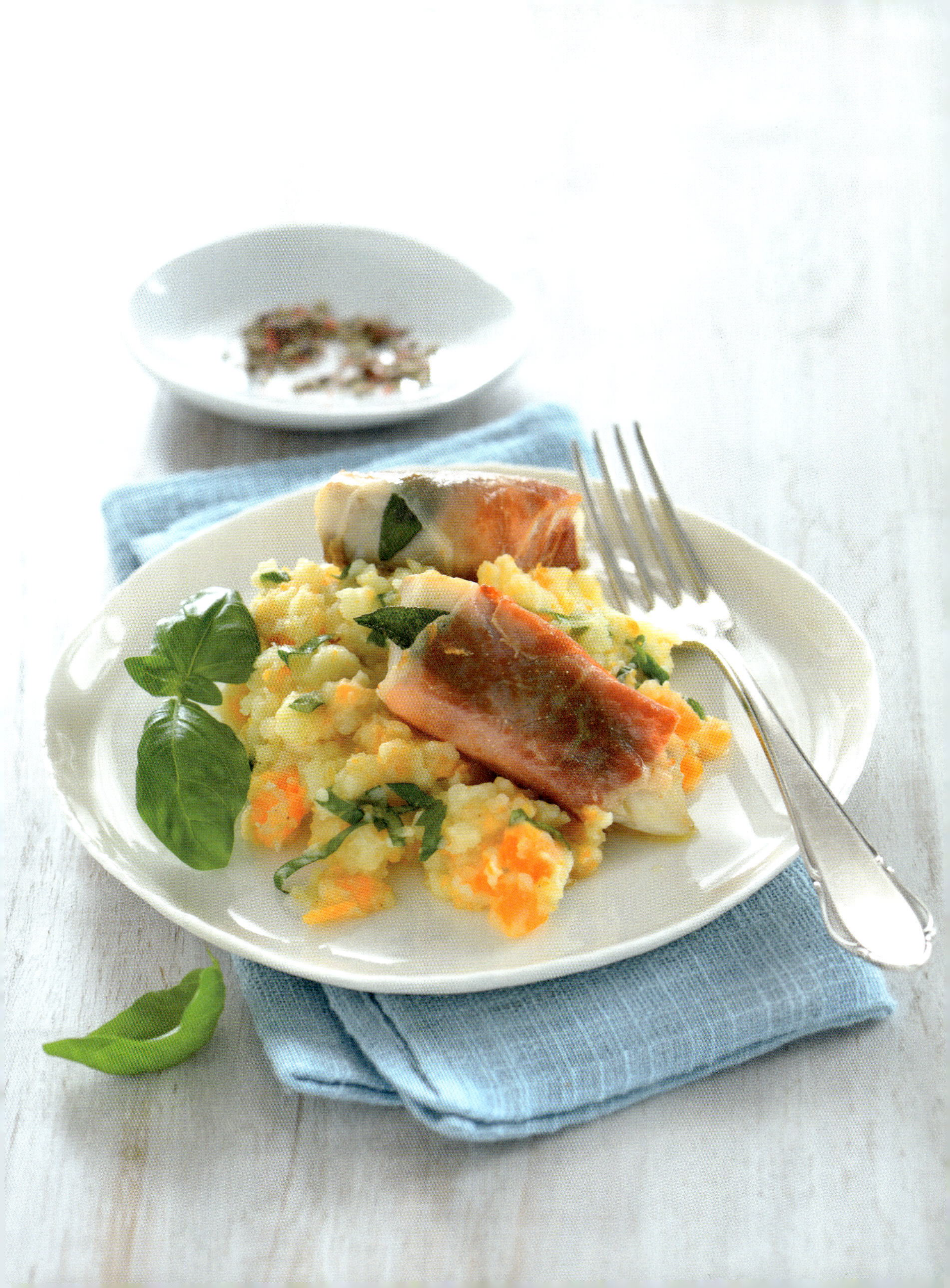

LACHSLASAGNE

FÜR 2–3 PORTIONEN

500 g Spinat (TK)
250 g Lachsfilet
25 g Butter oder Margarine
1 gehäufter EL Mehl (25 g)
300 ml Sojadrink natur
200 ml Gemüsebrühe oder -fond
Salz, Pfeffer, geriebene Muskatnuss
50 g geriebener Emmentaler
1 EL Tomatenmark
8 vorgegarte Nudelplatten

- Den Spinat auftauen lassen, grob hacken und mit den Händen die Flüssigkeit ausdrücken. Den Lachs würfeln.
- Butter oder Margarine in einem Topf schmelzen lassen, das Mehl mit einem Schneebesen unterrühren. Sojadrink und Brühe zugießen und unter Rühren aufkochen lassen. Einige Minuten bei milder Hitze köcheln lassen, mit Salz, Pfeffer und Muskatnuss abschmecken.
- 4–5 EL der Sauce in die Auflaufform geben und verteilen, weitere 150 ml der Sauce abnehmen und mit dem Käse verrühren. Die restliche Sauce mit dem Tomatenmark verrühren, Lachs und Spinat unterheben, eventuell mit Salz und Pfeffer nachwürzen.
- 2 Nudelplatten in die Auflaufform legen. Ein Drittel der Lachs-Spinat-Sauce darauf verteilen, so weiter einschichten, die obere Schicht sind Nudelplatten.
- Die Käsesauce darauf verteilen und im vorgeheizten Backofen bei 200 °C etwa 20–30 Minuten backen.

ZEIT: 60 Minuten + Auftauzeit
LAKTOSE: keine
PRO PORTION (bei 3): 505 kcal, 35 g E, 23 g F, 37 g KH, 444 mg Kalzium

LENGFISCH AUS DER FOLIE

FÜR 2 PORTIONEN

2 Möhren, 2–3 Stangen Staudensellerie
4 Frühlingszwiebeln
2 Stück Lengfischfilet (à 150 g)
Salz, Pfeffer
½ Zitrone (unbehandelt), 2 TL Olivenöl
2 Scheiben Toastbrot
200 ml Fischfond oder Gemüsebrühe
1–2 EL Senf, 1–2 TL Honig, 5 Stiele Dill

- Möhren schälen, den Staudensellerie putzen und entfädeln, die Frühlingszwiebeln putzen. Möhren und Staudensellerie in sehr feine Streifen schneiden, Frühlingszwiebeln in Ringe schneiden.
- Die Gemüsemischung auf 2 Stück Alufolie verteilen und mit Salz und Pfeffer würzen. Das Fischfilet darauflegen und ebenfalls mit Salz und Pfeffer würzen. Die Zitrone in dünne Scheiben schneiden und auf dem Fisch verteilen, je 1 TL Olivenöl darüberträufeln. Die Päckchen gut verschließen und im vorgeheizten Backofen bei 200 °C etwa 20 Minuten garen.
- Das Toastbrot würfeln und mit Brühe oder Fond, Senf und Honig in einem Topf erhitzen. Die Sauce mit einem Stabmixer fein pürieren und mit Salz und Pfeffer abschmecken.
- Dill waschen, trocken schütteln, fein hacken und unter die Sauce rühren.
- Die Fischpäckchen auf zwei Teller legen und erst am Tisch öffnen. Die Senfsauce dazu reichen.

INFO: Dazu passen Salzkartoffeln oder ein knuspriges Stück Brot.
ZEIT: 35 Minuten
LAKTOSE: keine
PRO PORTION: 316 kcal, 33 g E, 8 g F, 26 g KH, 174 mg Kalzium

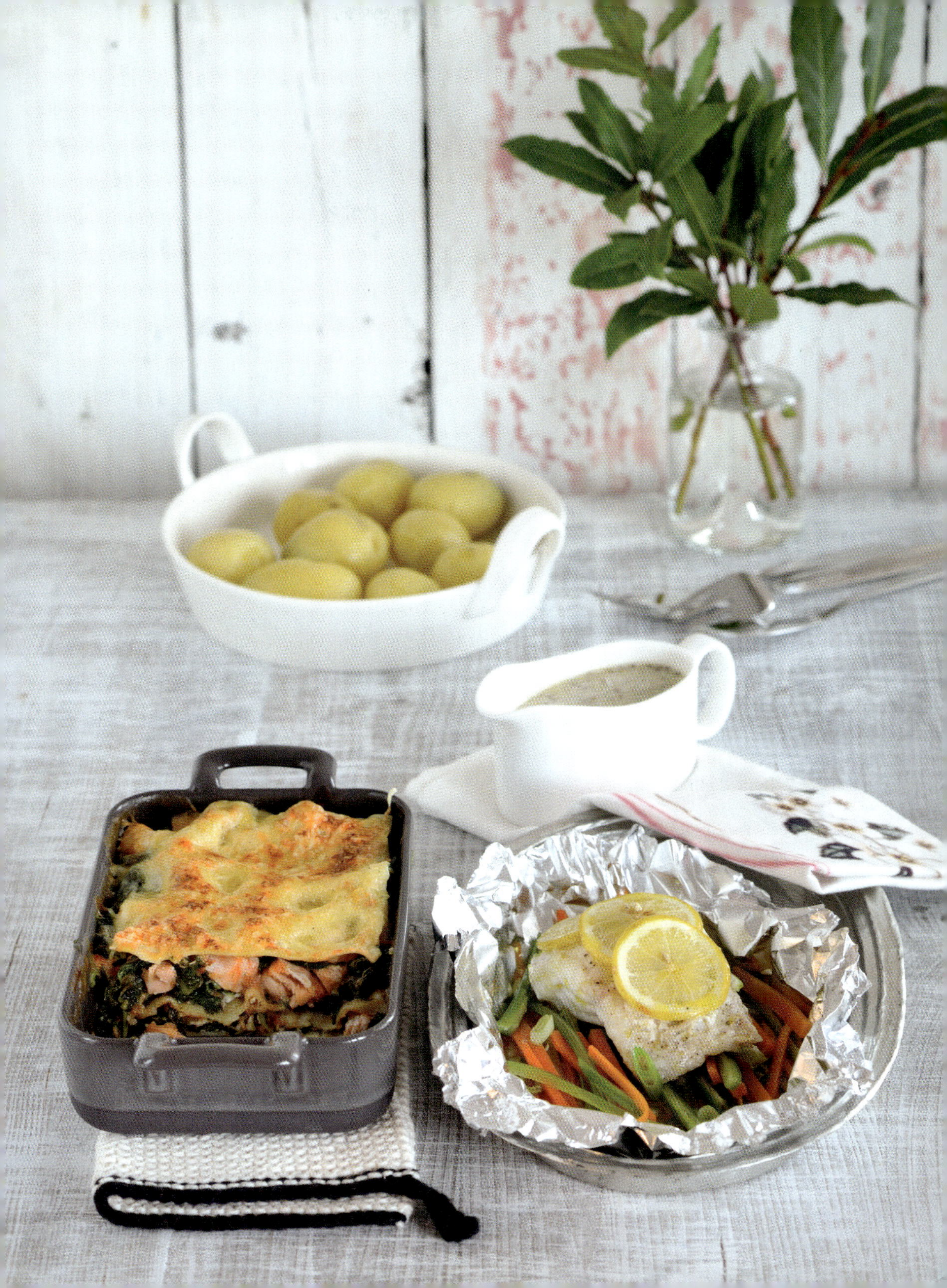

SEELACHSFILET MIT BRÖSELKRUSTE

FÜR 2 PORTIONEN

1 Zwiebel
1 Knoblauchzehe
3 EL Olivenöl
1 Zweig Thymian (oder ½ TL getrockneter Thymian)
1 kleine Zucchini (150 g)
1 EL Tomatenmark
4 EL Semmelbrösel
Salz, Pfeffer
2 Stück Seelachsfilet (à 150 g)
2 TL Zitronensaft

- Zwiebel und Knoblauchzehe schälen und fein hacken. In 1 EL Öl in einer kleinen beschichteten Pfanne 2–3 Minuten glasig dünsten.
- Thymian waschen, trocken schütteln und die Blättchen von den Stielen streifen, Zucchini waschen und grob raspeln. Zwiebel und Knoblauch in eine kleine Schüssel füllen und mit Thymian, Zucchiniraspeln, Tomatenmark, dem restlichen Öl und Semmelbröseln vermengen, mit Salz und Pfeffer würzen.
- Den Fisch waschen, trocken tupfen und eventuelle Gräten mit der Pinzette auszupfen. Mit Zitronensaft beträufeln und mit Salz und Pfeffer würzen. Das Fischfilet in eine flache Form legen, die Bröselkruste darauf verteilen und etwas festdrücken.
- Im vorgeheizten Backofen bei 225 °C auf der zweiten Schiene von oben etwa 10–12 Minuten backen.
- Dazu passen Reis oder Bratkartoffeln und ein grüner Salat.

INFO: Die Garzeit hängt von der Dicke des Fischfilets ab. Dünne Schwanzstücke sind eventuell schon nach 10 Minuten gar, dickere Rückenfilets brauchen ein paar Minuten länger.

ZEIT: 40 Minuten

LAKTOSE: keine

PRO PORTION: 364 kcal, 32 g E, 19 g F, 15 g KH, 38 mg Kalzium

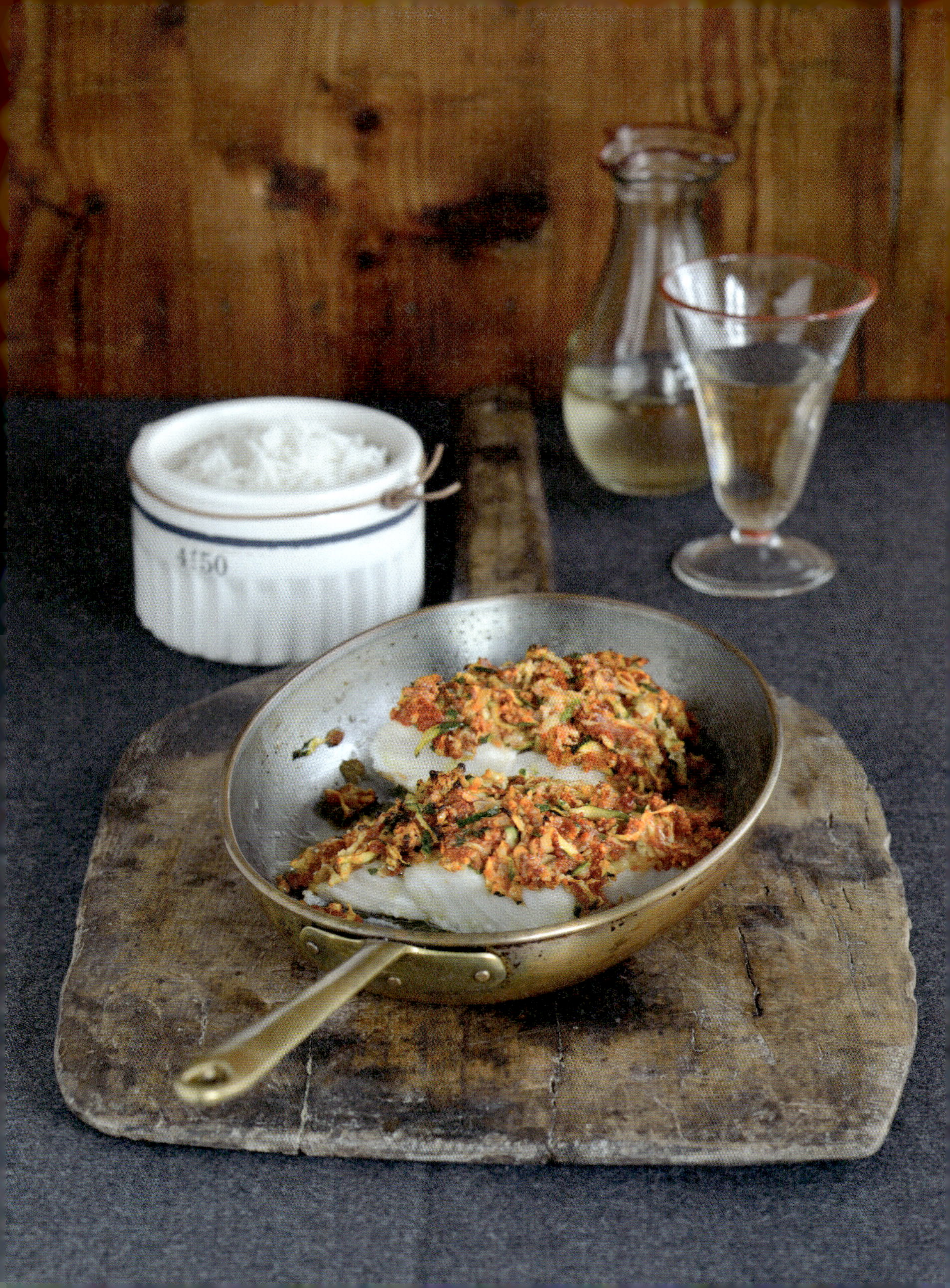

SCHARFE THUNFISCHPIZZA

FÜR 2 PORTIONEN

175 g Mehl, ½ Päckchen Trockenbackhefe, Salz, 3 EL Olivenöl
½ gelbe Paprikaschote
1 dünne Stange Porree, 1 Dose Thunfisch natur, 200 g Pizzatomaten, Zucker
Chiliflocken, Pfeffer, 80 g Cheddarkäse

- Mehl, Hefe und einen knappen ½ TL Salz in eine Schüssel geben, Öl und 100 ml lauwarmes Wasser zugeben und mit den Knethaken zu einem glatten Teig vermengen. Den Teig zugedeckt etwa 1 Stunde gehen lassen bis sich das Teigvolumen deutlich vergrößert hat.
- Paprikaschote und Porree putzen. Die Paprikaschote in dünne Streifen, Porree in feine Ringe schneiden. Den Thunfisch auf einem Sieb abtropfen lassen.
- Den Teig auf einer bemehlten Arbeitsplatte zu zwei runden Pizzen ausrollen und auf ein mit Backpapier belegtes Blech legen.
- Pizzatomaten mit Salz, Zucker und Chiliflocken abschmecken. Die Tomaten auf den Teig streichen, Thunfisch, Paprika und Porree darauf verteilen und mit wenig Salz und Pfeffer würzen.
- Den Käse grob reiben, darüberstreuen und im vorgeheizten Backofen bei 200 °C etwa 20 Minuten knusprig backen.

VARIANTE: Wer keinen Thunfisch mag, kann 150 g gemischtes Hackfleisch auf der Pizza verteilen. Einfach mit einem Teelöffel kleine Mengen abstechen und auf der Pizza verteilen.

INFO: Manche Backöfen haben eine „Pizzastufe", eine Kombination aus Unterhitze und Umluft. Damit gelingt die Pizza besonders knusprig.

ZEIT: 45 Minuten + 60 Minuten Gehzeit

LAKTOSE: 0,1 Gramm

PRO PORTION: 712 kcal, 39 g E, 29 g F, 71 g KH, 333 mg Kalzium

ROTBARSCHFILET MIT CURRYLINSEN

FÜR 2 PORTIONEN

1 Zwiebel, 1 Knoblauchzehe, 1 haselnussgroßes Stück Ingwer, 4 Stiele Koriander oder Petersilie, 1 Dose Linsen (425 ml)
2 Stück Rotbarschfilet (à 150 g)
2 EL Rapsöl, 2 TL Currypulver
200 g Pizzatomaten, Salz, Pfeffer
2 EL Mehl, ½ Zitrone

- Zwiebel und Knoblauchzehe schälen und würfeln. Ingwer schälen und fein hacken. Koriander oder Petersilie waschen, trocken schütteln und grob hacken.
- Linsen abgießen, mit Wasser abspülen und abtropfen lassen. Fisch trocken tupfen, Gräten mit einer Pinzette auszupfen.
- 1 EL Öl in einem Topf erhitzen. Zwiebel, Knoblauch und Ingwer darin bei milder Hitze 5 Minuten glasig dünsten. Currypulver darübergeben und ganz kurz andünsten, bis es duftet.
- Pizzatomaten zugeben und offen bei mittlerer Hitze 5 Minuten einkochen. Die Linsen zugeben und heiß werden lassen.
- Das restliche Öl in einer beschichteten Pfanne erhitzen. Das Fischfilet mit Salz und Pfeffer würzen und in dem Mehl wenden. Überschüssiges Mehl abschütteln und den Fisch von beiden Seiten 2–4 Minuten bei mittlerer Hitze garen.
- Das Linsengemüse abschmecken und mit dem Rotbarschfilet anrichten. Petersilie oder Koriander darüberstreuen, Die Zitrone längs halbieren und dazu reichen.

VARIANTE: Zu Currylinsen schmecken auch gebratene Garnelen oder Putensteak.

INFO: Die Garzeit hängt davon ab, wie dick der Fisch ist. Teilen Sie das Stück in der Pfanne vorsichtig durch, wenn Sie nicht sicher sind, ob der Fisch gar ist.

ZEIT: 30 Minuten

LAKTOSE: keine

PRO PORTION: 490 kcal, 43 g E, 17 g F, 40 g KH, 132 mg Kalzium

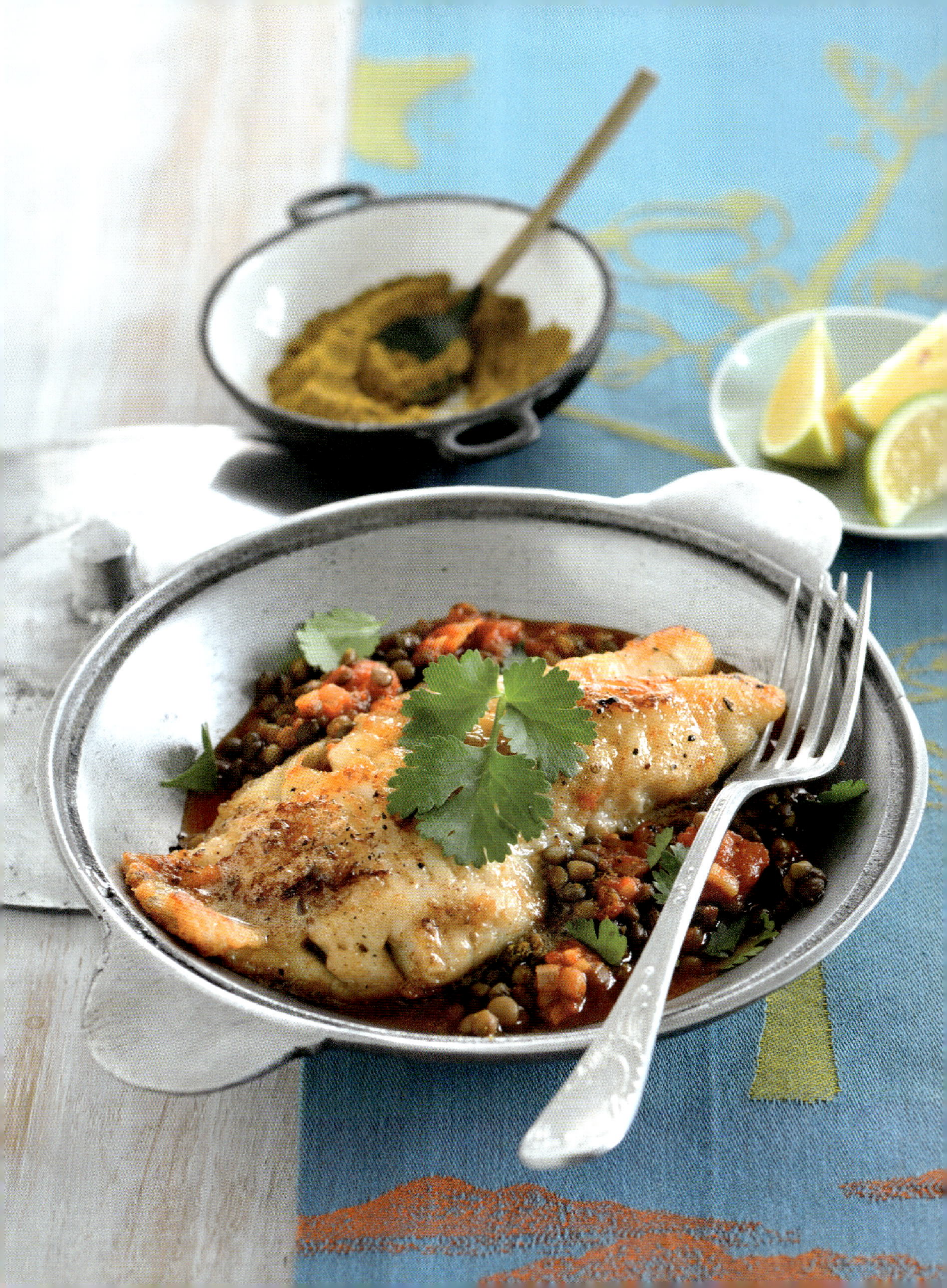

RUCOLAPOLENTA MIT MAKRELENFILETS

FÜR 2 PORTIONEN

400 ml Gemüsebrühe oder -fond
80 g Maisgrieß
2 Zweige Kirschtomaten (à ca. 125 g)
1 Knoblauchzehe
½ kleines Bund Rucola
2 Makrelenfilets (à ca. 125 g)
Salz, Pfeffer
2 EL Mehl
1 EL Olivenöl
geriebene Muskatnuss

▪ Gemüsebrühe aufkochen, den Maisgrieß unter Rühren zugeben und bei sehr kleiner Hitze 10–20 Minuten quellen lassen (Garzeit auf der Packung beachten).
▪ Tomaten an den Zweigen lassen, abwaschen und abtropfen lassen, Knoblauchzehe pellen und in Scheiben schneiden. Rucola waschen, trocken schütteln und in feine Streifen schneiden.
▪ Makrele trocken tupfen, die Haut der Makrele 2–3 Mal einschneiden. Den Fisch mit Salz und Pfeffer würzen und im Mehl wenden. Überschüssiges Mehl abschütteln.
▪ Das Öl in einer großen beschichteten Pfanne erhitzen. Tomaten am Zweig und Knoblauch in die Pfanne geben. Ebenfalls die Makrelenfilets hineingeben und diese zuerst auf der Hautseite 2–3 Minuten braten, dann den Fisch umdrehen. Die Pfanne von der Platte nehmen und den Fisch 2–3 Minuten gar ziehen lassen.
▪ Rucola unter die Polenta heben, mit Muskatnuss und eventuell Salz und Pfeffer abschmecken und mit Fisch und Tomaten anrichten.

INFO: Wer es besonders herzhaft mag, brät noch ein paar Würfel Speck mit dem Fisch zusammen.
ZEIT: 30 Minuten
LAKTOSE: keine
PRO PORTION: 468 kcal, 30 g E, 21 g F, 39 g KH, 61 mg Kalzium

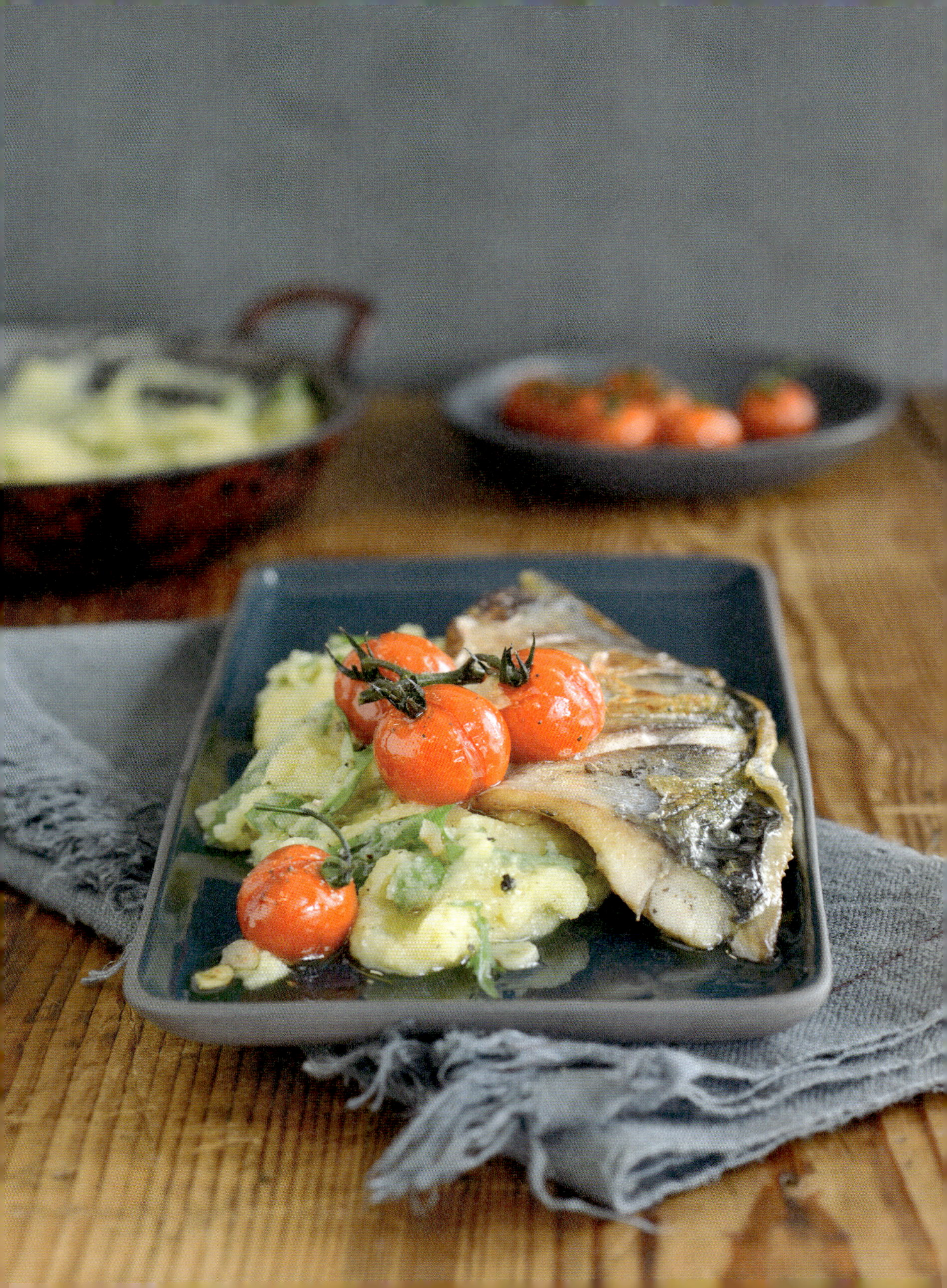

HÄHNCHENKEULEN AUF ROSMARINKARTOFFELN

FÜR 2 PORTIONEN

500 g mittelgroße Kartoffeln
1 Knoblauchzehe
1 Stiel Rosmarin
1 TL edelsüßes Paprika
Salz, Pfeffer, 2 EL Olivenöl
2 Hähnchenkeulen
100 ml Brühe oder Fond
1 kleine Salatgurke
100 g Naturjoghurt
Zucker, 2 TL Sesam

- Die Kartoffeln schälen und längs vierteln. Knoblauchzehe schälen und in dünne Scheiben schneiden, Rosmarin waschen, trocken schütteln und grob zupfen.
- Paprikapulver, ¼ TL Salz und etwas Pfeffer mit dem Öl verrühren, die Hähnchenkeulen damit rundherum einpinseln.
- Den Bratschlauch auf einer Seite verschließen. Kartoffeln, Knoblauch, Rosmarin und Brühe einfüllen, die Hähnchenkeulen mit der Hautseite nach oben darauflegen. Den Bratschlauch verschließen und mit einer Nadel einige Löcher hineinstechen.
- Im vorgeheizten Backofen bei 180 °C etwa 45 Minuten garen.
- Die Gurke schälen und in feine Scheiben schneiden oder hobeln. Joghurt mit Zitronensaft verrühren, mit Salz, Pfeffer und einer Prise Zucker würzen. Den Sesam darüberstreuen.

INFO: Wer mag, kann einen Teil der Brühe durch etwas Weißwein ersetzen.
ZEIT: 60 Minuten
LAKTOSE: 1,6 Gramm
PRO PORTION 582 kcal, 35 g E, 31 g F, 38 g KH, 166 mg Kalzium

PUTENSCHNITZEL MIT TOMATEN-OLIVEN-NUDELN

FÜR 2 PORTIONEN

2 Zwiebeln, 1 Knoblauchzehe
1 Zweig Rosmarin (oder ½ TL getrockneter Rosmarin), 300 g Tomaten, 50 g grüne Oliven ohne Stein, 2 EL Olivenöl, Salz
Pfeffer, Zucker, 1–2 EL Balsamessig
150 g Nudeln (z. B. Bandnudeln)
1 Ei, 3 EL Maisgrieß, 3 EL geriebener Parmesankäse, 1 Msp. Chiliflocken
2 dünne Putenschnitzel (à 125 g)

- Zwiebeln und Knoblauchzehe schälen und fein würfeln. Rosmarinnadeln von den Stielen zupfen und hacken. Tomaten halbieren, den Stielansatz herausschneiden und das Fruchtfleisch grob würfeln. Oliven in Scheiben schneiden.
- 1 EL Öl erhitzen, Zwiebel- und Knoblauchwürfel darin glasig dünsten. Tomaten und Rosmarin zugeben und etwa 10 Minuten offen bei mittlerer Hitze einkochen. Die Sauce eventuell kurz pürieren und mit Salz, Pfeffer, einer Prise Zucker und Balsamessig abschmecken. Kurz vor dem Servieren Oliven zugeben und erhitzen.
- Salzwasser in einem großen Topf erhitzen und die Nudeln darin garen.
- Ei und 2 EL Wasser in einem tiefen Teller verquirlen, mit Salz und Pfeffer würzen. Maisgrieß, Parmesan und Chiliflocken in einem zweiten tiefen Teller mischen.
- Putenschnitzel erst in Ei, dann in der Panierung wenden, Brösel gut andrücken. Schnitzel im restlichen Öl in einer beschichteten Pfanne von jeder Seite 2–3 Minuten braten.

INFO: Wer sich an der Tomatenhaut stört, überbrüht die Tomaten vor der Verwendung kurz mit kochendem Wasser und zieht die Haut vor dem Würfeln ab.
ZEIT: 25 Minuten
LAKTOSE: keine
PRO PORTION: 694 kcal, 49 g E, 22 g F, 72 g KH, 241 mg Kalzium

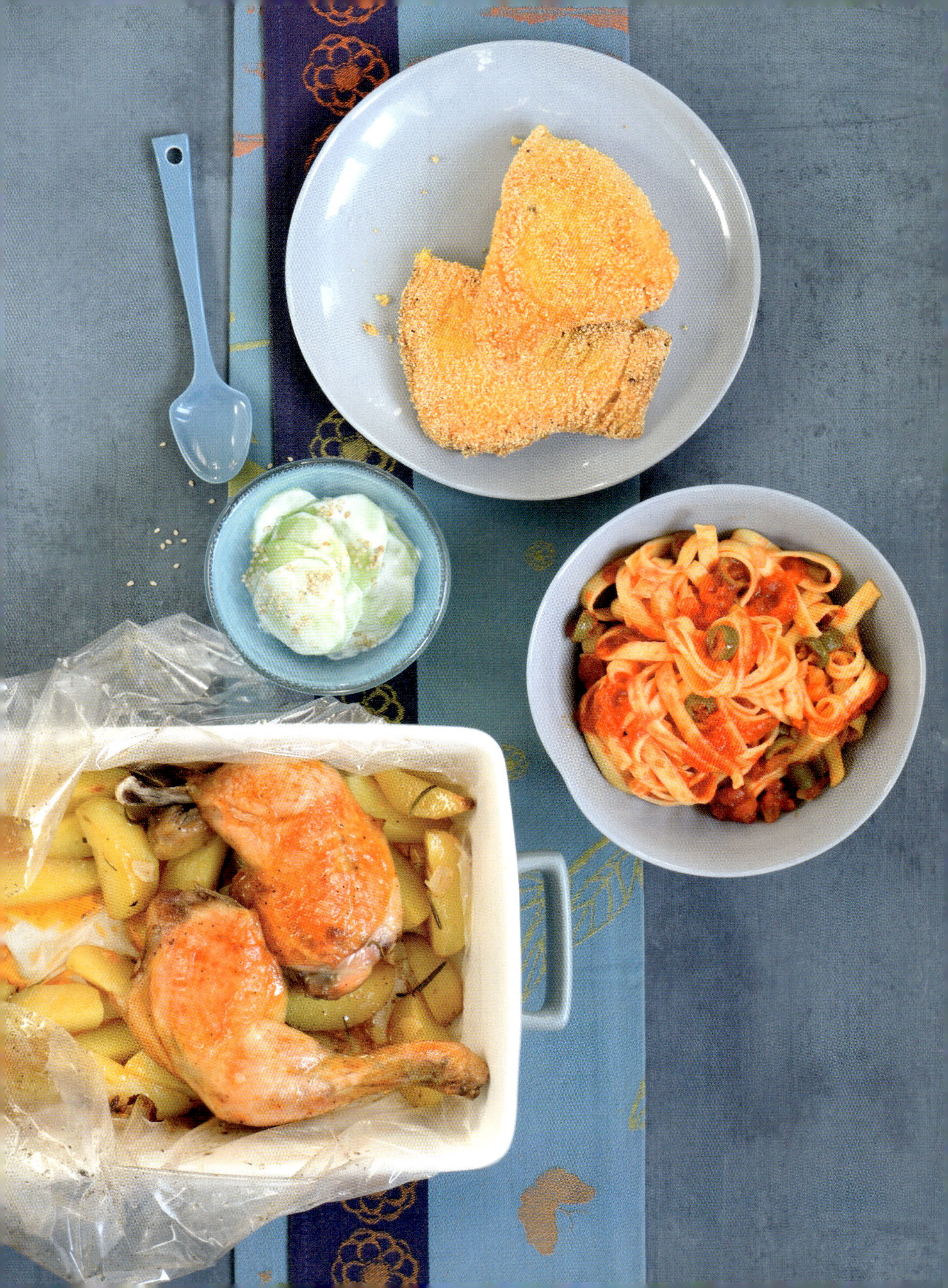

KOKOSCURRY MIT SCHWEINEFILET

FÜR 2 PORTIONEN

3 schlanke Möhren, 1 Zucchini
2 Zwiebeln, 1 Knoblauchzehe
80 g Basmati, 40 g rote Linsen
250 g Schweinefilet
2 EL Rapsöl, Salz, Pfeffer
200 ml Kokosmilch
1–2 TL Currypaste oder Currypulver

- Möhren schälen und schräg in dünne Scheiben schneiden, Zucchini putzen, halbieren und ebenfalls in Scheiben schneiden. Zwiebeln und Knoblauch schälen. Die Zwiebeln in Spalten schneiden, Knoblauch fein hacken.
- Reis und Linsen in Salzwasser 15 Minuten (oder nach Packungsanweisung) kochen. Abgießen und eventuell warmstellen.
- Schweinefilet in Streifen schneiden und in 1 EL heißem Öl in einer Pfanne rundherum etwa 3 Minuten braten. Mit Salz und Pfeffer würzen, aus der Pfanne nehmen und beiseitestellen.
- Das restliche Öl in der gleichen Pfanne erhitzen und Möhren, Zwiebeln und Knoblauch darin unter Rühren 5 Minuten dünsten. Zucchini zugeben und weitere 5 Minuten garen. Kokosmilch, Currypaste oder -pulver zugeben und 3–5 Minuten köcheln lassen. Das Fleisch zugeben und erhitzen. Mit Salz und Pfeffer abschmecken.

VARIANTE: Auch mit Paprika und Champignons lecker.
ZEIT: 30 Minuten
LAKTOSE: keine
PRO PORTION: 656 kcal, 39 g E, 31 g F, 55 g KH, 82 mg Kalzium

PUTENGESCHNETZELTES STROGANOFF

FÜR 2 PORTIONEN

2 Scheiben Putenschnitzel (ca. 250 g)
250 g Champignons
1 Zwiebel
2 Gewürzgurken (ca. 80 g)
½ Bund Dill
2 EL Rapsöl
2 TL Mehl
150 g Naturjoghurt
150 ml Fleischbrühe
1 EL Senf, Salz, Pfeffer

- Putenschnitzel in Streifen schneiden. Champignons putzen und vierteln, Zwiebel schälen und würfeln. Die Gewürzgurken in Scheiben schneiden. Den Dill waschen und trocken schütteln, die Spitzen von den Zweigen zupfen und grob hacken.
- 1 EL Öl in einer Pfanne erhitzen und das Putenfleisch darin rundherum 3–4 Minuten braten. Das Fleisch aus der Pfanne nehmen und beiseitestellen.
- Das restliche Öl in die Pfanne geben. Zuerst die Champignons 3–4 Minuten anbraten, dann die Zwiebeln zugeben und weitere 3–4 Minuten braten.
- Das Mehl und den Senf mit Joghurt verrühren und zusammen mit der Brühe und den Gewürzgurken in die Pfanne geben und gut umrühren. Alles einmal aufkochen lassen und mit Salz, Pfeffer und dem Gurkensud mildsäuerlich abschmecken.
- Das Fleisch zugeben und noch einmal kurz heiß werden lassen. Mit dem Dill bestreuen und mit Reis oder Kartoffeln servieren.

INFO: Im Original mit Rinderfilet und saurer Sahne zubereitet.
ZEIT: 30 Minuten
LAKTOSE: 2,4 Gramm
PRO PORTION: 342 kcal, 39 g E, 15 g F, 11 g KH, 164 mg Kalzium

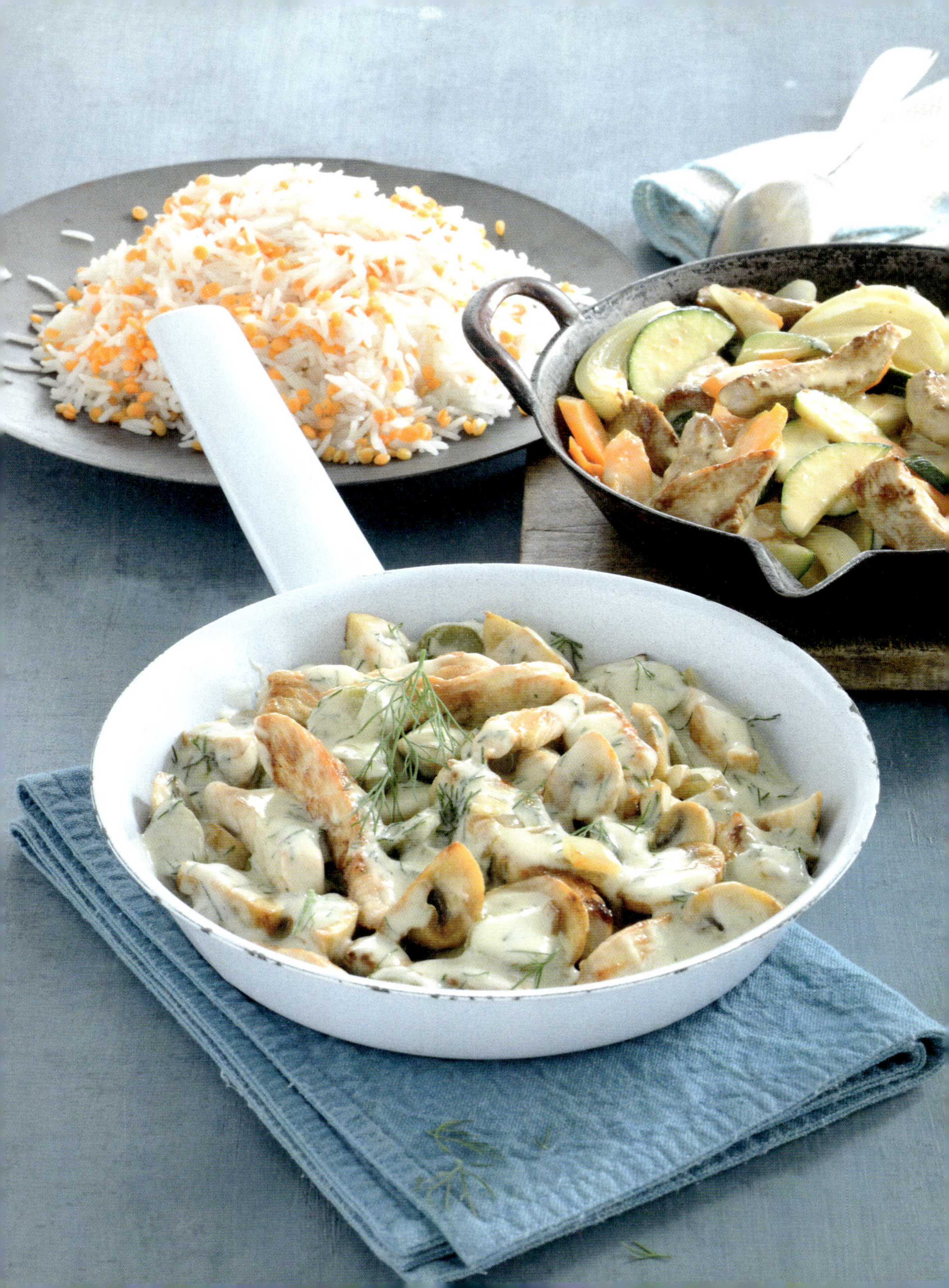

SCHWEINERÜCKENBRATEN MIT WÜRZIGER SAUCE

FÜR 4 PORTIONEN

1 Möhre
1 kleines Stück Sellerie
1 dünne Stange Porree
1 Zwiebel
1 kg Schweinenacken im Stück (ohne Knochen)
Salz, Pfeffer
2 EL Rapsöl
1 EL Tomatenmark
400 ml Fleischbrühe
300 ml Malzbier

▪ Möhre und Sellerie schälen und würfeln, den Porree gut waschen und in Ringe schneiden. Zwiebel schälen und ebenfalls würfeln.
▪ Das Fleisch rundherum mit Salz und Pfeffer würzen und in einem Bräter auf dem Herd im heißen Öl rundherum etwa 5 Minuten anbraten. Gemüse und Tomatenmark zugeben und 2–3 Minuten anrösten.
▪ Brühe und Malzbier zugeben und den Braten im vorgeheizten Ofen bei 180 °C auf der mittleren Schiene 60–70 Minuten offen schmoren, dabei ab und zu mit dem Fleischsud übergießen und einmal wenden.
▪ Den Braten aus der Sauce nehmen und in Alufolie warm halten.
▪ Die Hälfte der Gemüsestückchen mit einer Schaumkelle aus der Sauce nehmen und beiseitestellen. Die Sauce mit dem Stabmixer pürieren und nach Wunsch nach und nach mehr Gemüse zugeben, bis die gewünschte Sämigkeit erreicht ist. Mit Salz und Pfeffer abschmecken.
▪ Den Braten aufschneiden und mit der Sauce servieren. Dazu passen Salzkartoffeln oder Kartoffelknödel und Rotkohl oder grüne Bohnen besonders gut.

VARIANTE: Statt Malzbier und Tomatenmark können Sie die Sauce auch mit Rotwein und Senf zubereiten.
INFO: Wenn Sie nur zu zweit essen, können Sie eine Portion einfrieren. Das Fleisch in Scheiben schneiden und in der Sauce in eine Gefrierdose füllen.
ZEIT: 100 Minuten
LAKTOSE: keine
PRO PORTION: 606 kcal, 47 g E, 40 g F, 14 g KH, 47 mg Kalzium

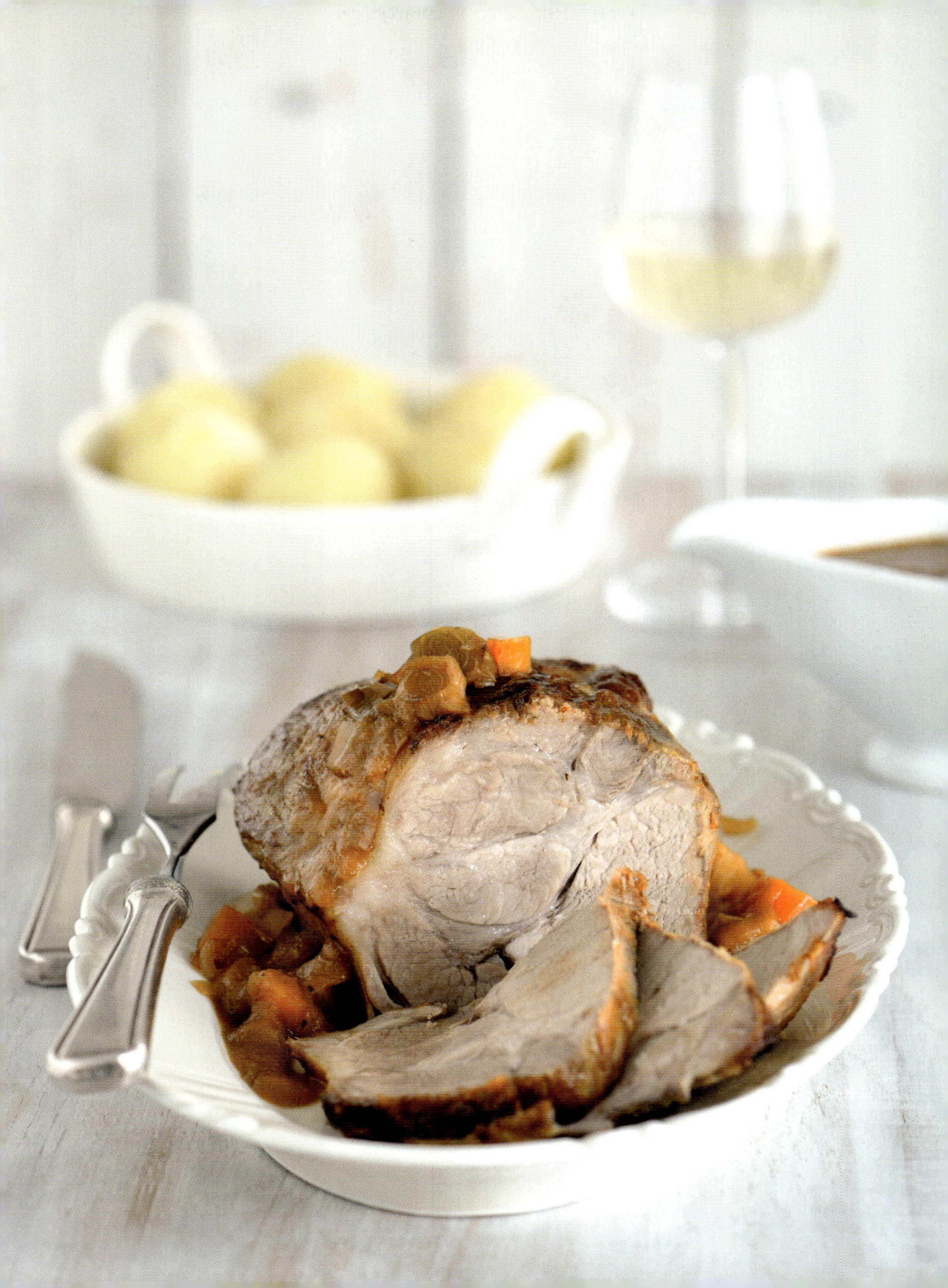

FLEISCHSPIESSE MIT ANANAS UND SPECK

FÜR 2 PORTIONEN

1 Knoblauchzehe, 1 Zweig Rosmarin
1 EL Senf, 6 EL Weißwein oder Apfelsaft
2 TL Zitronensaft
300 g Schweinenacken
1 Zwiebel, 1 Babyananas
2 Scheiben durchwachsener Speck
1 EL Rapsöl, Salz, Pfeffer
100 ml Fleischbrühe, ½ EL Tomatenmark
Zucker

- Knoblauch schälen und fein hacken, den Rosmarin waschen, trocken schütteln und die Nadeln fein hacken. Senf, Wein oder Apfelsaft, Zitronensaft, Knoblauch und Rosmarin in einer flachen Schale verrühren.
- Das Fleisch in mundgerechte Würfel schneiden. Zwiebel schälen und vierteln, die Zwiebelscheiben trennen. Ananas schälen, vom Strunk befreien und würfeln, die Speckscheiben vierteln.
- Fleisch, Zwiebeln, Ananas und Speck abwechselnd auf 4–6 Metall- oder Holzspieße stecken, in der Marinade wenden und 2–3 Stunden (oder über Nacht) marinieren.
- Das Öl in einer Pfanne erhitzen, die Spieße darin von allen Seiten insgesamt 10–15 Minuten bei mittlerer Hitze braten, mit Salz und Pfeffer würzen. Die Marinade mit der Brühe und Tomatenmark verrühren und zu den Spießen geben. Einmal aufkochen, mit Zucker, Salz und Pfeffer abschmecken.
- Dazu passen Backofen-Pommes und Salat.

ZEIT: 40 Minuten + 2–3 Stunden Marinierzeit
LAKTOSE: keine
PRO PORTION: 448 kcal, 30 g E, 29 g F, 15 g KH, 50 mg Kalzium

FRIKADELLEN MIT RAHMSPITZKOHL

FÜR 2 PORTIONEN

2 Zwiebeln, 250 g Beefsteakhack
1 Ei, 4 EL Haferflocken
Salz, Pfeffer, 1 EL Kapern (Glas)
1 kleiner Spitzkohl (400 g)
2 EL Rapsöl, Paprikapulver
50 ml Gemüsebrühe oder -fond
100 ml Sojacreme

- Zwiebeln schälen, eine fein würfeln, die andere in Streifen schneiden. Hackfleisch, Zwiebelwürfel, Ei und Haferflocken in eine Schüssel geben und mit Salz, Pfeffer und gehackten Kapern würzen. Die Hackmasse gut verkneten und 4 kleine Frikadellen formen.
- Spitzkohl putzen, den Strunk keilförmig herausschneiden und den Kohl in feine Streifen schneiden.
- 1 EL Öl in einer beschichteten Pfanne erhitzen, die Frikadellen darin bei kleiner bis mittlerer Hitze von jeder Seite 6–8 Minuten braten.
- Gleichzeitig das restliche Öl in einem Topf erhitzen und die Zwiebelstreifen darin glasig dünsten. Kohl zugeben und weitere 3 Minuten dünsten. Den Kohl mit Paprikapulver, Salz und Pfeffer würzen und die Brühe zugießen. Zugedeckt 6–8 Minuten bei mittlerer Hitze garen. Die Sojacreme unterrühren, noch einmal abschmecken und mit den Frikadellen servieren. Dazu passen Petersilienkartoffeln.

VARIANTE: Für Kräuterfrikadellen geben Sie 3–4 EL Kräuter Ihrer Wahl zum Hackfleischteig, wenn es schnell gehen muss auch Kräuter aus der Tiefkühltruhe.
INFO: Braten Sie Frikadellen nicht zu heiß, sonst sind sie außen schon zu braun und innen noch nicht durchgegart.
ZEIT: 35 Minuten
LAKTOSE: keine
PRO PORTION: 480 kcal, 40 g E, 27 g F, 20 g KH, 139 mg Kalzium

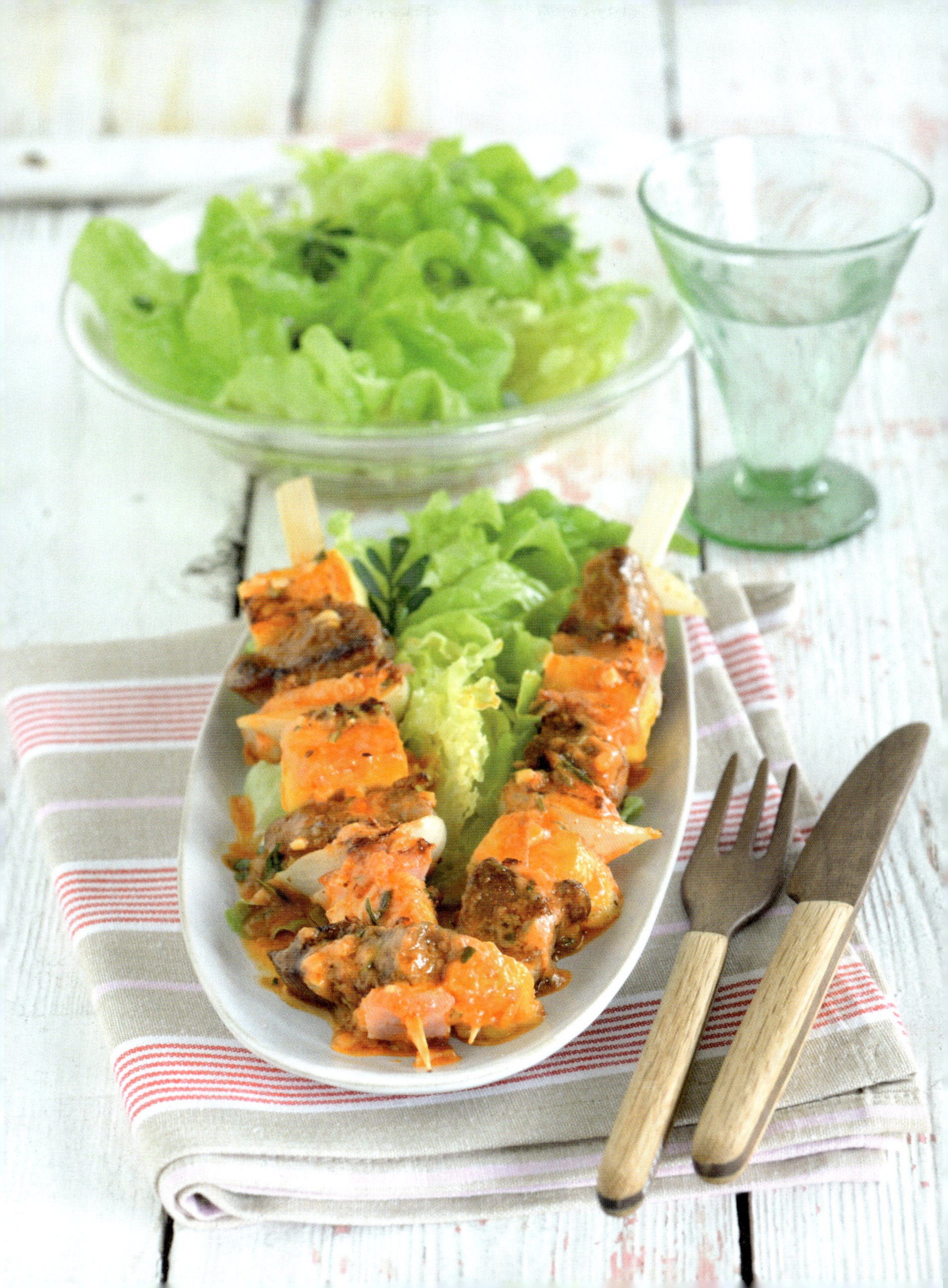

ZWIEBELROSTBRATEN MIT ROTWEINSAUCE

FÜR 2 PORTIONEN

1 Gemüsezwiebel
300 g grüne Bohnen
2 Rumpsteaks (à ca. 150 g)
Salz, Pfeffer
2 EL Öl
2 EL Mehl
100 ml Rotwein
100 ml Fleischbrühe oder -fond
½ TL Stärke
Zucker
frischer oder getrockneter Majoran

- Die Zwiebel schälen und in Ringe schneiden, Bohnen waschen und putzen.
- Das Fleisch trocken tupfen, den Fettrand 3–4 Mal einschneiden, das Fleisch von beiden Seiten mit Salz und Pfeffer würzen.
- Öl in einer Pfanne erhitzen. Das Fleisch im Mehl wenden, überschüssiges Mehl abschütteln und die Steaks von jeder Seite 1–2 Minuten anbraten. Die Steaks in eine flache Form legen und im Backofen bei 180 °C etwa 7–9 Minuten garen.
- Bohnen in kochendem Salzwasser zugedeckt etwa 12–15 Minuten garen, abgießen und eventuell warm halten.
- Zwiebeln in der gleichen Bratpfanne im Bratfett etwa 5 Minuten hellbraun braten. Rotwein und Brühe zugeben, 2–3 Minuten einkochen. Stärke in etwas kaltem Wasser verrühren, in die Sauce geben und unter Rühren noch einmal aufkochen.
- Die ausgetretene Flüssigkeit von den Steaks zur Sauce geben und mit Salz, Pfeffer, Zucker und Majoran abschmecken.
- Steaks auf gewärmte Teller legen und die Zwiebelsauce darauf verteilen.
- Dazu passen Salz- oder Bratkartoffeln, Spätzle oder Schupfnudeln.

ZEIT: 25 Minuten
LAKTOSE: keine
PRO PORTION: 468 kcal, 37 g E, 24 g F, 22 g KH, 123 mg Kalzium

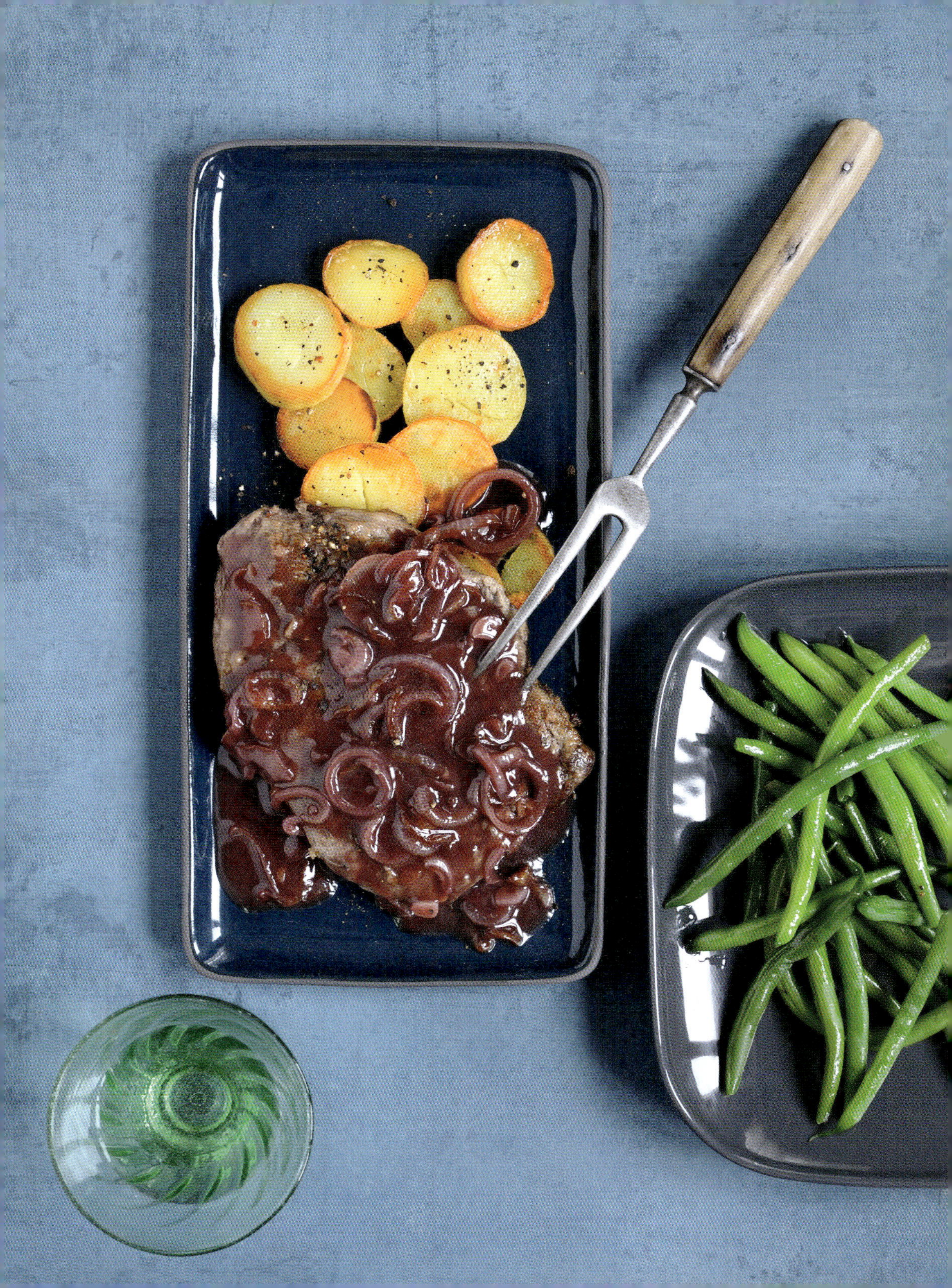

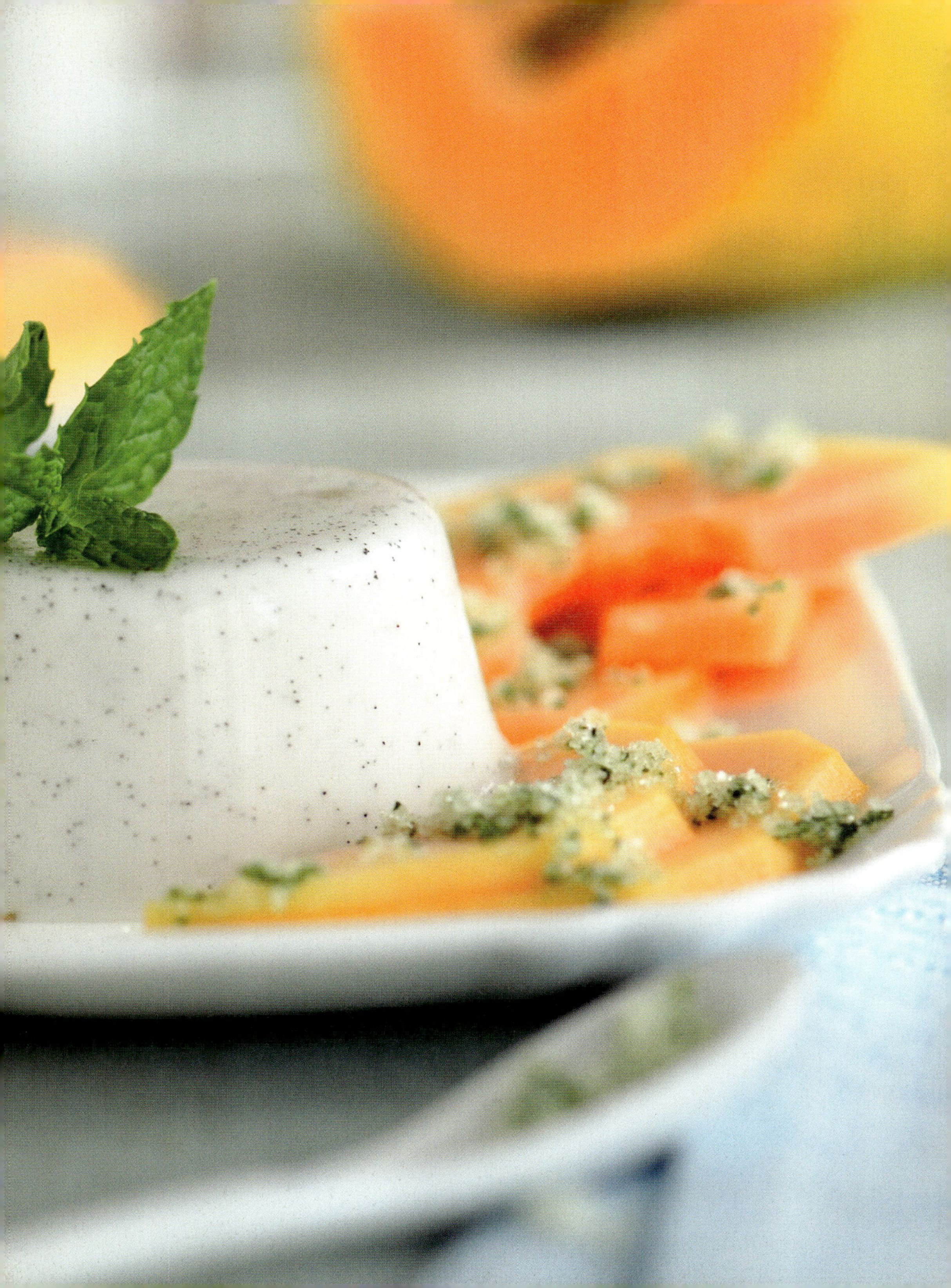

DESSERTS

Nicht wundern. Sie finden hier Dessertrezepte für Pannacotta, für Crumble mit Joghurt und auch für Baiser mit Sahne. Wir haben dabei nicht vergessen, dass es um laktosefreie Rezepte geht, wir haben Lösungen gefunden.

HEIDELBEERSORBET

FÜR 2 PORTIONEN

250 g Naturjoghurt (laktosefrei)
2 EL Zucker
½ Vanilleschote
100 g TK-Heidelbeeren
eventuell ein paar frische Heidelbeeren zum Servieren

- Joghurt, 1 EL Zucker und das aus der Schote gekratzte Vanillemark verrühren. Die Hälfte davon in ein hohes Gefäß füllen.
- Die Heidelbeeren und den restlichen Zucker nach und nach zum Joghurt geben und mit dem Stabmixer pürieren.
- Die Heidelbeermasse kurz unter die restliche Joghurtcreme heben, sodass eine marmorierte Creme entsteht.
- Etwa 30 Minuten einfrieren, dann mit einem Eiskugelportionierer oder einem Esslöffel Nocken abstechen und servieren.

INFO: Verwenden Sie für das Sorbet eine Metallschüssel, die leitet die Kälte im Gefrierschrank besonders schnell an das Sorbet weiter.
ZEIT: 10 Minuten + 30 Minuten Kühlzeit
LAKTOSE: keine
PRO PORTION: 194 kcal, 6 g E, 5 g F, 30 g KH, 205 mg Kalzium

KIRSCH-BAISER-DESSERT MIT SCHOKOSAHNE

FÜR 2 PORTIONEN

40 g Bitterschokolade
80 g Sahne (laktosefrei)
150 g roter Fruchtsaft (z. B. Traube oder Kirsche)
1 TL Stärke, 1 EL Zucker
150 g entsteinte Kirschen (frisch, Glas oder tiefgefroren)
20 g Baiser
eventuell 1 EL Rum

- Schokolade und Sahne in einen kleinen Topf geben und bei milder Hitze schmelzen lassen. Die Schokosahne in einen hohen Becher geben und im Kühlschrank 1–2 Stunden kalt stellen.
- 2 EL Saft mit der Stärke in einer kleinen Schüssel verrühren. Den restlichen Saft mit dem Zucker aufkochen, mit der angerührten Stärke binden und die Kirschen zugeben. Von der Platte ziehen und abkühlen lassen. Die Kirschen in zwei Gläser oder Schälchen füllen, die Baiser grob zerbröckeln und daraufgeben.
- Eventuell den Rum zur Schokoladensahne geben und mit dem Küchenmixer aufschlagen. Die Schokosahne auf dem Baiser verteilen und sofort servieren.

VARIANTE: Die Schokosahne schmeckt auch über Obstsalat.
INFO: Statt Rum können Sie auch 1 EL Pfefferminzlikör oder 2–3 Tropfen Pfefferminzöl zugeben.
ZEIT: 15 Minuten + Kühlzeit
LAKTOSE: keine
PRO PORTION: 379 kcal, 4 g E, 16 g F, 50 g KH, 67 mg Kalzium

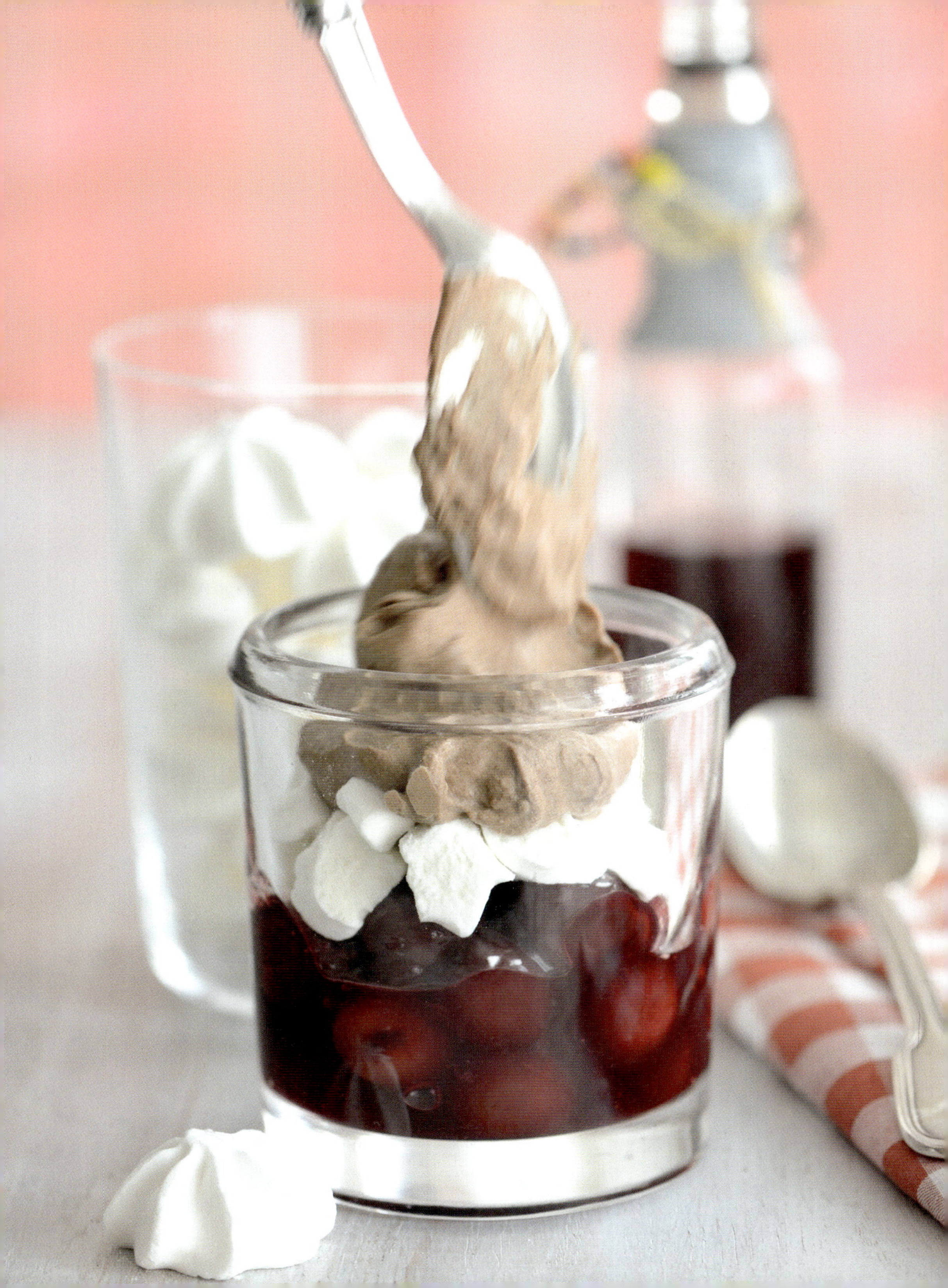

MARINIERTE MANGOSPALTEN MIT SESAMKROKANT

FÜR 2 PORTIONEN

2 EL Sesam
1 EL Zucker
1 TL Margarine (laktosefrei)
1 reife Mango
2 EL Orangenlikör (oder Orangensaft)

- Sesam in einer Pfanne 2–3 Minuten anrösten, bis er zu duften beginnt. Zucker darüberstreuen, den Zucker schmelzen lassen. Margarine unterrühren und die Masse auf ein Backpapier gießen.
- Die Mango schälen, das Fruchtfleisch in Spalten schneiden und mit Orangenlikör beträufeln.
- Den Krokant kurz abkühlen lassen und mit einem großen Messer grob hacken. Erst kurz vor dem Servieren über die Mango streuen.

INFO: Auch mit Mandelblättchen oder gehackten Haselnüssen schmeckt der Krokant.
ZEIT: 20 Minuten
LAKTOSE: keine
PRO PORTION: 268 kcal, 4 g E, 12 g F, 32 g KH, 134 mg Kalzium

OBSTSALAT MIT ZABAIONE

FÜR 2 PORTIONEN

2–3 Aprikosen
125 g Erdbeeren
1 Kiwi
2 EL Zitronensaft
1 Päckchen Vanillezucker
1 Eigelb
50 ml weißer Traubensaft
1 TL Zucker

- Aprikosen und Erdbeeren waschen und trocken tupfen. Die Erdbeeren je nach Größe halbieren oder vierteln, die Aprikosen in Spalten vom Stein schneiden. Kiwi schälen und in Scheiben schneiden.
- 1 EL Zitronensaft und Vanillezucker verrühren und das Obst unterheben.
- Eigelb, Trauben- und den restlichen Zitronensaft und Zucker in eine Metallschüssel füllen und auf einen Topf mit heißem Wasser setzen. Die Masse mit dem Handmixer 2–3 Minuten schaumig aufschlagen.
- Obstsalat auf zwei Teller geben und mit der Zabaione servieren.

VARIANTE: Bereiten Sie den Obstsalat je nach Jahreszeit auch mit anderen Fruchtsorten zu.
INFO: Sie können den Fruchtsaft teilweise durch Weißwein ersetzen oder den Schaum mit 2–3 EL Amaretto oder Marsala zubereiten.
ZEIT: 20 Minuten
LAKTOSE: keine
PRO PORTION: 150 kcal, 3 g E, 4 g F, 23 g KH, 56 mg Kalzium

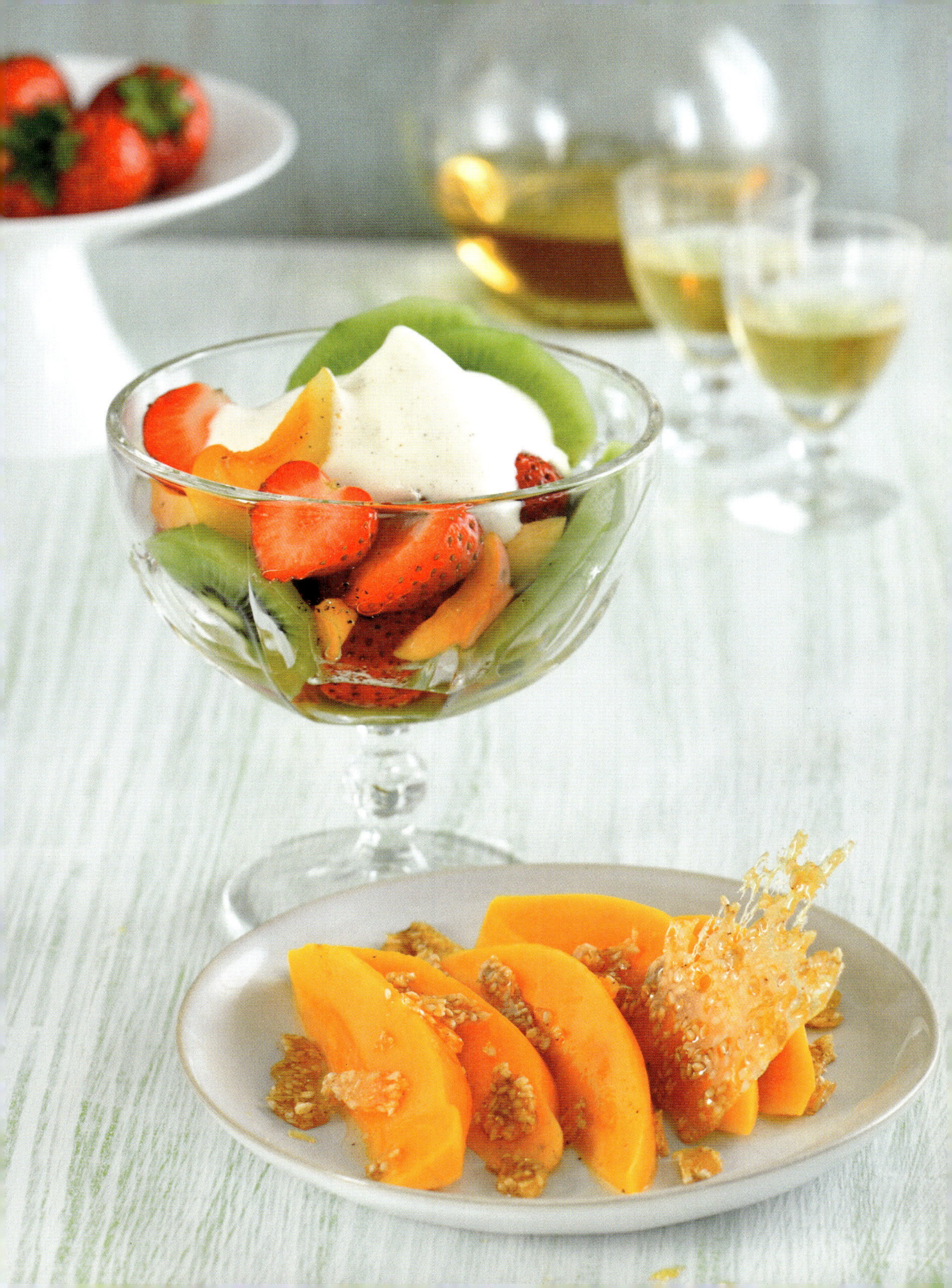

KOKOS-PANNACOTTA MIT PAPAYA

FÜR 2 PORTIONEN

2 Blatt weiße Gelatine
200 ml Kokosmilch
1½ EL Zucker
1–2 EL Limettensaft
½ Vanilleschote
1 kleine Papaya
1 Stiel Minze

- Die Gelatine in kaltem Wasser einweichen.
- Kokosmilch mit 1 EL Zucker, Limettensaft und dem Mark der Vanilleschote in einen kleinen Topf geben und einmal aufkochen. Die Gelatine ausdrücken und in der heißen Kokosmilch auflösen, in zwei Förmchen gießen und zuerst bei Zimmertemperatur abkühlen lassen, dann mindestens 2–3 Stunden im Kühlschrank gelieren lassen.
- Papaya halbieren, die Kerne mit einem Löffel herauslösen und die Hälften schälen. Das Fruchtfleisch in Spalten schneiden.
- Minze waschen, trocken schütteln und sehr fein hacken. In einer kleinen Schüssel mit dem restlichen Zucker mischen.
- Pannacotta auf zwei Teller stürzen, die Papayaspalten daneben verteilen und mit dem Minzzucker bestreuen.

INFO: Am besten gelingt der Minzzucker in einem Mörser. Einfach die Blätter und den Zucker hineingeben und mit kreisenden Bewegungen den Stößel im Mörser drehen, bis die Blätter völlig zerkleinert sind.

ZEIT: 15 Minuten + 2–3 Stunden Gelierzeit

LAKTOSE: keine

PRO PORTION: 300 kcal, 4 g E, 17 g F, 32 g KH, 29 mg Kalzium

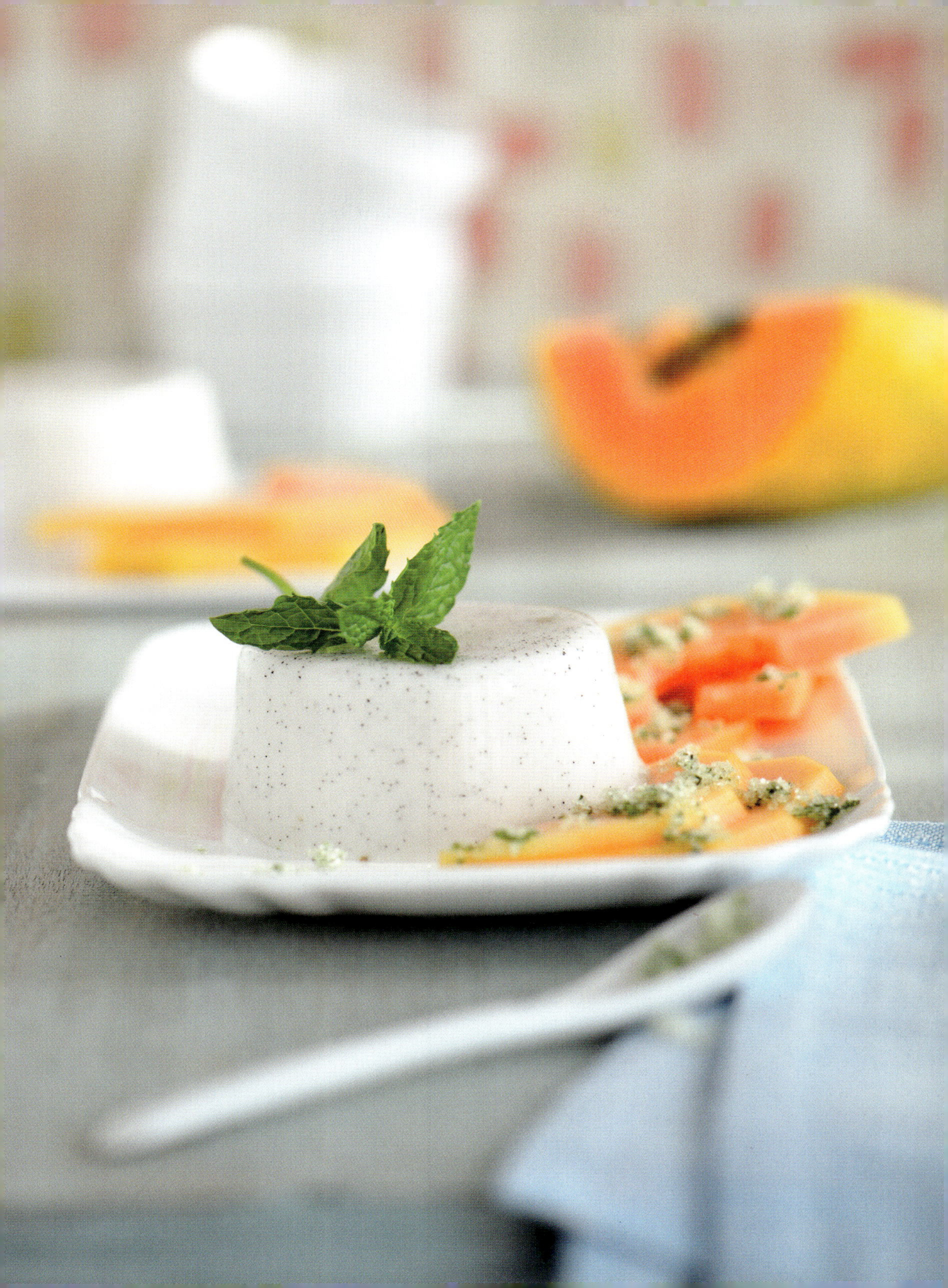

ZITRUSGELEE MIT MILCHSCHAUM

FÜR 2 PORTIONEN

3 Blätter Gelatine
1 Orange, 1 Grapefruit, 1 Mandarine
150 ml Orangensaft, 2 TL Zucker
100 ml fettarme Milch (laktosefrei)
1 TL Puderzucker, gemahlener Kardamom

- Gelatine in kaltem Wasser einweichen.
- Orange, Grapefruit und Mandarine filetieren. Dafür die Früchte so schälen, dass die ganze weiße Haut mit entfernt wird. Dann die einzelnen Fruchtsegmente aus den Trennhäuten herausschneiden, die Rückstände mit der Hand etwas auspressen. Orangen- und Grapefruitfilets klein schneiden und in zwei Puddingförmchen füllen.
- Den ausgepressten Fruchtsaft mit Orangensaft auf 200 ml auffüllen. Einen kleinen Teil des Saftes mit dem Zucker erhitzen und die ausgedrückte Gelatine darin auflösen. Den restlichen Saft unterrühren und auf die Fruchtfilets gießen. Abgedeckt 4–5 Stunden (oder über Nacht) kalt stellen.
- Wer will, zum Servieren das Gelee auf zwei Teller stürzen. Die Milch mit Puderzucker und 1 Prise Kardamom erhitzen und aufschäumen. Milchschaum über das Zitrusgelee geben und sofort servieren.

INFO: Wer keinen Kardamom im Haus hat, kann den Milchschaum auch mit einer Prise Zimt aromatisieren.
ZEIT: 20 Minuten + 4–5 Stunden Kühlzeit
LAKTOSE: keine

PRO PORTION: 178 kcal, 5 g E, 1 g F, 32 g KH, 131 mg Kalzium

HEISSE HOLUNDERBEERSUPPE MIT APFELSPALTEN UND SCHNEEKLÖSSCHEN

FÜR 2 PORTIONEN

1 Zitrone (unbehandelt), 1 Eiweiß, 1 Tüte Vanillezucker, 1 Apfel, 1 gehäuften TL Stärke, 200 ml Apfelsaft
1 EL Butter oder Margarine, 2–3 EL Zucker
300 ml Holunderbeersaft, ½ TL Zimt

- Die Zitrone waschen und trocken reiben. 1 TL Schale fein abreiben, 1 TL Zitronensaft auspressen.
- Das Eiweiß zu steifem Schnee schlagen, dabei nacheinander den Vanillezucker, Zitronenschale und -saft unterrühren.
- Wasser in einem Topf aufkochen, mit zwei Esslöffeln Nocken aus dem Eischnee abstechen und ins Wasser setzen. Bei milder Hitze und schräg aufgesetztem Deckel 5–6 Minuten garen.
- Apfel schälen, das Kerngehäuse herausschneiden und das Fruchtfleisch in Spalten schneiden. Stärke mit 2–3 EL vom Apfelsaft glatt rühren.
- Butter oder Margarine in einem Topf erhitzen, die Apfelspalten darin von beiden Seiten 1 Minute garen, vor dem Wenden mit 1 EL Zucker bestreuen, sodass der Zucker etwas karamellisiert.
- Holunderbeer- und Apfelsaft zugeben, die angerührte Stärke einrühren und einmal aufkochen. Die Suppe mit dem restlichen Zucker und Zimt abschmecken und mit den Schneeklößchen servieren.

VARIANTE: Statt der Klößchen können Sie die Suppe auch mit zerbröselten Mandelmakronen (S. 162) bestreut servieren.
INFO: Die Klößchen schmecken auch zu einem kalten Pflaumen- oder Kirschkompott.
ZEIT: 25 Minuten
LAKTOSE: keine

PRO PORTION: 353 kcal, 5 g E, 8 g F, 62 g KH, 20 mg Kalzium

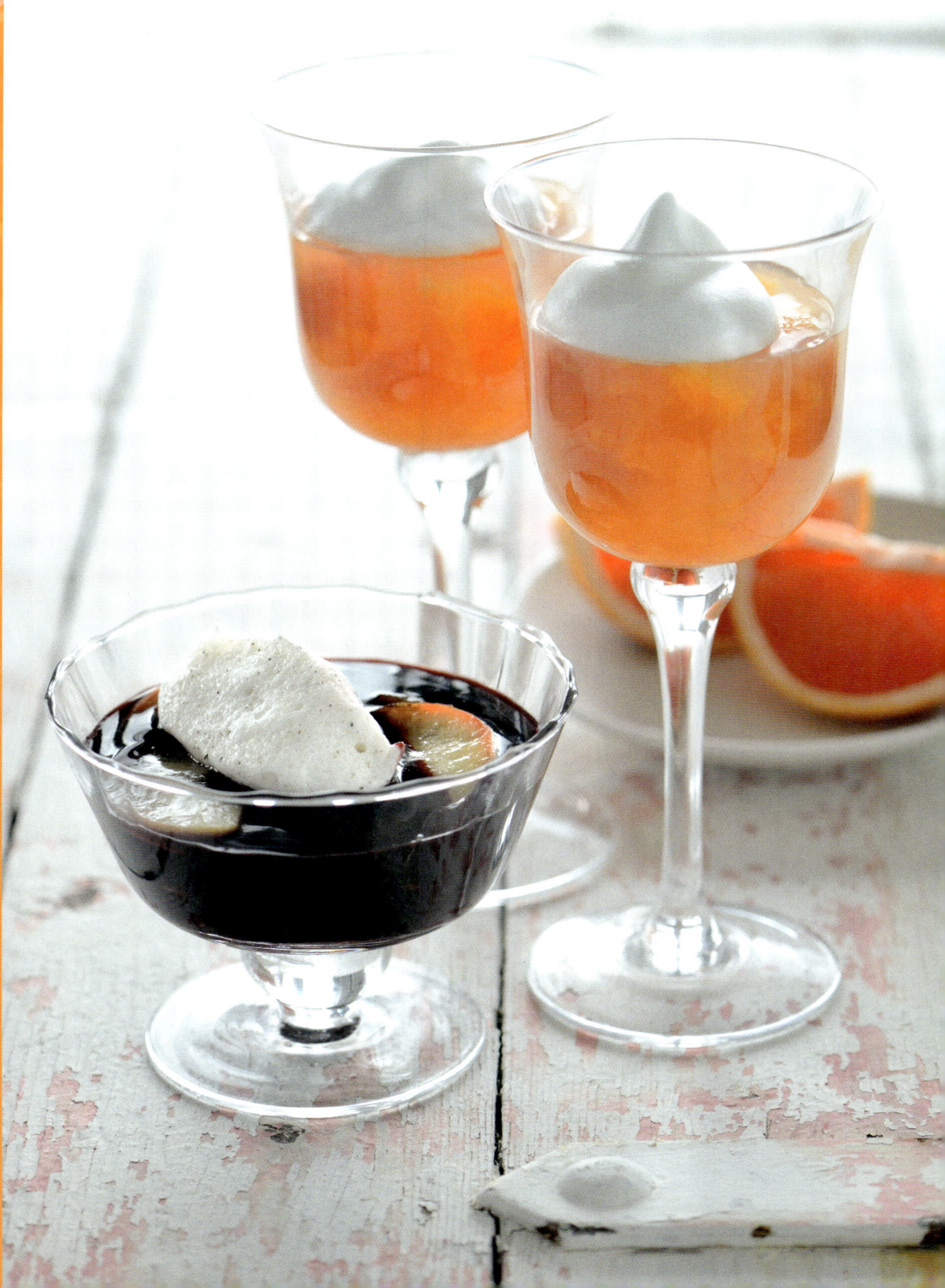

APRIKOSENCRUMBLE MIT HIMBEER-JOGHURT

FÜR 3–4 PORTIONEN

2 EL Erdnüsse (geröstet und gesalzen)
40 g Butter oder Margarine und etwas zum Fetten der Form
1 EL Zucker
60 g Mehl
1 gehäufter EL Haferflocken
400 g Aprikosen
100 g Himbeeren
150 g Joghurt
1 EL Honig

- Die Nüsse grob hacken und zusammen mit der weichen Butter oder Margarine, Zucker, Mehl und Haferflocken in einer Schüssel mit den Händen zu Streuseln zusammendrücken.
- Aprikosen waschen und trocken reiben. Die Aprikosen halbieren und den Stein entfernen. Eine kleine ofenfeste Form mit Butter oder Margarine einfetten und die Aprikosen einfüllen.
- Die Streusel darüber verteilen und den Crumble im vorgeheizten Backofen bei 180 °C etwa 20–25 Minuten backen. Etwas abkühlen lassen.
- Himbeeren in stehendem Wasser waschen und abtropfen lassen. Joghurt mit Honig verrühren, die Himbeeren mit einer Gabel leicht zerdrücken und kurz unter den Joghurt heben, sodass eine marmorierte Creme entsteht.
- Himbeerjoghurt zum lauwarmen Crumble servieren.

INFO: Als süßer Hauptgang reicht dieses Rezept für 2 Portionen.
ZEIT: 40 Minuten + Abkühlzeit
LAKTOSE: 1,4 Gramm
PRO PORTION (bei 4 Portionen): 290 kcal, 7 g E, 14 g F, 33 g KH, 86 mg Kalzium

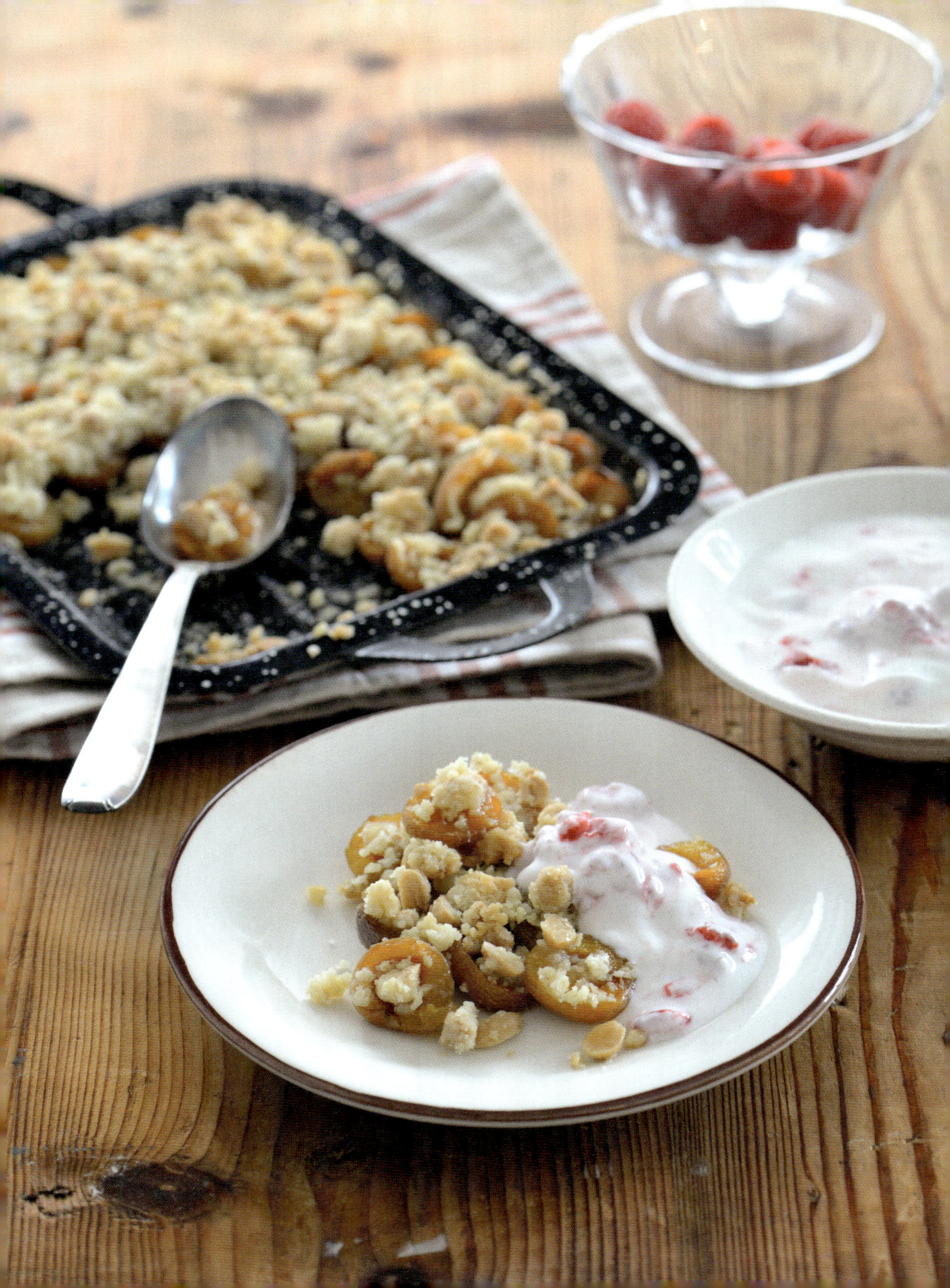

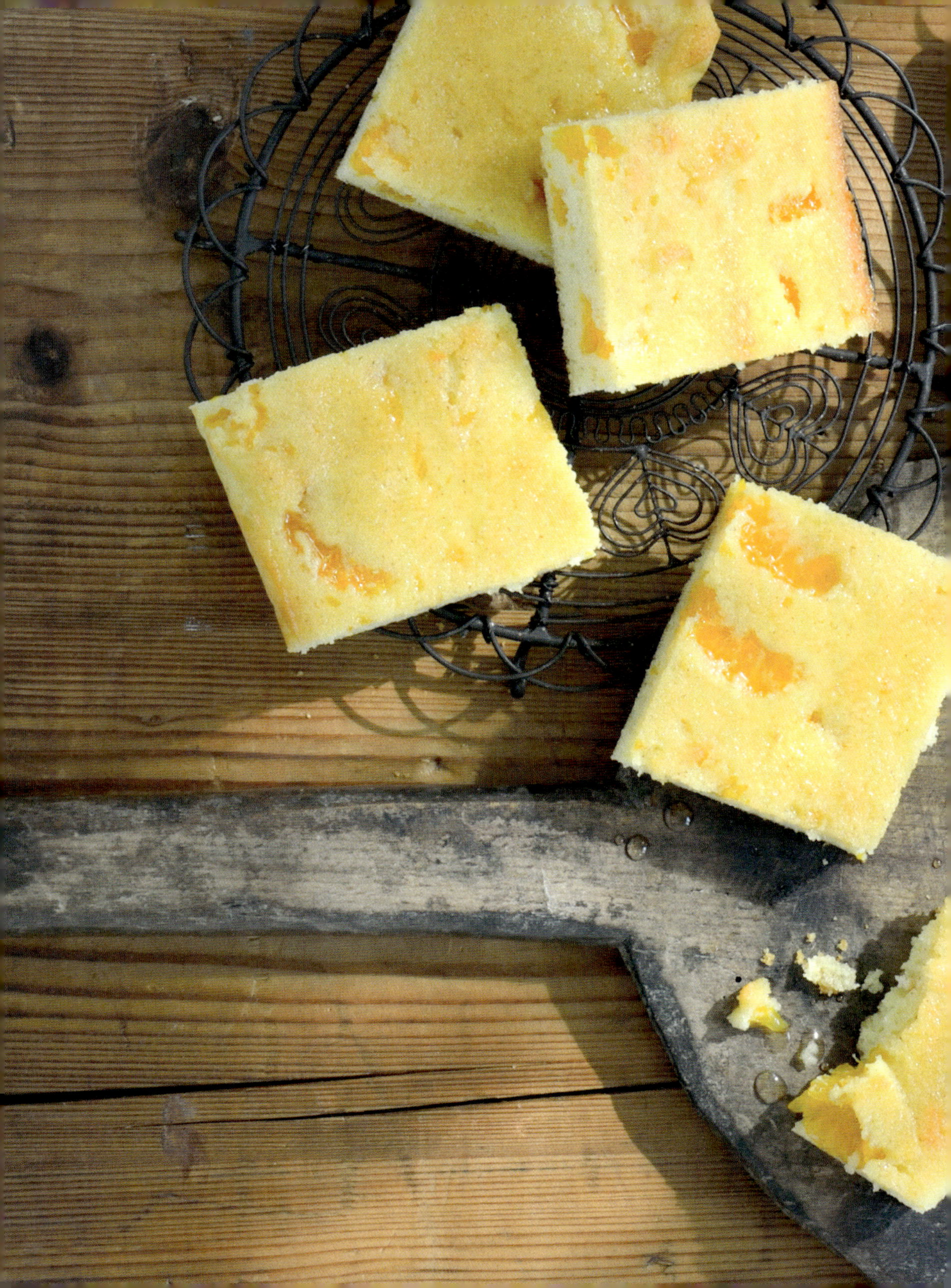

BACKEN

Hier zeigen sich die wahren Könner. Wer beim Backen weiß, wie er um Laktosehaltiges herumkommt, der hat seinen Alltag im Griff. Ob Schokomuffins, Windbeutel, Pflaumenkuchen oder Cantuccini – mit diesen Rezepten wird Ihre Kaffeetafel eine Schlemmerei.

SCHOKOMUFFINS

FÜR 12 STÜCK

250 g Bitterschokolade (mind. 70 % Kakaoanteil)
100 g Butter oder Margarine
4 Eier
140 g Zucker
1 Päckchen Vanillezucker, Salz
90 g Mehl
1 TL Backpulver

- Schokolade und Margarine oder Butter in einem Topf bei ganz milder Hitze schmelzen lassen, von der Platte nehmen und etwas abkühlen lassen.
- Eier, Zucker, Vanillezucker und eine Prise Salz mit dem Handmixer in etwa 5 Minuten cremig schlagen, bis sich der Zucker aufgelöst hat.
- Die Schokoladenmasse unterrühren, zum Schluss Mehl und Backpulver nur ganz kurz unterrühren.
- Ein Muffinblech mit 12 Mulden ausfetten oder mit Papiermanschetten auslegen und den Teig einfüllen.
- Im vorgeheizten Backofen bei 160 °C etwa 30 Minuten auf der mittleren Schiene backen.

VARIANTE: Pur oder mit einem Klecks Sahne zum Nachmittagskaffee, mit Himbeersauce und einer Kugel Eis wird ein leckeres Dessert daraus.
INFO: Bitterschokolade mit hohem Kakaoanteil (über 70 %) enthält keine Laktose – der Schoko-Schlemmerei steht also nichts im Weg.
ZEIT: 45 Minuten
LAKTOSE: keine
PRO PORTION: 247 kcal, 6 g E, 12 g F, 29 g KH, 33 mg Kalzium

WINDBEUTEL MIT EIERLIKÖRCREME

FÜR 12 STÜCK

50 g Butter oder Margarine
Salz, 1 Päckchen Vanillezucker
150 g Mehl
4 Eier
100 ml Sahne (laktosefrei)
1 EL Zucker
1 Päckchen Sahnesteif
150 g Quark (laktosefrei)
6 EL Eierlikör
250 g Erdbeeren
1 EL Puderzucker

- Butter oder Margarine, ¼ l Wasser, 1 Prise Salz und Vanillezucker in einem Topf aufkochen. Das Mehl auf einmal dazugeben und mit einem Kochlöffel so lange rühren, bis sich der Teig als Kloß vom Boden löst.
- Nacheinander die Eier unterrühren, dabei jedes Ei gründlich unterrühren, bevor das nächste Ei zugegeben wird.
- Den Teig in einen Spritzbeutel mit Sterntülle füllen und auf ein mit Backpapier belegtes Blech 12 gleich große Häufchen spritzen. Im vorgeheizten Backofen bei 225 °C etwa 25 Minuten backen. Abkühlen lassen.
- Die Sahne steif schlagen, dabei nach und nach den Zucker und das Sahnesteif einrieseln lassen. Quark mit Eierlikör glatt rühren und die Sahne vorsichtig unterziehen.
- Erdbeeren waschen, trocken tupfen und in Scheiben schneiden.
- Die Windbeutel mit einem Sägemesser halbieren und mit Eierlikörsahne und Erdbeeren füllen. Den Deckel daraufsetzen und mit Puderzucker bestreut servieren.

ZEIT: 60 Minuten + Kühlzeit
LAKTOSE: keine
PRO PORTION: 170 kcal, 6 g E, 8 g F, 16 g KH, 38 mg Kalzium

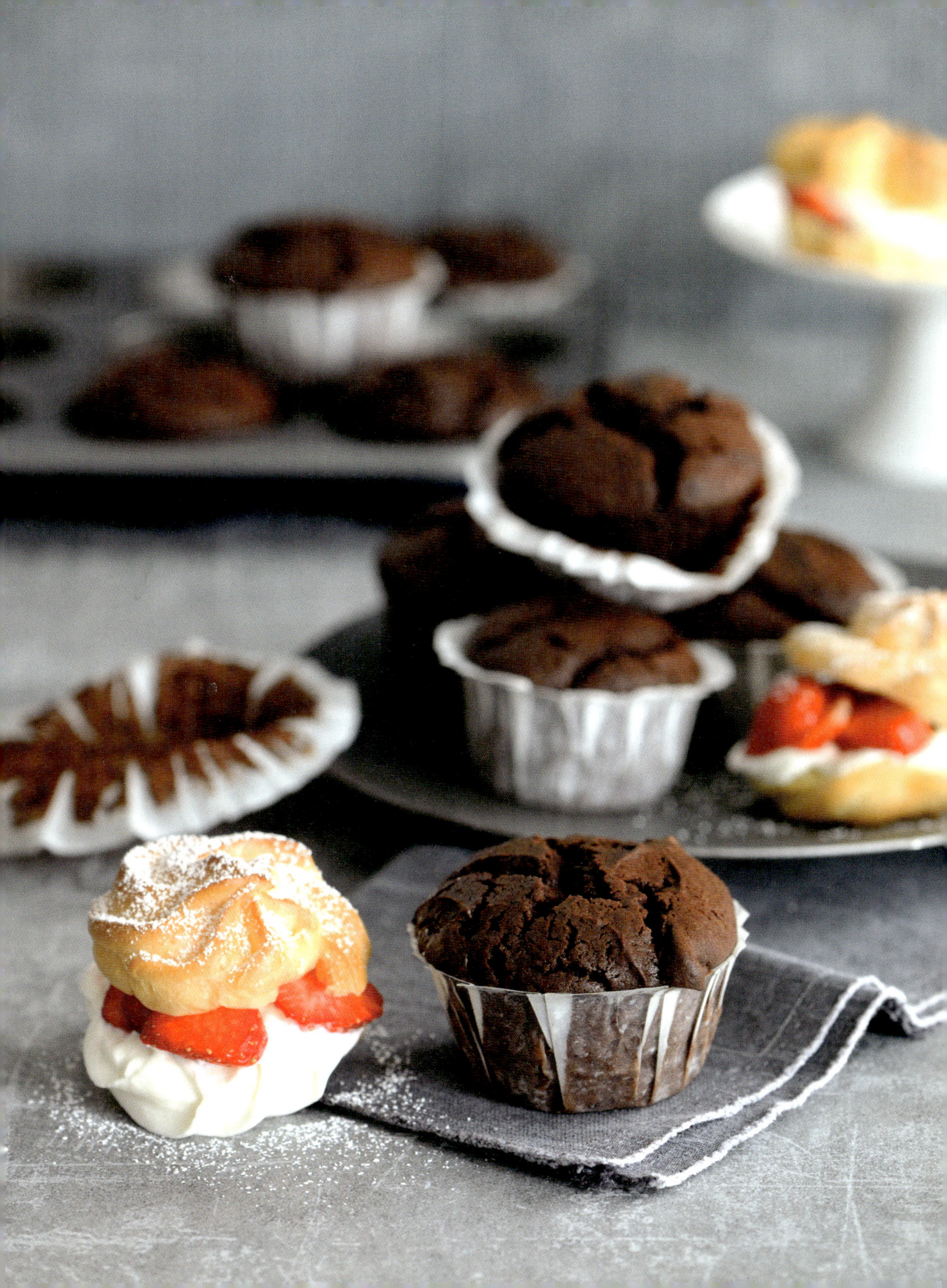

MANDARINEN-GRIESSKUCHEN

FÜR 25 STÜCK

2 Zitronen (davon eine unbehandelt)
2 Dosen Mandarinen (à 175 g Abtropfgewicht)
125 g Butter oder Margarine und etwas für die Form
175 g Zucker
500 g Joghurtalternative aus Soja natur
4 Eier
500 g Grieß und etwas für die Form
1 Päckchen Backpulver

- Die unbehandelte Zitrone waschen, trocken reiben und die Schale fein abreiben. Beide Zitronen auspressen.
- Die Mandarinen in einem Sieb gut abtropfen lassen, den Saft auffangen.
- Butter oder Margarine und 100 g Zucker schaumig rühren, bis sich der Zucker aufgelöst hat. Joghurtalternative und Eier unterrühren. Grieß und Backpulver mischen und unterrühren, die Mandarinen und die abgeriebene Zitronenschale kurz unter den Teig heben.
- Eine eckige Springform mit etwas weicher Butter oder Margarine ausfetten und mit etwas Grieß ausstreuen. Den Teig einfüllen und den Kuchen im vorgeheizten Backofen bei 180 °C auf der mittleren Einschubleiste etwa 40 Minuten backen.
- 100 ml Zitronensaft und 100 ml vom Mandarinensaft mit dem restlichen Zucker erhitzen, bis sich der Zucker löst.
- Direkt nach dem Backen den Kuchen in der Form mit dem Zitronensirup beträufeln. Den Kuchen ganz abkühlen lassen und in etwa 5 x 5 cm große Würfel schneiden.

ZEIT: 60 Minuten
LAKTOSE: keine
PRO PORTION: 177 kcal, 4 g E, 6 g F, 25 g KH, 46 mg Kalzium

PFLAUMENKUCHEN MIT MARZIPANSTREUSELN

FÜR 20 STÜCK

650 g Mehl, 125 g Zucker
1 Päckchen Trockenbackhefe
Salz, 8 EL Rapsöl
1 kg Zwetschgen oder Pflaumen
200 g Marzipanrohmasse
80 g Butter oder Margarine

- 500 g Mehl, 75 g Zucker, Hefe und eine Prise Salz in einer großen Schüssel mischen. 225 ml lauwarmes Wasser und Öl zugeben und mit den Knethaken des Handmixers zu einem glatten Teig verarbeiten. Zugedeckt gehen lassen, bis der Teig sein Volumen deutlich vergrößert hat.
- Die Zwetschgen oder Pflaumen waschen und trocken reiben. Die Früchte halbieren und den Stein entfernen.
- Marzipanrohmasse auf einer groben Reibe raspeln und mit dem restlichen Zucker und Mehl und Butter oder Margarine mit den Fingern zu Streuseln verkneten und kalt stellen.
- Den Hefeteig zusammenkneten und auf Backpapier ausrollen. Den Teig mit dem Papier auf ein Backblech ziehen und mit den Pflaumen dicht an dicht belegen. Die Marzipanstreusel daraufgeben und im vorgeheizten Backofen bei 180 °C etwa 40 Minuten backen.

VARIANTE: Auch mit Kirschen oder Äpfeln gut. Wer mag, knetet noch etwas Vanillemark oder Zimt unter die Marzipanstreusel. Im Winter TK-Früchte verwenden und tiefgefroren auf dem Kuchen verteilen.
INFO: Den Kuchen eventuell in den letzten 10 Minuten mit einem Stück Alufolie abdecken, damit die Streusel nicht zu dunkel werden.
ZEIT: 80 Minuten + Zeit zum Gehen für den Hefeteig.
LAKTOSE: keine
PRO STÜCK: 278 kcal, 5 g E, 11 g F, 39 g KH, 13 mg Kalzium

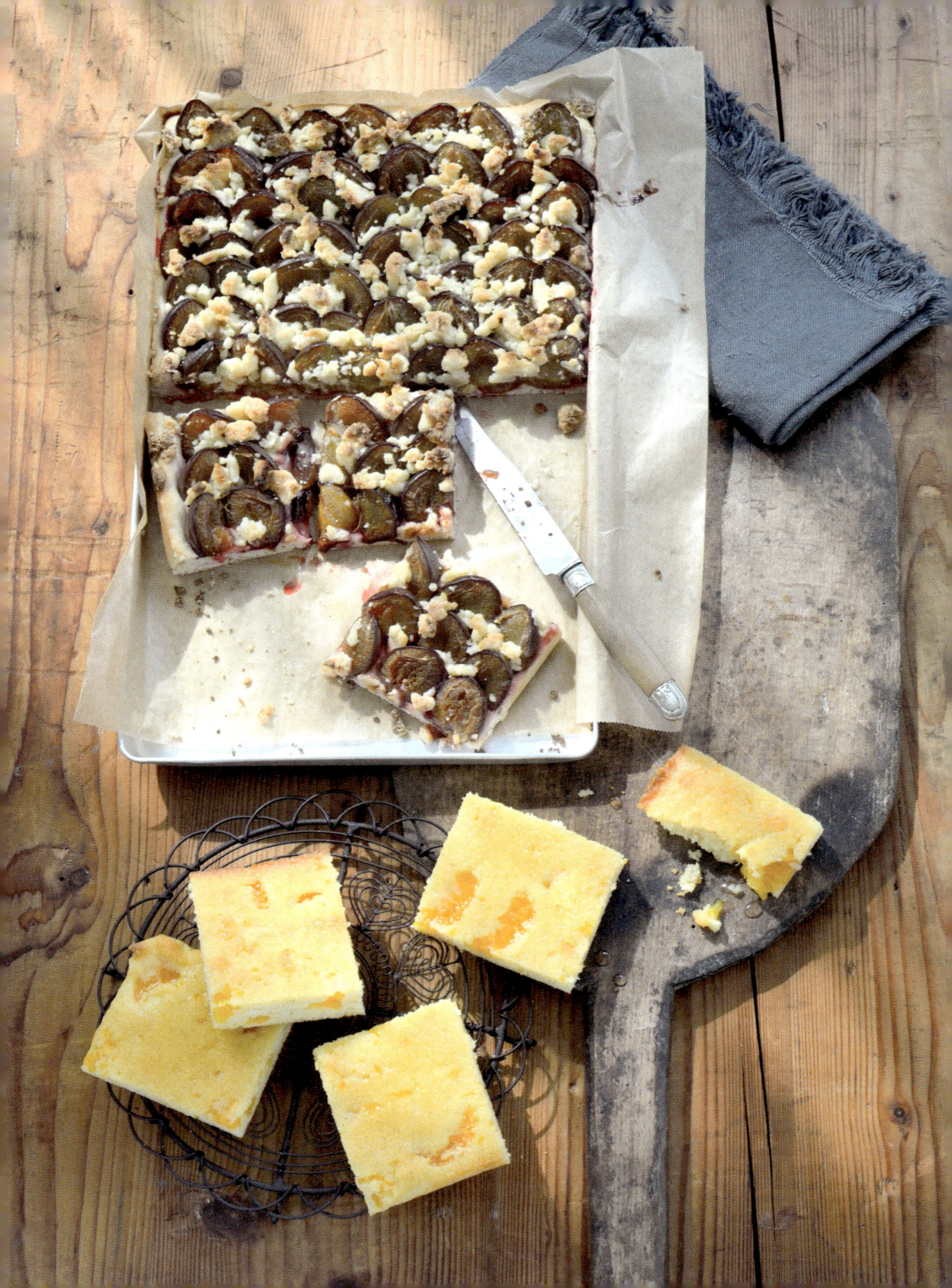

MANDELMAKRONEN MIT DATTELN

FÜR 30 STÜCK

125 g gemahlene Mandeln
100 g Zucker
2 Eiweiß
40 g getrocknete Datteln

- Mandeln und 75 g Zucker mischen.
- Das Eiweiß zu steifem Schnee schlagen, dabei nach und nach den restlichen Zucker einrieseln lassen. Vorsichtig die Mandel-Zucker-Mischung unterheben.
- Den Stein aus den Datteln lösen und das Fruchtfleisch fein würfeln. Datteln vorsichtig unter die Mandelmasse heben.
- Mit einem Spritzbeutel ohne Tülle haselnussgroße Tupfen auf ein mit Backpapier belegtes Blech spritzen.
- Auf der mittleren Einschubleiste im vorgeheizten Backofen bei 140 °C etwa 30–40 Minuten backen, bis die Ränder der Plätzchen hellbraun sind.
- Die Kekse auf dem Backblech abkühlen lassen.

INFO: Man kann auch ganz kleine Makronen zubereiten. Erbsengroße Tupfen aufs Backblech setzen und etwa 20 Minuten backen. Die Kekse schmecken zu Kaffee und Süßwein (z. B. Marsala oder Vin Santo).
ZEIT: 50 Minuten
LAKTOSE: keine
PRO STÜCK: 43 kcal, 1 g E, 2 g F, 4 g KH, 5 mg Kalzium

WALNUSS-CANTUCCINI

FÜR CA. 55 STÜCK

1 Orange (unbehandelt)
150 g Walnusskerne
250 g Dinkelmehl (Type 630)
175 g Zucker
1 TL Backpulver
½ Vanilleschote
2 Eier
25 g Butter oder Margarine

- Orange heiß abwaschen und trocken reiben. 2 TL Schale fein abreiben. Die Walnüsse grob zerbrechen.
- Mehl, Zucker, Backpulver, Orangenschale und das ausgekratzte Mark der Vanilleschote in eine Schüssel geben. Eier und Butter oder Margarine zugeben und zu einem glatten Teig verkneten. Die Walnüsse unter den Teig kneten.
- Aus dem Teig auf einer bemehlten Arbeitsplatte 5 Rollen von etwa 25 cm Länge formen, einzeln in Klarsichtfolie wickeln und 1–2 Stunden kalt stellen.
- Die Rollen auswickeln und auf ein mit Backpapier belegtes Blech legen. Im vorgeheizten Backofen bei 200 °C 15–17 Minuten backen.
- Teigrollen etwas abkühlen lassen, dann schräg in 1,5–2 cm dicke Scheiben schneiden und nebeneinander auf das Backpapier legen.
- Die Kekse weitere 6–8 Minuten backen.

VARIANTE: Ersetzen Sie einen Teil der Walnüsse durch getrocknete und in Streifen geschnittene Aprikosen.
INFO: Die Plätzchen gelingen auch mit Weizenmehl.
ZEIT: 50 Minuten + 1–2 Stunden Kühlzeit
LAKTOSE: keine
PRO STÜCK: 50 kcal, 1 g E, 2 g F, 7 g KH, 4 mg Kalzium

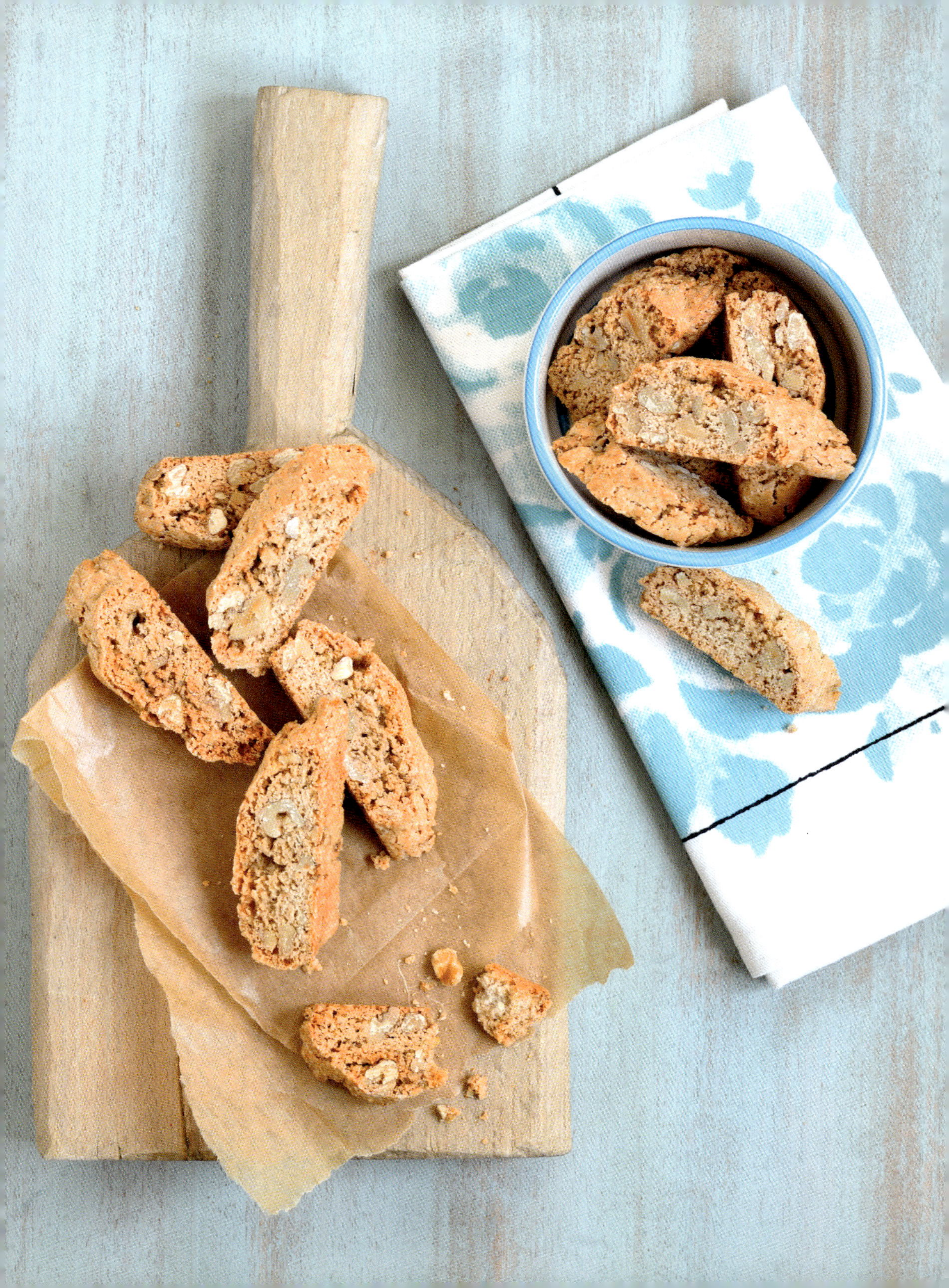

MANGOSCHNITTEN

FÜR 10 STÜCK

7 Blatt weiße Gelatine
150 g Löffelbiskuit
125 ml Holunderbeersaft
2 sehr frische Eier
110 g Zucker
1 kl. Flasche Mango-Smoothie (250 ml)
500 g Naturjoghurt

- Gelatine in kaltem Wasser einweichen.
- Eine eckige Auflauf- oder Kuchenform (etwa 25 x 25 cm) mit Klarsichtfolie auslegen und die Löffelbiskuit hineinlegen. Die Löffelbiskuit mit dem Holunderbeersaft beträufeln.
- Eier trennen. Eigelb und 70 g Zucker über einem heißen Wasserbad mit dem Handmixer cremig dicklich aufschlagen. Die ausgedrückte Gelatine darin auflösen, den Smoothie und den Joghurt nacheinander unterziehen. Die Masse kalt stellen.
- Das Eiklar steif schlagen, dabei nach und nach den restlichen Zucker einrieseln lassen.
- Sobald die Joghurtmasse beginnt, fest zu werden, den Eischnee unterziehen und die Creme auf den Löffelbiskuit verteilen und glatt streichen. 3–4 Stunden kalt stellen.
- Den Kuchen mit einem Wellenschliffmesser in 10 Schnitten schneiden und servieren.

ZEIT: 35 Minuten + 3–4 Stunden Kühlzeit
LAKTOSE: 1,6 Gramm
PRO PORTION: 183 kcal, 7 g E, 4 g F, 29 g KH, 76 mg Kalzium

AMERIKANER

FÜR 6 STÜCK

50 g Butter oder Margarine
50 g Zucker, 1 Päckchen Vanillezucker
Salz, 1 Ei
125 g Mehl, 20 g Stärke, 1 TL Backpulver
3 EL Sojacreme
50 g Puderzucker, 2–3 TL Zitronensaft
50 g Bitterschokolade (mind. 70 % Kakaoanteil)
1 TL Rapsöl

- Butter oder Margarine mit Zucker, Vanillezucker und 1 Prise Salz mit dem Handmixer schaumig schlagen, bis die Masse sehr hell ist und sich der Zucker aufgelöst hat. Dann das Ei gründlich unterrühren.
- Mehl, Stärke und Backpulver mischen und zunächst die eine Hälfte schnell, aber gründlich unter die Eimasse heben. Sojacreme und die zweite Hälfte der Mehlmischung unterrühren.
- Das Backblech mit Backpapier belegen, den Teig in einen Spritzbeutel füllen und mit etwas Abstand 6 gleich große Teighäufchen auf das Blech spritzen.
- Im vorgeheizten Backofen bei 180 °C auf der mittleren Schiene etwa 12–15 Minuten hellbraun backen. Auf einem Kuchengitter abkühlen lassen.
- Puderzucker mit Zitronensaft zu einem dicken Guss verrühren, Schokolade mit Öl im Wasserbad erhitzen.
- Die Amerikaner auf der flachen Seite klassisch halb mit Schoko-, halb mit Zitronenguss dekorieren oder verschiedene Muster auf die Teilchen bringen.

INFO: Sie können auch Amerikaner-Plätzchen aus dem Teig backen. Es ergeben sich etwa 25 Stück aus der angegebenen Menge, die Backzeit verkürzt sich auf etwa 10 Minuten.

ZEIT: 45 Minuten + Abkühlzeit
LAKTOSE: 0,1 Gramm
PRO STÜCK: 278 kcal, 4 g E, 11 g F, 41 g KH, 23 g Kalzium

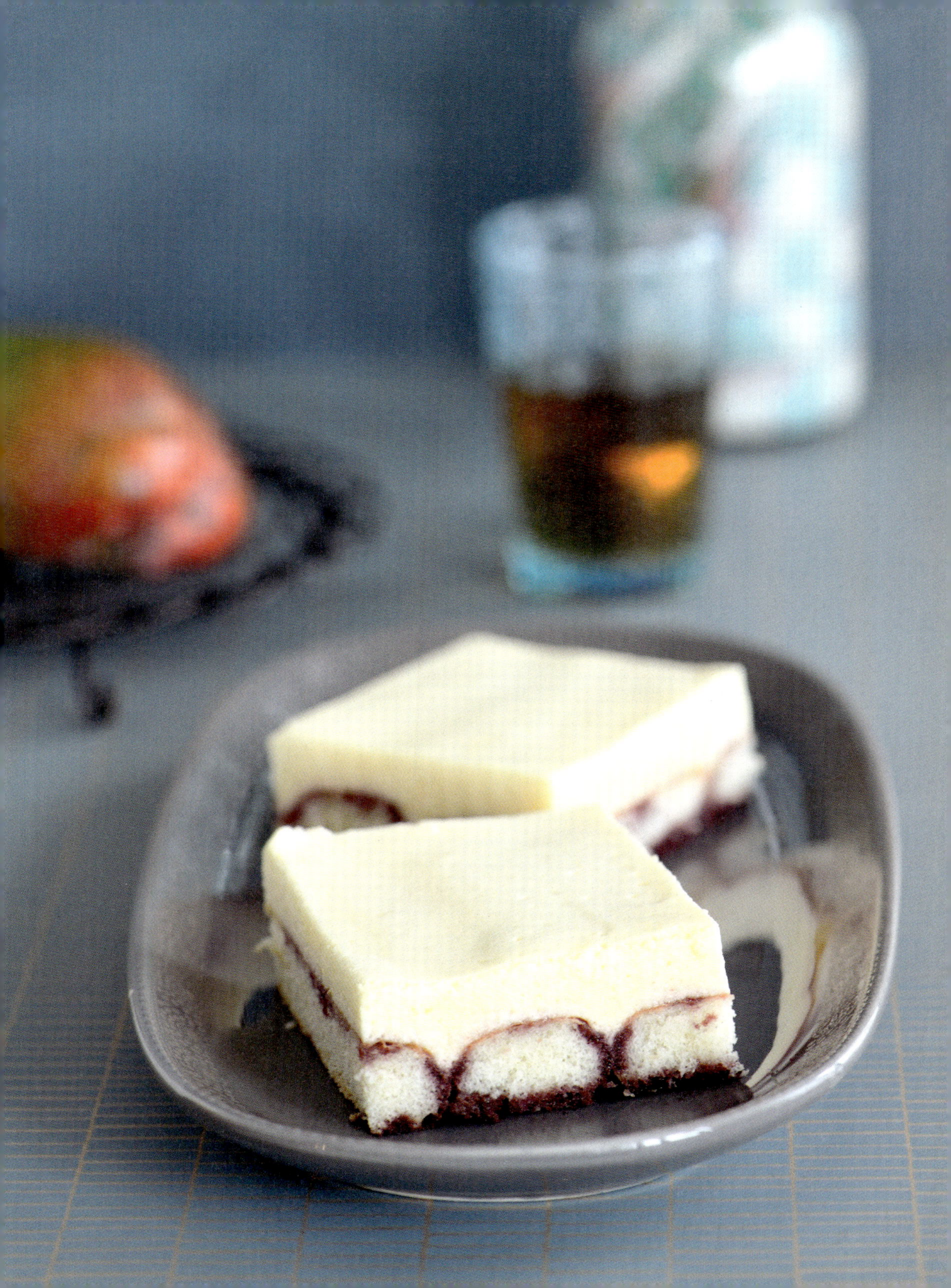

Wirkstoff	Bedarfsdeckung bei allgemein üblicher gemischter Kost [1]	Tagesbedarf Erwachsene [2] Kinder, 7 Jahre [3] Schwangerschaft/Stillzeit	Erhöhter Bedarf	Unbedenkliche Dosis oder Höchstdosis
Vitamin A (Retinol)	Im Allgemeinen deutlich mehr als die empfohlene Menge	0,8–1 mg (= 2 650–3 350 I.E.) 0,8 mg 1,1 mg / 1,5 mg		Unbedenklich bis 3 mg pro Tag
Vitamin B_1 (Thiamin)	Im Allgemeinen deutlich mehr als die empfohlene Menge	1–1,3 mg 1,0 mg 1,2 mg / 1,4 mg	Einnahme von Krebsmedikamenten, hoher Alkoholkonsum	Unbedenklich bis 200 mg pro Tag
Vitamin B_2 (Riboflavin)	Im Allgemeinen deutlich mehr als die empfohlene Menge	1,2–1,5 mg 1,1 mg 1,5 / 1,6 mg	Anstrengende körperliche Arbeit, schwere Krankheiten, Verletzungen, Operationen. Einnahme von Antidepressiva, hoher Alkoholkonsum	Unbedenklich bis 400 mg pro Tag für höchstens drei Monate
Vitamin B_6 (Pyridoxin)	Im Allgemeinen deutlich mehr als die empfohlene Menge	1,2–1,5 mg 0,7 mg 1,9 mg	Sehr eiweißreiche Ernährung, Einnahme von Medikamenten bei Epilepsien und Tuberkulose	Höchstens 25 mg pro Tag
Biotin	Ausreichend	30–60 µg (geschätzt) 15–20 µg (geschätzt) 30–60 µg (geschätzt)		
Niacin	Weit mehr als die empfohlene Menge	13–17 mg 12 mg 15 mg / 17 mg		Höchstens 35 mg pro Tag
Pantothensäure	Um 80 Prozent	6 mg (geschätzt) 5 mg (geschätzt) 6 mg (geschätzt)		
Folsäure	Erheblich unter der empfohlenen Menge	400 µg 300 µg 600 µg	Einnahme von Medikamenten bei Epilepsien, Krebs, zur Malariavorbeugung, hoher Alkoholkonsum	Höchstens 1 mg pro Tag (Ausnahme: Gezielte Einnahme in der Schwangerschaft)

1 Bedarfsdeckung bei allgemein üblicher gemischter Kost: Die Angabe bezieht sich auf einen durchschnittlichen, gesunden Erwachsenen, der sich mit gemischter Kost ernährt, so wie es in Deutschland derzeit allgemein üblich ist. Quelle: Max-Rubner-Institut: Nationale Verzehrsstudie

2 Tagesbedarf (Erwachsene): Die Von-bis-Angabe umschließt die Mengenangaben, die für Frauen und Männer und die verschiedenen Altersstufen oft unterschiedlich sind. Deutsche Gesellschaft für Ernährung: Referenzwerte für die Nährstoffzufuhr, 1. Auflage, 3. korrigierter Nachdruck, 2008

Hauptlieferanten	Wichtigste Aufgaben	Mangel (Symptome)[4]	Überdosierung (Symptome)
Alle grünen Gemüse u. a. Spinat, Grünkohl, Brokkoli	Wachstum von Haut und Schleimhaut, Sehvorgang	Nachtblindheit, Veränderungen an Binde- und Hornhaut	Kopfschmerzen, Hautveränderungen, Gelbsucht
Schweinefleisch, Leber, Scholle, Thunfisch, Vollkorngetreide, Hülsenfrüchte, Kartoffeln	Energiegewinnung	Störungen im Nervensystem, Muskelschwund (Beri-Beri)	
Milch(produkte), Fleisch, Fisch, Eier, Vollkornprodukte	Energiestoffwechsel	Wachstumsstörungen, Entzündungen von Haut, Mundschleimhaut, Zunge, Blutarmut	
Hühner-, Schweinefleisch, Fisch, Kohl, grüne Bohnen, Feldsalat, Kartoffeln, Bananen, Vollkornprodukte	Eiweißstoffwechsel, Funktionen im Nerven- und Immunsystem, Bildung roter Blutkörperchen	Hautentzündung, Nervenstörungen, Blutarmut	Nervenstörungen in Beinen und Armen
Leber, Sojabohnen, Eigelb, Nüsse, Haferflocken, Spinat, Champignons, Linsen	Stoffwechsel von Zucker, Aminosäuren, Fettsäuren	Biotinmangel gibt es üblicherweise nicht	
Fleisch, Innereien, Fisch, Milch, Eier, Brot, Backwaren, Kartoffeln	Energiestoffwechsel	Niacinmangel gibt es üblicherweise nicht	Hitzegefühl, erweiterte Blutgefäße
Leber, Fleisch, Fisch, Milch, Vollkornprodukte, Hülsenfrüchte	Stoffwechsel von Zucker, Aminosäuren, Fetten	Pantothensäuremangel ist nicht bekannt	Selbst bei großen Mengen keine Schäden beobachtet
Tomaten, Kohl, Gurken, Spinat, Orangen, Trauben, Vollkornprodukte, Kartoffeln, Fleisch, Leber, Milch(produkte), Eier, Weizenkeime, Sojabohnen	Zellaufbau, Bildung roter Blutkörperchen	Schäden an der Schleimhaut in Magen, Darm, Harnwegen, Genitalbereich, Blutarmut (megaloblastische Anämie)	

3 Tagesbedarf (Kinder, 7 Jahre): Für jüngere und ältere Kinder können die Angaben abweichen. Deutsche Gesellschaft für Ernährung: Referenzwerte für die Nährstoffzufuhr, 1. Auflage, 3. korrigierter Nachdruck, 2008

4 Mangel (Symptome): Die aufgeführten Symptome treten meist erst bei einem deutlichen Mangel auf. In der Zeit vorher gibt es möglicherweise bereits Beschwerden, die aber sehr unspezifisch sind und sich kaum diesem speziellen Nährstoff zuordnen lassen. Bei vielen Substanzen lässt sich eine unzureichende Versorgung mit Laboruntersuchungen feststellen.

VERSORGUNG MIT VITAMINEN, MINERALSTOFFEN, SPURENELEMENTEN

Wirkstoff	Bedarfsdeckung bei allgemein üblicher gemischter Kost [1]	Tagesbedarf Erwachsene [2] Kinder, 7 Jahre [3] Schwangerschaft/Stillzeit	Erhöhter Bedarf	Unbedenkliche Dosis oder Höchstdosis
Vitamin B_{12} (Cyanocobalamin)	Mehr als die empfohlene Menge	3 µg 1,8 µg 3,5 µg / 4 µg		Höchstens 5 mg pro Tag
Vitamin C (Askorbinsäure)	Im Allgemeinen deutlich mehr als die empfohlene Menge	100 mg, Raucher 150 mg 80 mg 110 mg / 150 mg	Schwerstarbeiter, Hochleistungssportler, extrem Stressbelastete, bei eingeschränkter Nierenfunktion, Einnahme von Tetrazyklin und Medikamenten bei Epilepsien und Diabetes, hoher Alkoholkonsum	Keine Angaben
Vitamin D (Calciferol)	Erheblich unter der empfohlenen Menge	5 µg (= 200 I.E.), ab 65 Jahre: 10 µg (= 400 I.E.) Im 1. Lebensjahr: 10 µg, danach 5 µg 5 µg	Einnahme von Medikamenten bei Epilepsien	Höchstens 50 µg pro Tag
Vitamin E (Tocopherol)	Etwa die Hälfte der Erwachsenen erreicht die empfohlene Menge nicht	12–15 mg 10 mg 13 mg / 17 mg		Höchstens 300 mg pro Tag
Vitamin K	Ausreichend	70–80 µg 30 µg 60 µg		
Kalium	Im Allgemeinen deutlich mehr als die empfohlene Menge	2 g 1,6 g 2 g	Durchfall, anhaltendes Erbrechen, Langzeiteinnahme von Abführmitteln	
Kalzium	Etwa die Hälfte der Erwachsenen erreicht die empfohlene Menge nicht	1 g 900 mg 1 g		Höchstens 1,5 g pro Tag
Phosphor	Zu reichlich	700 mg 800 mg 800 mg / 900 mg		

Hauptlieferanten	Wichtigste Aufgaben	Mangel (Symptome)[4]	Überdosierung (Symptome)
Leber, Fleisch, Fisch, Eier, Milch, Käse, Sauerkraut	Bildung roter Blutkörperchen	Blutarmut (perniziöse Anämie), Schäden im Nervensystem	Selbst bei großen Mengen keine Schäden beobachtet
Gemüsepaprika, Brokkoli, schwarze Johannisbeeren, Stachelbeeren, Fenchel, Zitrusfrüchte, Kartoffeln, Kohl, Spinat, Tomaten	Stoffwechsel, Schutz vor aggressiven Sauerstoffmolekülen	Müdigkeit, Leistungsschwäche, Infektionsanfälligkeit, schlechte Wundheilung, Skorbut	Nierensteine
Fetter Fisch, Leber, Eigelb	Stoffwechsel von Kalzium und Phosphat (Knochenaufbau)	Instabile Knochen (bei Kindern: Rachitis, bei Erwachsenen: Osteomalazie), im Alter Osteoporose	Erbrechen, Schwindel, Muskelschwäche. Innere Organe verkalken
Pflanzenöle (Weizenkeim, Sonnenblumen, Maiskeim, Raps), Haselnüsse	Schutz vor aggressiven Sauerstoffmolekülen	Störungen in den Zellen, im Stoffwechsel der Nerven und Muskeln	Verlängerung der Blutgerinnungszeit
Grüne Gemüse, Milch(produkte), Fleisch, Eier, Getreide	Blutgerinnung	Blutungen	Selbst bei großen Mengen keine Schäden beobachtet
Bananen, Kartoffeln, Trockenobst, Spinat, Champignons	Salz-Wasser-Haushalt, Zellvermehrung	Verringerte Leistung, gestörte Funktion von Nerven, Muskeln, Herz, Verdauung	Störungen der Herzfunktion
Milch(produkte), Brokkoli, Grünkohl, Fenchel, Lauch	Reizübermittlung der Zellen, Zahn- und Knochenaufbau	Instabile Knochen, im Alter Osteoporose	Nierensteine
Alle Lebensmittel	Energiestoffwechsel, Säure-Basen-Gleichgewicht im Blut, Knochenaufbau		Kalkablagerungen in den Nieren

VERSORGUNG MIT VITAMINEN, MINERALSTOFFEN, SPURENELEMENTEN

Wirkstoff	Bedarfsdeckung bei allgemein üblicher gemischter Kost [1]	Tagesbedarf Erwachsene [2] Kinder, 7 Jahre [3] Schwangerschaft/Stillzeit	Erhöhter Bedarf	Unbedenkliche Dosis oder Höchstdosis
Magnesium	Etwa ein Drittel der Erwachsenen erreicht die empfohlene Menge nicht	300 – 400 mg 170 mg 310 mg / 390 mg	Arbeit in großer Hitze, intensiver Leistungssport, Einnahme von Medikamenten zur Entwässerung, Herzglykoside, Kortison, die Pille, Protonenpumpenhemmer (bei Einnahme von mehr als 3 Monaten), hoher Alkoholkonsum	Höchstens 350 mg pro Tag zusätzlich aus Präparaten
Eisen	Für Männer ausreichend. Für Frauen bis 50 Jahre deutlich weniger als die empfohlene Menge; ab 50 Jahre ausreichend	10 – 15 mg 10 mg 30 mg / 20 mg	Häufige und lange Menstruationsblutungen, Langzeiteinnahme von Azetylsalizylsäure, anhaltende Entzündungen, Krebserkrankungen	Nicht mehr als die angegebene Zufuhrmenge (Ausnahme: Zeitlich begrenzte Behandlung von Blutarmut)
Fluor	Keine Angaben	3,1 – 3,8 mg 1,1 mg 3,1 mg		Unbedenklich bis zum Doppelten der angegebenen Zufuhrmenge
Jod	Bei etwa zwei Dritteln der Männer ausreichend. Bei etwa der Hälfte der Frauen ausreichend	180 – 200 µg 140 µg 230 µg/ 260 µg		Höchstens 500 µg pro Tag
Selen	Keine Angaben	30 – 70 µg (geschätzt) 20 – 50 µg (geschätzt) 30–70 µg (geschätzt)	Schwerste Verletzungen, Verbrennungen, Operationen, Blutverluste, Strahlentherapie, Langzeit-Dialyse	Höchstens 300 µg pro Tag
Zink	In etwa ausreichend	7–10 mg 7 mg 10 mg/11 mg	Schwere Krankheiten	Höchstens 25 mg pro Tag

Hauptlieferanten	Wichtigste Aufgaben	Mangel (Symptome) [4]	Überdosierung (Symptome)
Vollkorngetreide, Milch(produkte), Leber, Geflügel, Fisch, Kartoffeln, Gemüse, Beerenobst, Orangen, Bananen	Energiestoffwechsel, Zellaufbau, Knochenaufbau, Reizübertragung, Muskeltätigkeit	Störung der Muskeltätigkeit, auch des Herzens	Nierenfunktionsstörungen, Durchfall
Brot, Fleisch, Wurst, Gemüse	Funktion der roten Blutkörperchen	Müdigkeit, Leistungsschwäche, Frieren, Blutarmut (Anämie)	
Trinkwasser, fluoridiertes Salz, Zahnpflegemittel	Festigkeit von Knochen und Zähnen	Erhöhte Kariesneigung	Zahnverfärbungen, Knochenveränderungen
Seefische, Milch(produkte), jodiertes Salz	Schilddrüsenhormone	Kropf	Kropf, Jod-Akne, Schilddrüsenüberfunktion
Fleisch, Fisch, Eier, Linsen, Spargel	Zellwachstum, Funktion der Schilddrüsenhormone, des Immunsystems	Symptome eines Selenmangels sind in der westlichen Welt nicht bekannt	Haarausfall, Herzmuskelschwäche, Leberzirrhose
Rind-, Schweinefleisch, Geflügel, Eier, Milch, Käse, Weizenvollkorn	Stoffwechsel von Zucker, Eiweiß, Fett, Funktion des Immunsystems, Hormonwirkung	Nachlassendes Geschmacksempfinden, Appetitverlust, Haarausfall, Hautentzündungen, Durchfall, Nervenstörungen, schlechte Wundheilung	Blutbildveränderung, Magen-Darm-Störungen, Fieber

REGISTER GESUNDHEIT

REGISTER REZEPTE

Impressum

Stiftung Warentest
Lützowplatz 11–13
10785 Berlin
Telefon 0 30/26 31-0
Fax 0 30/26 31-25 25
www.test.de
email@stiftung-warentest.de

USt.-IdNr.: DE136725570

Vorstand: Hubertus Primus
Weiteres Mitglied der Geschäftsleitung:
Dr. Holger Brackemann
(Bereichsleiter Untersuchungen)

Programmleitung: Niclas Dewitz
Autorinnen:
Gesundheit (S. 6–63): Bettina Weniger, Apothekerin, Berlin
Rezepte (S. 65–165): Astrid Büscher, Ökotrophologin, Hamburg
Projektleitung / Lektorat: Christiane Hefendehl
Mitarbeit: Veronika Schuster
Korrektorat: Hartmut Schönfuß
Fachliche Unterstützung: Prof. Dr. Joachim Labenz, Siegen
Titelentwurf und Layout: Pauline Schimmelpenninck Büro für Gestaltung, Berlin
Grafik: Sylvia Heisler
Bildredaktion: Sylvia Heisler
Rezeptfotos: Peter Schulte Photographie
Bildnachweis: Peter Schulte Photographie (Titel), thinkstock (S. 5, 6, 17, 18, 20, 23, 27, 28, 33, 35, 36, 37, 40, 43, 47, 49, 53, 55, 57, 61, 63, 64); mauritius / Lumi images(S. 23); shutterstock (S. 25, 33, 49, 53); getty-images / Lea Roth (S. 30); wikipedia.org (S. 36); Deutsche Gesellschaft für Ernährung e. V., Bonn (S. 42);
Illustrationen: Michael Römer, Berlin (S. 8, 11, 15, 44)

Verlagsherstellung: Rita Brosius (Ltg.), Susanne Beeh
Produktion: Sylvia Heisler, Vera Göring
Litho: Sylvia Heisler, tiff.any GMBH Berlin
Druck: AZ Druck- und Datentechnik GmbH, Berlin/ Kempten

ISBN: 978-3-86851-067-6